教育部、财政部关于支持高等职业学校提升专业服务产业发展能力——助产专业建设项目
浙江省"十一五"重点教材建设项目

助 产 技 术

（供助产、护理专业使用）

主 编 赵风霞

副主编 梅一宁 陈 莺

金庆跃 钱一分

主 审 徐鑫芬

ZHEJIANG UNIVERSITY PRESS
浙江大学出版社

内容简介

　　本教材是遵循助产专业人才的培养目标，根据助产士的工作岗位、岗位工作任务及完成任务必须具备的岗位职业能力而开发的教材。

　　本教材主要内容包括以下三大部分：

　　1.孕妇保健项目　包括认识助产士角色、认识女性生殖系统解剖及生理、认识妊娠、孕期孕妇护理、孕期孕妇管理、遗传与优生咨询等内容。

　　2.助产项目　包括正常分娩产妇的护理、分娩期产妇管理、正常新生儿的评价及监护、异常分娩产妇的护理、胎儿宫内窘迫的护理、新生儿窒息的护理、常用助产手术与护理、正常产褥产妇的护理、异常产褥产妇的护理等内容。

　　3.疾病护理项目　包括妊娠时限异常患者的护理、妊娠期特有疾病患者的护理、异位妊娠患者的护理、妊娠晚期出血性疾病患者的护理、多胎妊娠患者的护理、羊水量异常患者的护理、胎膜早破患者的护理、妊娠合并内科疾病患者的护理、妊娠合并外科及性疾病患者的护理、分娩并发症患者的护理、胎儿发育异常患者的护理等内容。

　　本教材涵盖了生理产科、病理产科、胎儿及新生儿学等方面的内容，包含助产技术的新知识、新技术、新技能，内容全面、重点突出、实用性强。本教材是助产专业学生职业能力培养的核心教材，也是临床低年资助产士实用的学习书籍，同样也是临床高年资助产士不可多得的参考用书。

本书编写人员名单

主　　编　赵风霞

副主编　梅一宁　陈　莺　金庆跃　钱一分

主　　审　徐鑫芬

编　　委　（以姓氏笔画为序）

王　萍（宁波妇女儿童医院）

陈　莺（宁波卫生职业技术学院）

金庆跃（金华职业技术学院）

赵风霞（宁波卫生职业技术学院）

钱一分（衢州职业技术学院）

钱苗红（宁波妇女儿童医院）

徐晓萍（宁波市第一医院）

梅一宁（宁波卫生职业技术学院）

董郑佳（宁波妇女儿童医院）

前　　言

　　《助产技术》教材是助产专业人才职业能力培养的核心教材,是"2010 年浙江省高校重点建设教材",同时也是"教育部、财政部关于支持高等职业学校提升专业服务产业发展能力"——助产专业建设项目的子项目。本教材具有以下编写特色:

　　1. 突破原有课程教材设置中助产士岗位、岗位任务及岗位能力无从体现的局面,设计以任务引领,以职业实践能力培养为中心,寓教、学、实践于一体的课程教材体系。

　　2. 独创助产专业教材编写模式,以岗位工作项目——岗位工作任务——岗位职业能力相对应教材的项目模块(孕妇保健、助产、疾病护理)——任务——内容,直接切入助产士的岗位工作项目及岗位实际任务去探究理论,以支撑临床实践。

　　孕妇保健项目:从认识助产士角色开始,呈现了妊娠的基础知识、如何识别妊娠及孕期孕妇如何护理的内容;为实现孕产妇系统保健的三级管理,达到孕产妇有效管理的目的,在孕期孕妇管理的内容中详细讲解了"孕产妇系统保健卡"的内容及使用;为提高我国人口出生质量,在孕期保健的内容中也融入了遗传与优生咨询的内容。

　　助产项目:为体现更为人性化的助产服务理念,在分娩期产妇管理的内容中编入了"导乐"和"镇痛"分娩等助产服务新模式的内容。本教材将作为一个助产士在观察、处理及护理产程过程中主要遇到的情况综合在一起,使知识及技能的岗位特性更加明显,也使学生更加明确助产岗位必须具备的职业能力内容。

　　疾病护理项目:该部分内容呈现的是助产士如何配合产科医生识别、治疗、护理异常孕产妇的知识和技能,是与前两个项目有联系且专科性较强的护理工作内容,也是助产士能够较好胜任岗位的工作任务。

　　3. 本教材编写根据助产专业人才培养目标、规格,参照国家护士执业考试标准,在每一任务的编写中融入护理的内容,在强化助产专业知识的同时强化护理知识。

　　本教材在编写内容、格式、排版等方面难免有不妥之处,希望使用本教材的老师、学生及同道们提出宝贵意见,如在使用中发现问题,请予指正。

赵风霞

2013 年 6 月 15 日

目　　录

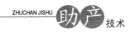

项目三　疾病护理 　　　　　　　　　　　　　　　　　　　　　　　　　　156

参考文献　/ 259

项目一　孕妇保健

任务一　认识助产士角色

⭐ 学习目标

● **知识目标**
　　1.掌握助产技术的研究范围；
　　2.掌握助产士的职责；
　　3.熟悉助产士应有的素质。
● **能力目标**
　　能阐述助产士的职责。

　　助产技术是助产专业的核心课程，是一门关系到妇女妊娠、分娩、产褥全过程，协助新生命诞生，并对该过程中所发生的一切生理、病理、心理改变进行临床诊断、处理、护理的医学技术课程，也是一门特殊的预防医学和保健医学课程。

　　随着21世纪医学发展模式的变化，助产士在产科服务质量中起着越来越重要的作用，这对助产士的服务质量提出了更高的要求，要求助产士具有较高的内、外、妇、儿医学理论知识水平和技术水平，有处理突发异常问题的应急处理能力，有良好的人文素养及人际沟通能力。

【助产技术课程的范畴】

　　助产技术课程的范畴包括孕妇保健项目（认识助产士角色、认识女性生殖系统解剖及生理、认识妊娠、孕期孕妇护理及管理、遗传与优生咨询），助产项目（正常分娩产妇的护理、分娩期产妇管理、正常新生儿的评价及监护、异常分娩产妇的护理、胎儿宫内窘迫的护理、新生儿窒息的护理、常用助产手术与护理、正常产褥产妇的护理、异常产褥产妇的护理），疾病护理项目（妊娠时限异常患者的护理、妊娠期特有疾病患者的护理、异位妊娠患者的护理、妊娠晚期出血性疾病患者的护理、多胎妊娠患者的护理、羊水量异常患者的护理、胎膜早破患者的护理、妊娠合并内科疾病患者的护理、妊娠合并外科及性疾病患者的护理、分娩并发症患者的护理、胎儿发育异常患者的护理）。本教材涵盖生理产科、病理产科、胎儿及新生儿学，包含助产技术的新知识、新技术、新技能，内容全面，重点突出，实用性强。

【助产技术课程的特点】

　　助产技术课程具有整体性和独特性。人是一个整体，虽然女性生殖器官仅是整个人体的一部分,但其生理、病理、心理的变化,以及妊娠、分娩、产褥的过程,都与其他脏器或者系统有着密切的联系,与人的整体密不可分。例如,妊娠时子宫增大明显,但同时也伴随着全身各系统的相应变化;产褥期时不仅是子宫复旧,也是全身的恢复过程。然而,助产技术也具有它的独特性。女性的妊娠、分娩和产褥期的发生及发展规律,具有独到之处。

助产技术是一门临床科学,也是一门预防和保健医学。例如,做好定期产前检查可以预防妊娠并发症;另外,妊娠期、分娩期、产褥期妇女的护理均是保健医学的体现,因此,预防和保健措施均是助产技术课程的重要组成部分。

助产技术是实践性较强的课程,在学习理论知识的基础上,要重视实践技能的培养,掌握助产的基本技术。

分娩过程具有快速多变的特点。瞬息之间,孕产妇会有各种临床变化出现,甚至危及生命,因此,助产技术课程要培养学生反应敏捷、技术熟练、能快速做出正确诊断和处理产科急症的应急能力。

【助产技术的发展史】

1. 理论体系的发展 近年助产专业发展迅速,助产技术是根据助产士岗位的职业能力要求开发的新课程,这门课程体现了《妇产科学》《助产学》《妇产科护理学》《妇女保健》的内容,是将母子统一管理的新理论体系,反映了国内已广泛开展围生期监护技术和电子监护仪器的使用、产科与新生儿科合作等,从而大大地降低了围生期母婴死亡率。

2. 产前诊断技术不断创新 产科诊断技术的不断发展,有助于更好地诊断遗传性疾病和先天畸形,极大减轻了家庭及社会的负担。由于遗传学新技术的应用,遗传咨询门诊应运而生,为开展遗传咨询、遗传筛查创造了条件。有需要的人群到遗传病咨询中心接受指导或到相关部门接受宣教,能够减少不良人口的出生率,从而达到提高人口质量的总要求。

3. 妇女保健学的建立 妇女保健学是根据女性生殖生理特征,以保健为中心,以群体为对象的一门新兴学科。其主要研究妇女一生各时期的生理、心理、病理的保健要求,我国建立健全三级妇女保健网就是较成功且明显的例子。

4. 助产服务新模式 我国越来越高的剖宫产率已引起了各界的重视,为促进自然分娩,既要培养助产士具有较高的产程观察、处理、护理能力,也要学习新的助产服务模式,如一对一分娩服务、导乐、镇痛分娩模式等。

【学习目的和方法】

1. 目的 通过助产技术的学习,掌握助产的基本理论、基本知识和基本技能,毕业后能够独立规范地进行产前检查、正常接生、产前及产后护理、新生儿护理、健康指导。能识别异常孕产妇,对孕产妇、胎儿及新生儿进行监护,规范、熟练地进行常用护理技术操作。学会难产急救护理及新生儿急救护理。掌握助产技术新知识、新技能、新服务理念,以适应形势发展需要,成为一名合格的助产士。

2. 理论学习 学习理论知识,重在理解,勤于思考,融会贯通,联系实际,培养综合分析问题的能力。

3. 实训操作及临床见、实习 学生在老师的具体指导下训练、掌握助产技术的技能操作,参加助产医疗实践,培养实际工作能力。充分利用学校实训中心、教学医院,培养学生的理论知识和技能,培养学生的临床岗位职业能力,培养具备良好的医德医风,树立救死扶伤、全心全意为人民服务的思想,为毕业后的工作打下坚实的基础。

【助产士的基本素质】

1.职业道德素质 具备高尚的医德医风,精湛的助产技术,正确的人生价值观。热爱助产工作,坚信助产工作是崇高的事业,以高度的责任心、同情心和实事求是的工作态度,满腔热情地对待每一位孕产妇。

2.文化科学素质 具备较高的文化知识水平和自然科学、社会科学、人文科学等多学科知识,掌握外语和计算机应用技能以及相关的新理论、新技术。

3.专业素质 既有助产技术理论知识和实践操作技能,又有基础医学和内、外、妇、儿护理的基本理论和技能,还有敏锐的观察能力和综合判断能力、处理能力。

4.身体心理素质 具有健康的体魄和良好的职业形象,举止端庄大方,语言亲切真诚,动作轻盈敏捷,着装整洁素雅;具有健康的心理,乐观开朗,情绪稳定,胸怀豁达;具有良好的人际关系,互相尊重、团结协作;具备高度的责任心、同情心,勇于开拓进取;具有较强的适应能力、应变能力、忍耐力和自控能力;具有较好的自学能力,能不断自我完善、自我发展。

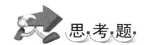

思考题

1.简述助产技术课程的范畴。

2.简述助产技术课程的特点。

3.简述助产技术课程的学习目的和方法。

4.简述助产士的基本素质。

任务二 认识女性生殖系统解剖及生理

学习目标

- **知识目标**
  1.掌握女性骨盆的特点、结构、平面及径线;
  2.掌握骨盆底组织在产科方面的功能及会阴的解剖特点与分娩的关系;
  3.掌握内外生殖器的解剖及功能;
  4.掌握卵巢、子宫内膜的周期性变化;
  5.熟悉内外生殖器与临近器官的关系;
  6.熟悉女性一生各时期的生理特点;
  7.了解下丘脑—垂体—卵巢轴的相互关系。
- **能力目标**
  能阐述女性骨盆的结构及女性生殖器官的结构和功能。

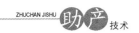

一、女性生殖系统解剖

女性生殖系统包括外生殖器官、内生殖器官及其相关组织。骨盆为生殖器官的所在地，且与分娩有密切关系，故一并叙述。

【外生殖器】

女性外生殖器指生殖器官的外露部分，位于两股内侧间，包括耻骨联合到会阴之间的组织，由阴阜、大阴唇、小阴唇、阴蒂和阴道前庭组成，统称为外阴（图 1-2-1-1）。

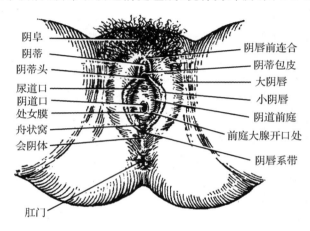

图 1-2-1-1　女性外生殖器

1. 阴阜（mons pubis）　阴阜位于耻骨联合前方，皮下富含脂肪组织。青春期开始生长阴毛，分布呈倒三角形。阴毛的疏密和色泽可因人或种族而异。

2. 大阴唇（labium majus）　大阴唇为两股内侧的一对纵形隆起的皮肤皱襞，前起自阴阜，后止于会阴。大阴唇内侧面皮肤湿润似黏膜；外侧面为皮肤，内有皮脂腺和汗腺，青春期长出阴毛并色素沉着。大阴唇皮下为丰厚的脂肪组织和疏松的结缔组织，内含丰富的血管，受伤后出血易形成血肿。未婚妇女的两侧大阴唇自然合拢，遮盖尿道口及阴道口；经产后大阴唇向两侧分开；绝经后大阴唇呈萎缩状，阴毛稀少。

3. 小阴唇（labium minus）　小阴唇位于大阴唇内侧，为左右各一的一对薄皱襞。其表面湿润、无毛，富含神经末梢，敏感性强。两侧小阴唇前端相互融合，并分为前后两叶包绕阴蒂，前叶形成阴蒂包皮，后叶形成阴蒂系带。小阴唇后端与大阴唇后端相会合，在正中线形成横皱襞称阴唇系带。

4. 阴蒂（clitoris）　阴蒂位于两小阴唇顶端的融合处，部分被阴蒂包皮围绕，为海绵体组织，具有勃起性。阴蒂分为阴蒂头、阴蒂体、阴蒂脚三部分。阴蒂头富含神经末梢，极敏感，为性反应器官。

5. 阴道前庭（vaginal vestibule）　阴道前庭为两小阴唇之间的菱形区。其前为阴蒂，后为阴唇系带，阴道口与阴唇系带之间有一浅窝，称舟状窝（又称阴道前庭窝）。在此区域内包括前庭球、前庭大腺、尿道口、阴道口及处女膜。

（1）前庭球：前庭球位于前庭两侧，由有勃起性的静脉丛构成。其前部与阴蒂相接，后部与前庭大腺相邻，表面被球海绵体肌覆盖。

（2）前庭大腺：其又称巴多林腺，位于大阴唇后部，左右各一，如黄豆大。腺管细长，开口于小阴唇与处女膜之间的沟内。性兴奋时分泌黏液起润滑作用。在正常情况检查时不能触及此腺，感染时因腺管口闭塞，可形成脓肿或囊肿，可看到或触及。

（3）尿道口：位于阴蒂与阴道口之间，为略呈圆形的小孔。其后壁有一对并列的尿道旁腺，其分泌物有润滑尿道口的作用。此腺体开口较小，常为细菌潜伏所在。

（4）阴道口及处女膜：阴道口位于尿道口下方，其周缘有一层较薄黏膜，称处女膜。膜中央有一孔，经血从此孔排出。处女膜多因性交或剧烈运动时破裂，受分娩影响产后仅留有处女膜痕。

【内生殖器】

女性内生殖器包括阴道、子宫、输卵管及卵巢，后两者称子宫附件（图 1-2-1-2）。

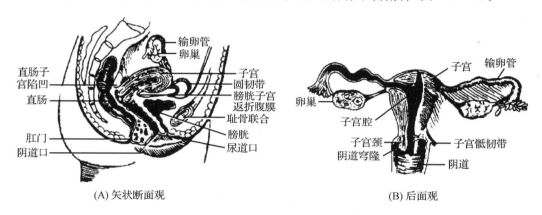

(A) 矢状断面观　　　　　　　　　　(B) 后面观

图 1-2-1-2　女性内生殖器

1. 阴道（vagina）

（1）功能：阴道为性交器官、月经血排出及胎儿娩出的通道。

（2）位置和形态：阴道位于真骨盆下部中央，呈上宽下窄的管道。阴道前后壁长短不一，前壁长 7～9cm，与膀胱和尿道相邻；后壁长 10～12cm，与直肠贴近。其上端包绕宫颈，形成前、后、左、右 4 部分阴道穹窿，其中阴道后穹窿最深，与盆腔最低部位的直肠子宫陷凹紧密相邻，因此，临床上可经此处穿刺或引流以诊断某些疾病。

（3）组织结构：阴道壁由黏膜层、肌层和纤维组织层构成。阴道黏膜呈淡红色，由复层鳞状上皮细胞覆盖，无腺体，受性激素影响呈周期性变化。阴道肌层由两层平滑肌纤维构成，外层纵行，内层环行。肌层外有一层纤维组织膜，含多量弹力纤维及少量平滑肌纤维。

阴道壁有很多横纹皱襞，故有较大伸展性；因富有静脉丛，故局部受损伤易出血或形成血肿。

2. 子宫（uterus）

（1）功能：①产生月经。②胚胎、胎儿发育、成长的部位。③分娩时子宫收缩使胎儿及其附属物娩出。④精子到达输卵管的通道。

（2）位置：子宫位于盆腔中央，膀胱与直肠之间，下端接阴道，两侧有输卵管和卵巢。当膀胱空虚时，子宫的正常位置呈轻度前倾前屈位，主要靠子宫韧带及骨盆底肌和筋膜的支托作用。在正常情况下，宫颈下端处于坐骨棘水平稍上方。

（3）形态：子宫为一壁厚腔小的肌性器官。成年妇女子宫呈前后略扁的倒置梨形，重约50g，长7～8cm，宽4～5cm，厚2～3cm；宫腔为上宽下窄的三角形，容量约5ml。

子宫上部较宽，称宫体。其上端隆突部分称宫底，宫底两侧为宫角，与输卵管相通。子宫下部较窄呈圆柱状，称宫颈。宫体与宫颈的比例，婴儿期为1∶2，成年妇女为2∶1，老年妇女为1∶1。在宫体与宫颈之间形成最狭窄的部分，称子宫峡部，在非孕期长约1cm。其上端因解剖上较狭窄，又称解剖学内口；其下端因黏膜组织在此处由宫腔内膜转变为宫颈黏膜，又称组织学内口（图1-2-1-3）。

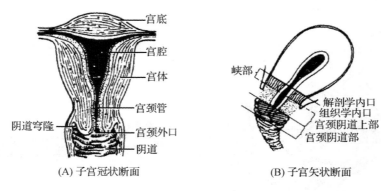

（A）子宫冠状断面　　　　　　（B）子宫矢状断面

图1-2-1-3　子宫各部分

宫颈内腔呈梭形，称宫颈管，成年妇女长2.5～3.0cm，其下端称宫颈外口，宫颈下端伸入阴道内的部分称宫颈阴道部，在阴道以上的部分称宫颈阴道上部。未产妇的宫颈外口呈圆形；经产妇的宫颈外口受分娩影响形成"一"字形的横裂状，分为前唇和后唇。

（4）组织结构。

1）宫体：宫体壁由3层组织构成，内层为子宫内膜，中间层为肌层，外层为浆膜层（脏层腹膜）。①子宫内膜：从青春期开始受卵巢激素影响，其表面2/3能发生周期性变化称功能层；余下1/3靠近子宫肌层的内膜不受卵巢激素影响，无周期性变化，称基底层。②子宫肌层：由平滑肌束及弹力纤维所组成。肌束大致分3层：外层纵行，内层环行，中层交叉排列。肌层中含血管，子宫收缩时血管被压缩，能有效制止子宫出血。③子宫浆膜层：即脏层腹膜，为覆盖宫体底部及前后面的腹膜，与肌层紧贴。其在子宫前面近子宫峡部处向前反折以覆盖膀胱，形成膀胱子宫陷凹。在子宫后面，腹膜沿子宫壁向下，至宫颈后方及阴道后穹隆再折向直肠，形成直肠子宫陷凹，亦称道格拉斯陷凹，为女性盆腔最低处。

2）宫颈：主要由结缔组织构成，亦含有平滑肌纤维、血管及弹力纤维。宫颈管黏膜上皮细胞呈单层高柱状，黏膜层有许多腺体能分泌碱性黏液，形成宫颈管内的黏液栓，将宫颈管与外界隔开。宫颈阴道部为复层鳞状上皮覆盖，表面光滑。在宫颈外口柱状上皮与鳞状上皮交界处是宫颈癌的好发部位。宫颈黏膜受性激素影响也有周期性变化。

（5）子宫韧带：共有4对。

1）圆韧带：呈圆索状，起于子宫角的前面、输卵管近端的下方，向前下方伸展达两侧骨盆壁，再穿过腹股沟管终于大阴唇前端。圆韧带表面为阔韧带前叶的腹膜层覆盖，有维持子宫前倾位置的作用。

2）阔韧带：位于子宫两侧的双层腹膜皱襞，呈翼状。分为前后两叶，其上缘游离，内2/3

部包围输卵管（伞部无腹膜遮盖），外 1/3 部移行为骨盆漏斗韧带（或称卵巢悬韧带），卵巢动静脉由此穿过。在输卵管以下、卵巢附着处以上的阔韧带称输卵管系膜，其中有结缔组织及中肾管遗迹。卵巢与阔韧带后叶相接处称卵巢系膜。卵巢内侧与宫角之间的阔韧带稍增厚称卵巢固有韧带（或卵巢韧带）。在宫体两侧的阔韧带中有丰富的血管、神经、淋巴管及大量疏松结缔组织，称宫旁组织。子宫动静脉和输尿管均从阔韧带基底部穿过。阔韧带起到维持子宫处于盆腔正中位置的作用。

3）主韧带：又称宫颈横韧带，在阔韧带的下部，横行于宫颈两侧和骨盆侧壁之间，起固定宫颈位置、保持子宫不致下垂的作用。

4）宫骶韧带：起于宫颈后面的上侧方，向两侧绕过直肠到达第 2、3 骶椎前面的筋膜。有将宫颈向后向上牵引，维持子宫处于前倾位置的作用。

3. 输卵管（fallopian tube or oviduct）

（1）功能：输卵管有拾卵的功能，提供了卵子与精子相遇的场所，也是向宫腔运送受精卵的管道。

（2）位置与形态：输卵管为一对细长而弯曲的管，位于子宫阔韧带的上缘内，内侧与宫角相连通，外端游离，与卵巢接近。输卵管全长 8～14cm，根据其形态由内向外可分为 4 部分：间质部、峡部、壶腹部、伞部。间质部管腔最窄，伞部有"拾卵"作用。

（3）组织结构：输卵管壁由外向内由 3 层构成：外层为浆膜层，为腹膜的一部分；中层为平滑肌层，常有节奏地收缩，能引起输卵管由远端向近端的蠕动；内层为黏膜层，部分上皮细胞有纤毛。输卵管的蠕动和纤毛的摆动有助于运送孕卵。输卵管受性激素影响，有周期性变化。

4. 卵巢（ovary）

（1）功能：具有生殖和内分泌功能，能产生和排出卵细胞，分泌性激素。

（2）位置：卵巢位于输卵管的后下方。卵巢系膜连接于阔韧带后叶的部位有血管与神经出入，称为卵巢门。卵巢外侧以骨盆漏斗韧带连于骨盆壁，内侧以卵巢固有韧带与子宫连接。

（3）形态：卵巢为一对扁椭圆形的性腺。青春期前，卵巢表面光滑；青春期开始排卵后，表面逐渐凹凸不平；成年妇女的卵巢约 4cm×3cm×1cm 大，重 5～6g，呈灰白色；绝经后卵巢萎缩变小变硬。

（4）组织结构：卵巢表面无腹膜，由单层立方上皮覆盖称生发上皮，其内有一层纤维组织称卵巢白膜。再往内为卵巢实质，分皮质与髓质。皮质在外层，内有数以万计的原始卵泡（又称始基卵泡）及致密结缔组织；髓质在中心，无卵泡，含疏松结缔组织及丰富血管、神经、淋巴管及少量与卵巢悬韧带相连续、对卵巢运动有作用的平滑肌纤维（图 1-2-1-4）。

【血管、淋巴及神经】

1. 动脉　女性内外生殖器官的血液供应主要来自卵巢动脉、子宫动脉、阴道动脉及阴部内动脉（图 1-2-1-5）。

（1）卵巢动脉：自腹主动脉分出。在腹膜后沿腰大肌前下行至骨盆腔，跨过输尿管与髂总动脉下段，经骨盆漏斗韧带向内横行，经卵巢系膜进入卵巢门。卵巢动脉在输卵管系膜内进入卵巢门前分出若干支供应输卵管，其末梢在宫角附近与子宫动脉上行的卵巢支相吻合。

（2）子宫动脉：为髂内动脉前干分支，在腹膜后沿骨盆侧壁向下向前行，经阔韧带基底

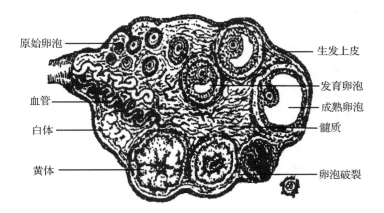

图 1-2-1-4　卵巢的构造

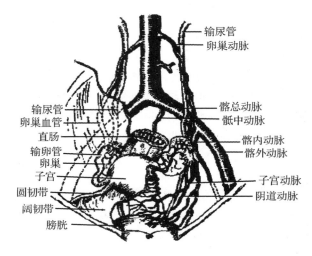

图 1-2-1-5　女性盆腔动脉

部、宫旁组织到达子宫外侧约 2cm 处,横跨输尿管至子宫侧缘,此后分为宫体支和宫颈—阴道支。宫体支至宫角处又分为宫底支、卵巢支及输卵管支。

(3)阴道动脉:为髂内动脉前干分支。阴道中段由阴道动脉供应,而上段由子宫动脉的宫颈—阴道支供应,下段主要由阴部内动脉和痔中动脉供应。

(4)阴部内动脉:为髂内动脉前干终支,经坐骨大孔的梨状肌下孔穿出骨盆腔,绕过坐骨棘背面,再经坐骨小孔到达会阴及肛门,并分出 4 支:①痔下动脉,供应直肠下段及肛门部;②会阴动脉,分布于会阴浅部;③阴唇动脉,分布于大、小阴唇;④阴蒂动脉,分布于阴蒂及前庭球。

2.静脉　盆腔静脉均与同名动脉伴行,并在相应器官及其周围形成静脉丛,且互相吻合,故盆腔静脉感染容易蔓延。卵巢静脉出卵巢门后形成静脉丛,与同名动脉伴行,右侧汇入下腔静脉,左侧汇入左肾静脉,故左侧盆腔静脉曲张较多见。

3.淋巴　女性盆部具有丰富的淋巴系统,主要分为外生殖器淋巴与盆腔淋巴两组。

(1)外生殖器淋巴:主要分为腹股沟浅淋巴结和腹股沟深淋巴结。腹股沟浅淋巴结分上、下两组,上组沿腹股沟韧带排列,收纳外生殖器、会阴、阴道下段及肛门部的淋巴;下组位于大隐静脉末端周围,收纳会阴及下肢的淋巴。其输出管大部分注入腹股沟深淋巴结,少部分注入髂外淋巴结。腹股沟深淋巴结位于股管内、股静脉内侧,收纳阴蒂、股静脉区及腹股沟浅淋巴,汇入闭孔、髂内等淋巴结。

(2)盆腔淋巴:盆腔淋巴分为3组。①髂淋巴组由髂内、髂外及髂总淋巴结组成;②骶前淋巴组位于骶骨前面;③腰淋巴组位于主动脉旁。

阴道下段淋巴主要汇入腹股沟浅淋巴结。阴道上段淋巴回流基本与宫颈淋巴回流相同,大部汇入闭孔淋巴结与髂内淋巴结;小部分汇入髂外淋巴结,并经宫骶骨韧带入骶前淋巴结。宫体、宫底、输卵管、卵巢淋巴均汇入腰淋巴结。宫体两侧淋巴沿圆韧带汇入腹股沟浅淋巴结。当内、外生殖器官发生感染或癌瘤时,往往沿各部回流的淋巴管扩散,导致相应淋巴结肿大。

4.神经

(1)外生殖器的神经支配:外阴部神经主要由阴部神经支配。由第Ⅱ、Ⅲ、Ⅳ骶神经分支组成,在坐骨结节内侧下方分成会阴神经、阴蒂背神经及肛门神经3支,分布于会阴、阴唇、阴蒂、肛门周围。

(2)内生殖器的神经支配:主要由交感神经与副交感神经所支配。交感神经纤维自腹主动脉前神经丛分出,下行入盆腔分为卵巢神经丛和骶前神经丛两部分。骨盆神经丛中有来自第Ⅱ、Ⅲ、Ⅳ骶神经的副交感神经纤维,并含有向心传导的感觉神经纤维。但子宫平滑肌有自律活动,完全切除其神经后仍能有节律收缩,还能完成分娩活动。临床上可见下半身截瘫的产妇能顺利自然分娩。

【女性骨盆与骨盆底】

1.骨盆（pelvis） 女性骨盆是躯干和下肢之间的骨性连接,有着支持躯干和保护盆腔脏器的重要作用,也是胎儿从阴道娩出时必经的骨性产道,其大小、形状对分娩有直接影响。

(1)骨盆的构成:①骨盆的骨骼:骨盆由骶骨、尾骨及左右两块髋骨组成。骶骨由5～6块骶椎合成;尾骨由4～5块尾椎合成。髋骨又由髂骨、坐骨及耻骨融合而成(图1-2-1-6)。②骨盆的关节:包括耻骨联合、骶髂关节和骶尾关节。耻骨联合位于骨盆的前方,由两耻骨之间的纤维软骨形成。骶髂关节位于骶骨和髂骨之间,在骨盆后方。骶尾关节为骶骨与尾骨的联合处。③骨盆的韧带:一对骶、尾骨与坐骨结节之间的骶结节韧带;另一对骶、尾骨与坐骨棘之间的骶棘韧带。骶棘韧带宽度即坐骨切迹宽度,是判断中骨盆是否狭窄的重要指标。妊娠期受激素影响,韧带较松弛,各关节的活动性亦稍有增加,有利于分娩时胎儿通过骨产道。

(2)骨盆的分界:以耻骨联合上缘、髂耻缘及骶岬上缘的连线为界,将骨盆分为假骨盆(大骨盆)和真骨盆(小骨盆)两部分(图1-2-1-7)。

假骨盆位于骨盆分界线之上,前为腹壁下部,两侧为髂骨翼,其后为第5腰椎。假骨盆与产道无直接关系,但通过测量其径线可作为了解真骨盆的参考。

真骨盆位于骨盆分界线之下,又称骨产道,是胎儿娩出的通道。真骨盆有上、下两口,即骨盆入口与骨盆出口。两口之间为骨盆腔。骨盆腔的后壁是骶骨与尾骨,两侧为坐骨、坐骨棘、骶棘韧带,前壁为耻骨联合。坐骨棘位于真骨盆中部,肛诊或阴道诊可触及,在分娩过程中是衡量胎先露部下降程度的重要标志。

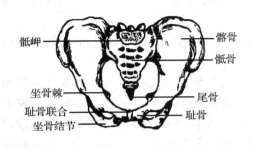

图 1-2-1-6　女性正常骨盆（前上观）

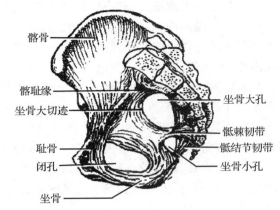

图 1-2-1-7　骨盆的分界及韧带

（3）骨盆的类型：根据骨盆形状分为 4 种类型。

1）女型：最常见，为女性正常骨盆。骨盆入口呈横椭圆形，髂骨翼宽而浅，入口横径较前后径稍长，耻骨弓较宽，两侧坐骨棘间径≥10cm。

2）扁平型：较常见，骨盆入口呈扁椭圆形。耻骨弓宽，骶骨短而骨盆浅。

3）类人猿型：骨盆入口呈长椭圆形，骨盆前部较窄而后部较宽，骶骨往往有 6 节且较直，故较其他型深。

4）男型：较少见，骨盆入口略呈三角形，因男型骨盆呈漏斗形，往往造成难产。

骨盆的形态、大小除种族差异外，其生长发育还受遗传、营养与性激素的影响。上述 4 种基本类型只是理论上归类，临床多见为混合型骨盆。

2. 骨盆底（pelvic floor）　骨盆底中间有尿道、阴道、直肠通过，有封闭骨盆出口、承载并保持盆腔脏器正常位置的作用。若骨盆底结构和功能发生异常，可引起分娩障碍；而分娩处理不当，亦可损伤骨盆底。

（1）外层（浅层）：即会阴浅筋膜与肌肉。会阴浅筋膜在外生殖器、会阴皮肤及皮下组织的下面，其深面由 3 对肌肉及一括约肌组成浅肌肉层，此层肌肉的肌腱汇合于阴道外口与肛门之间，形成中心腱。

1）球海绵体肌：位于阴道两侧，覆盖前庭球及前庭大腺，向后与肛门外括约肌互相交叉而混合。此肌收缩时能紧缩阴道。

2）坐骨海绵体肌：从坐骨结节内侧沿坐骨升支内侧与耻骨降支向上，最终集合于阴蒂海绵体（阴蒂脚处）。

3）会阴浅横肌：自两侧坐骨结节内侧面中线会合于中心键。

4）肛门外括约肌：为围绕肛门的环形肌束，前端会合于中心健。

（2）中层（泌尿生殖膈）：由上、下两层坚韧的筋膜和位于其间的一对由两侧坐骨结节至中心腱的会阴深横肌及位于尿道周围的尿道括约肌构成。

（3）内层（盆膈）：为骨盆底最里面的坚韧层，由肛提肌及其内、外面各覆一层筋膜所组成，亦为尿道、阴道及直肠贯通。

肛提肌是位于骨盆底的成对扁肌，向下向内合成漏斗形，有加强盆底托力和加强肛门与阴道括约肌的作用。每侧肛提肌由前内向后外由耻尾肌、髂尾肌、坐尾肌 3 部分组成。耻尾肌在经产妇易受损伤而导致膀胱、直肠膨出。

（4）会阴：广义的会阴指封闭骨盆出口的所有软组织，前为耻骨联合下缘，后为尾骨尖，两侧为耻骨降支、坐骨支、坐骨结节和骶结节韧带。狭义的会阴是指阴道口与肛门之间的软组织，厚3～4cm，由外向内逐渐变窄呈楔状，表面为皮肤及皮下脂肪，内层为会阴中心腱，又称会阴体。妊娠期会阴组织变软有利于分娩。分娩时要保护此区，以免造成会阴裂伤。

【邻近器官】

女性生殖器官与骨盆腔其他器官不仅在位置上互相邻接，而且血管、淋巴及神经也相互有密切联系。当某一器官有病变时，易累及邻近器官。

1. 尿道（urethra）　为一肌性管道，自膀胱三角尖端起穿过泌尿生殖膈，止于阴道前庭部的尿道外口。尿道内括约肌为不随意肌，尿道外括约肌为随意肌。女性尿道短而直，又接近阴道，易引起泌尿系统感染。

2. 膀胱（urinary bladder）　为一囊状肌性器官，位于子宫之前、耻骨联合之后，由浆膜、肌层及黏膜3层构成。膀胱的大小、形状因其盈虚及邻近器官的情况而变化，膀胱排空时呈锥体形，充盈时可凸向骨盆腔甚至腹腔。膀胱可分为顶、底、体和颈4部分。前腹壁下部腹膜覆盖膀胱顶，向后移行达子宫前壁，两者之间形成膀胱子宫陷凹。膀胱底部黏膜形成一三角区称膀胱三角，三角的尖向下为尿道内口，三角底的两侧为输尿管口，两口相距约2.5cm。此部与宫颈及阴道前壁相邻。由于膀胱充盈可影响子宫及阴道，故妇科检查及手术前必须排空膀胱。

3. 输尿管（ureter）　为一对肌性圆索状长管，起自肾盂，终于膀胱，长约30cm，粗细不一，壁厚约1mm，分黏膜、肌层及外膜3层。由于女性输尿管在宫颈外侧约2cm处与子宫动脉的下方相交叉，故在施行子宫切除结扎子宫动脉时，易损伤输尿管（图1-2-1-8）。

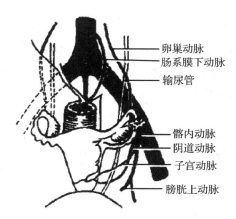

卵巢动脉
肠系膜下动脉
输尿管

髂内动脉
阴道动脉
子宫动脉
膀胱上动脉

图1-2-1-8　输尿管与子宫动脉的关系

4. 直肠（rectum）　位于盆腔后部，上接乙状结肠，下连肛管。从左侧骶髂关节至肛门，全长15～20cm。前为子宫及阴道，后为骶骨。直肠上段有腹膜遮盖，至直肠中段腹膜折向前上方，覆于宫颈及子宫后壁，形成直肠子宫陷凹。直肠下部无腹膜覆盖。肛管长2～3cm，在其周围有肛门内外括约肌及肛提肌。妇科手术及分娩处理时均应注意避免损伤肛管、直肠。

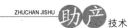

5. 阑尾 阑尾根部连于盲肠的后内侧壁,远端游离,长 7～9cm,通常位于右髂窝内。但其位置、长短、粗细变化颇大,有的下端可达右侧输卵管及卵巢部位,而妊娠期阑尾位置又可随妊娠月份增加而逐渐向上外方移位。因此,妇女患阑尾炎时有可能累及子宫附件,应注意鉴别诊断。

二、女性生殖系统生理

【女性一生各阶段的生理特点】

女性从胎儿形成到衰老是渐进的生理过程,也是下丘脑—垂体—卵巢轴功能发育、成熟和衰退的过程。女性一生根据其生理特点可按年龄划分为七个阶段,但并无截然界限,可因遗传、环境、营养等条件影响而有个体差异。

1. 胎儿期 受精卵是由父系和母系来源的 23 对染色体组成的新个体,其中,性染色体 X 与 Y 决定着胎儿的性别,XX 合子发育为女性,XY 合子发育为男性。当 XX 合子时,至胚胎 8～10 周,性腺组织出现卵巢的结构。原始生殖细胞分化为初级卵母细胞,性索皮质的扁平细胞围绕卵母细胞构成原始卵泡。卵巢形成后,中肾管退化,两条副中肾管发育为女性生殖器。

2. 新生儿期

(1)时期:出生后 4 周内称新生儿期。

(2)生理特点:女性胎儿因在母体内受到胎盘及母体性腺所产生的女性激素影响,出生后常见:①外阴较丰满;②乳房略隆起或少许泌乳;③可出现少量阴道流血。

3. 儿童期

(1)时期:出生 4 周到 12 岁左右称儿童期。

(2)生理特点。

1)儿童早期:下丘脑—垂体—卵巢轴的功能处于抑制状态,卵泡无雌激素分泌。生殖器为幼稚型,阴道狭长,上皮薄、无皱襞,细胞内缺乏糖原,阴道酸度低,抗感染力弱,容易发生炎症;子宫小,宫颈较长,约占子宫全长的 2/3,子宫肌层很薄;输卵管弯曲且很细;卵巢长而窄,卵泡虽能大量生长,但仅低度发育即萎缩、退化。子宫、输卵管及卵巢均位于腹腔内,接近骨盆入口。

2)儿童后期:约 8 岁起,卵巢内的卵泡受垂体促性腺激素的影响,有一定发育并分泌性激素,但不能发育成熟,故不排卵。乳房和生殖器开始发育,子宫、输卵管及卵巢逐渐向骨盆腔内下降,女性其他特征开始出现。

4. 青春期

(1)时期:从乳房发育等第二性征出现至生殖器官逐渐发育成熟的时期称青春期。世界卫生组织规定青春期为 10～19 岁。

(2)生理特点。

1)体格发育:身高迅速增长,体型渐达成人女型。

2)生殖器官发育(第一性征):由于促性腺激素作用,内、外生殖器进一步发育,生殖器从幼稚型变为成人型。阴阜隆起,大、小阴唇变肥厚且有色素沉着;阴道长度及宽度增加,阴道黏膜变厚并出现皱襞;子宫增大,尤其宫体增大明显,占子宫全长的 2/3;输卵管变粗,弯曲度减小;卵巢增大,卵泡开始发育和分泌雌激素,卵巢表面稍呈凹凸不平。此时虽已初步具备生育功能,但整个生殖系统的功能尚未完善。

3)第二性征:音调变高;乳房丰满而隆起;胸、肩部皮下脂肪增多;出现阴毛及腋毛;骨盆横径发育大于前后径。其中乳房发育是女性第二性征最初特征,为青春期发动的标志。

4)月经来潮:青春早期雌激素达到一定水平且有明显波动时,引起子宫内膜脱落即月经初潮。由于此时中枢对雌激素的正反馈机制尚未成熟,卵巢功能尚不健全,故初潮后月经周期常不规律且多为无排卵,经2～4年后逐渐正常。

5)思想情绪及心理状态:常不稳定,应注意多关心和引导。

5. 性成熟期（生育期）

(1)时期:一般自18岁左右开始,历时约30年。

(2)生理特点:此期妇女性功能旺盛,卵巢功能成熟并分泌性激素,已建立规律的周期性排卵。生殖器各部和乳房均有不同程度的周期性变化。

6. 围绝经期（绝经过渡期）

(1)时期:此期长短不一,因人而异。可始于40岁,短至1～2年,长至10～20年。

(2)生理特点:①卵巢功能逐渐衰退,卵泡不能发育成熟及排卵。②月经周期不规律,常为无排卵性月经,经量减少直至绝经(最后一次月经),绝经年龄多在44～54岁,若40岁以前绝经称卵巢功能早衰。③生殖器官逐渐萎缩。④可出现围绝经期综合征,可有血管舒缩障碍和神经精神障碍的症状。血管舒缩障碍表现为潮热和出汗;神经精神障碍表现为情绪不稳定、不安、抑郁或烦躁、失眠和头痛等。

7. 老年期

(1)时期:一般60岁后妇女机体逐渐老化,进入老年期。

(2)生理特点:①卵巢变小变硬,功能衰竭,生殖器官萎缩。②性激素减少,易发生代谢紊乱及老年性阴道炎。

【月经及月经期的临床表现】

1. 月经的定义　月经(menstruation)是指随卵巢的周期性变化,子宫内膜周期性脱落及出血。月经的出现是生殖功能成熟的标志之一。

2. 临床表现

(1)月经初潮(menarche):第一次月经来潮称月经初潮。月经初潮年龄多在13～14岁,但早可在11～12岁,迟可至15～16岁。月经初潮的迟早主要受遗传、营养、体质、气候等因素影响。近年来,月经初潮年龄有提前趋势。

(2)月经周期(menstrual cycle):出血的第1日为月经周期的开始,两次月经第1日的间隔时间称一个月经周期,一般为21～35日,平均28日。月经周期长短因人而异。

(3)经期及经量:每次月经持续时间称经期,一般为2～7日。经量的多少很难统计,一般第2～3日的出血量最多,每次月经出血量约50ml,一般不超过80ml,临床上常通过每日换月经垫次数粗略估计量的多少。

(4)月经血的特征:月经血呈暗红色,除血液外,还有子宫内膜碎片、宫颈黏液及脱落的阴道上皮细胞。由于月经血中含有前列腺素和大量纤溶酶,故月经血的主要特点是不凝固,但在出血多的情况下亦有些小凝块。

(5)月经期的症状:一般月经期无特殊症状,但由于经期盆腔充血及前列腺素的作用,可有下腹及腰骶部下坠感、轻度神经系统症状(如头痛、失眠、精神忧郁、易于激动)、胃肠功能

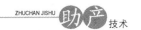

紊乱(如食欲缺乏、恶心、呕吐、便秘或腹泻)以及鼻黏膜出血、皮肤痤疮等,但一般并不严重,不影响妇女的工作和学习。

【卵巢功能及其周期性变化】

1. 卵巢功能　卵巢是女性性腺,其功能主要有:产生卵子并排卵;分泌女性激素。

2. 卵巢的周期性变化　从青春期开始到绝经前,卵巢在形态和功能上发生周期性变化称卵巢周期,其主要变化如下:

(1)卵泡的发育及成熟:卵泡的发育始于胚胎时期,主要为自主发育和闭锁,不依赖于促性腺激素;新生儿出生时卵巢大约有200万个卵泡;儿童期多数卵泡退化,近青春期只剩下约30万个卵泡;进入青春期后,卵泡的发育成熟依赖于促性腺激素的刺激;生育期每月发育一批卵泡,经过征募、选择,一般只有一个优势卵泡可完全发育成熟,并排出卵子,其余的卵泡发育到一定程度通过细胞凋亡机制自行退化,称卵泡闭锁。生育期大约只有400~500个卵泡发育成熟并排卵,成熟卵泡体积显著增大,直径可达10~20mm,其结构从外向内依次为卵泡外膜、卵泡内膜、颗粒细胞、卵泡腔及卵泡液、卵丘、放射冠、透明带、卵细胞(图1-2-2-1)。

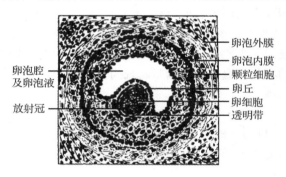

卵泡腔及卵泡液
放射冠
卵泡外膜
卵泡内膜
颗粒细胞
卵丘
卵细胞
透明带

图 1-2-2-1　发育成熟的卵泡

(2)排卵(ovulation):成熟的卵泡,卵泡液急骤增加,卵泡腔增大,卵泡移行,向卵巢表面突出,最终卵泡破裂。卵细胞被排出的过程称排卵。排卵时随卵细胞同时排出的有透明带、放射冠及小部分卵丘内的颗粒细胞。导致排卵的内分泌调节为排卵前血 LH/FSH(促黄体素与促卵泡素的比值)峰的出现,排卵多发生在下次月经来潮前 14 日左右,可两侧卵巢轮流排卵,也可一侧卵巢连续排卵。卵子排出后,经输卵管伞部捡拾、输卵管壁蠕动以及输卵管黏膜纤毛活动等协同作用进入输卵管,并循管腔向子宫运行。

(3)黄体形成及退化:排卵后,卵泡液流出,卵泡腔内压下降,卵泡壁塌陷,形成许多皱襞,卵泡壁的卵泡颗粒细胞和内膜细胞向内侵入,周围有结缔组织的卵泡外膜包围,共同形成黄体。卵泡颗粒细胞和内膜细胞在 LH(促黄体素)作用下进一步黄素化,分别形成颗粒黄体细胞及卵泡膜黄体细胞。黄体细胞的直径由原来的 12~14μm 增大到 35~50μm,排卵后 7~8 日(相当于月经周期第 22 日左右)黄体体积和功能达最高峰,直径约 1~2cm,外观呈黄色。

若卵子未受精,黄体在排卵后 9~10 日开始退化萎缩而形成纤维化的白体,黄体功能限于 14 日。正常排卵周期黄体衰退后月经来潮,卵巢中又有新的卵泡发育,开始新的周期。

(4)卵巢分泌的性激素及其周期性变化:卵巢合成及分泌的性激素,主要为雌激素、孕激素和雄激素等甾体激素,甾体激素主要在肝脏代谢。正常妇女卵巢激素的分泌随卵巢周期而变化。

1)雌激素:卵泡开始发育时,雌激素分泌量很少;至月经第 7 日卵泡分泌雌激素量迅速增加,于排卵前形成一高峰;排卵后分泌暂时下降;排卵后 1~2 日,黄体开始分泌雌激素,雌激素又逐渐上升,约在排卵后 7~8 日黄体成熟时,形成又一高峰,但第二高峰较平坦,峰的均值低于第一高峰;黄体萎缩时,雌激素水平急骤下降,在月经前达最低水平。

2)孕激素:排卵前,卵泡在 LH 排卵峰的作用下开始分泌少量黄体酮;于排卵后孕激素分泌量开始增加,在排卵后 7~8 日黄体成熟时,分泌量达最高峰,以后逐渐下降,到月经来潮时回复到排卵前水平。

(5)雌激素的生理作用。

1)对子宫的作用:使子宫发育,肌层变厚,血运增加。使子宫收缩力及对缩宫素的敏感性增强;使子宫内膜增生;使宫颈口松弛,宫颈黏液分泌增加,质变稀薄,易拉成丝状。

2)对输卵管的作用:促进输卵管发育,加强输卵管节律性收缩的振幅。

3)对卵巢的作用:协同 FSH(促卵泡素)促进卵泡发育。

4)对阴道的作用:使阴道上皮细胞增生和角化,使黏膜变厚并增加细胞内糖原含量,维持阴道酸性环境,增强局部的抵抗力。

5)对外生殖器的作用:使阴唇发育、丰满、色素加深。

6)对乳房的作用:使乳腺腺管增生,乳头、乳晕着色;促进其他第二性征的发育。

7)对下丘脑和垂体的作用:产生正、负反馈的调节作用。

8)代谢作用:促进钠与水的潴留;促进肝脏高密度脂蛋白合成,抑制低密度脂蛋白合成,降低循环中胆固醇水平;维持和促进骨基质代谢。

(6)孕激素的生理作用。

1)对子宫的作用:①降低子宫平滑肌兴奋性及对缩宫素的敏感性,抑制子宫收缩,有利于受精卵在子宫腔内生长发育。②使增生期子宫内膜转化为分泌期内膜,为受精卵着床做好准备。③使宫颈口闭合,黏液减少、变稠,拉丝度减少。

2)对输卵管的作用:抑制输卵管肌节律性收缩的振幅。

3)对阴道的作用:使阴道上皮细胞脱落加快。

4)对乳房的作用:促进乳腺腺泡发育成熟。

5)对下丘脑和垂体的作用:产生负反馈的调节作用。

6)对代谢的作用:促进水与钠的排泄。

7)对下丘脑体温调节中枢的作用:兴奋下丘脑体温调节中枢,使体温升高,排卵后基础体温可升高 0.3~0.5℃,可作为排卵的重要指标。

(7)孕激素与雌激素的协同和拮抗作用:一方面,孕激素与雌激素两者具有协同作用,孕激素在雌激素作用的基础上,可促使生殖器官和乳房发育,为妊娠准备条件;另一方面,雌激素和孕激素又有拮抗作用,表现在子宫舒缩、宫颈黏液稀稠、水钠的潴留与排泄等。

(8)雄激素的生理作用:卵巢能分泌少量雄激素(睾酮),雄激素主要来自肾上腺皮质,卵巢也分泌一部分。睾酮不仅是合成雌激素的前体,而且是维持女性正常生殖功能的重要激素。雄激素促使阴蒂、阴唇和阴阜的发育,促进阴毛和腋毛的生长,促进蛋白质合成和骨骼的发育。但雄激素过多会对雌激素产生拮抗作用,长期使用雄激素,可出现男性化表现。

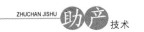
【子宫内膜及其他生殖器官的周期性变化】

1. 子宫内膜的周期性变化　子宫内膜分为基底层和功能层。基底层直接与子宫肌层相连,不受卵巢激素变化的影响,在月经期不发生脱落;功能层靠近宫腔,受卵巢激素的影响呈周期性变化,月经期坏死脱落。通常一个月经周期以28日为例,可分为3期:

(1)增生期:增生期为月经周期的第5~14天。在雌激素的作用下,子宫内膜增生、增厚,腺体增多、血管增生延长弯曲呈螺旋状。此期内膜增厚至3~5mm。

(2)分泌期:分泌期为月经周期的第15~28天。黄体形成后在孕激素作用下,使子宫内膜呈分泌反应。月经周期的第15~23天,子宫内膜继续增厚,腺体更长,屈曲更明显,分泌大量黏液,间质疏松水肿,螺旋小动脉增生、卷曲。月经周期第24~28天为月经来潮前期,子宫内膜厚达10mm,并呈海绵状,间质更疏松、水肿,螺旋小动脉迅速增长超出内膜厚度,更弯曲,血管管腔也更加扩张。

(3)月经期:月经期为月经周期第1~4天。此期雌、孕激素水平下降,子宫肌层收缩,螺旋小动脉持续痉挛,内膜血流减少,受损缺血的坏死组织面积渐扩大,变性、坏死的内膜与血液相混而排出,形成月经血。

2. 其他生殖器官的周期性变化

(1)阴道黏膜的周期性变化:阴道黏膜随着雌、孕激素的消长而发生周期性改变,尤其在阴道上段更明显。排卵前,阴道上皮在雌激素的影响下增厚;表层细胞出现角化,在排卵期最明显;细胞内富有糖原,糖原经寄生在阴道内的阴道杆菌分解而成乳酸,使阴道内保持一定酸度,可以防止致病菌的繁殖。排卵后,在孕激素的作用下,主要为表层细胞脱落;临床上常借助阴道脱落细胞的变化了解体内雌激素水平和有无排卵。

(2)宫颈黏液的周期性变化:宫颈黏液在卵巢激素的影响下有明显的周期性改变。月经干净后,体内雌激素水平低,宫颈管分泌的黏液量很少;随着雌激素水平不断提高,至排卵期黏液分泌量增加,黏液稀薄、透明,拉丝度可达10cm以上;若将黏液做涂片检查,干燥后可见羊齿植物叶状结晶,这种结晶在月经周期第6~7日开始出现,到排卵期最为清晰而典型。排卵后,受孕激素影响,黏液分泌量逐渐减少,质地变黏稠而混浊,拉丝度差,易断裂;涂片检查时结晶逐步模糊,至月经周期第22日左右完全消失,代之以排列成行的椭圆体。依据宫颈黏液的周期性变化,可反映当时的卵巢功能。

(3)输卵管的周期性变化:雌激素促进输卵管发育及输卵管肌层的节律性收缩,使得黏膜上皮纤毛细胞生长、体积增大。孕激素则能增加输卵管的收缩速度,减少输卵管的收缩频率,抑制黏膜上皮纤毛细胞的生长,减低分泌细胞分泌黏液的功能。雌、孕激素的协同作用,保证受精卵在输卵管内的正常运行。

【下丘脑—垂体—卵巢轴的相互关系】

下丘脑—垂体—卵巢轴(hypothalamus-pituitary-ovarian axis,HPOA)是一个完整而协调的神经内分泌系统,它的主要生理功能是控制女性发育、正常月经和性功能,因此又称性腺轴。

1. 下丘脑对脑垂体的调节作用　下丘脑分泌促性腺激素释放激素(Gn-RH),即卵泡刺激素释放激素(FSH-RH)和黄体生成激素释放激素(LH-RH)。Gn-RH分泌呈脉冲式,脉冲间隔为60~90分钟。在下丘脑Gn-RH的控制下,腺垂体分泌促性腺激素,即卵泡刺激素(FSH)和黄体生成激素(LH)。卵巢性激素依赖于FSH和LH的作用,而子宫内膜的周期变化又受卵巢分泌的性激素调控。

2.脑垂体对卵巢的作用 垂体在下丘脑所产生的 Gn-RH 控制下分泌 FSH 与 LH。FSH 在少量 LH 的协同作用下,促使卵泡发育及成熟,并分泌雌激素。LH 在 FSH 的共同作用下,促使成熟卵泡排卵和黄体形成,并分泌孕激素与雌激素。

3.性腺轴的功能调节 性腺轴的功能调节是通过神经调节和激素反馈调节来实现的。下丘脑分泌 FSH-RH 和 LH-RH,作用于脑垂体,促使脑垂体分泌 FSH 与 LH,从而控制卵巢的周期性变化,分泌孕激素和雌激素,此为正反馈作用。

大量的孕激素和雌激素产生负反馈作用,抑制下丘脑分泌 FSH-RH 和 LH-RH,进而使垂体分泌 FSH 与 LH 减少,黄体萎缩,孕激素和雌激素明显减少,子宫内膜失去卵巢激素的支持而萎缩、坏死、剥脱、出血,月经来潮。因孕激素和雌激素的减少,解除了对下丘脑的抑制,Gn-RH 的分泌又开始增多,进入了下一个周期,如此反复循环。

因此,下丘脑、垂体与卵巢激素彼此相互依存,又相互制约,调节着正常的月经周期(图 1-2-2-2)。

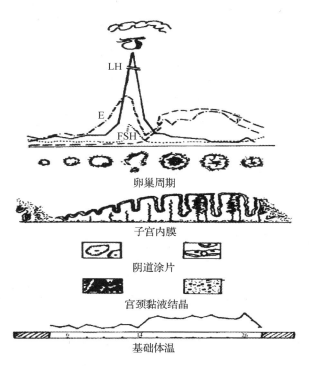

图 1-2-2-2 下丘脑—垂体—卵巢轴在月经周期中的变化

【肾上腺、甲状腺对女性生殖系统的影响】

身体内各种内分泌腺对生殖系统亦能产生一定影响,尤以肾上腺皮质及甲状腺较明显。

1.肾上腺 肾上腺有分泌性激素的功能,包括少量雄激素及极微量雌、孕激素。肾上腺皮质为女性雄激素的主要来源。

少量雄激素是正常妇女的阴毛、腋毛、肌肉及全身发育所必需的。但若雄激素分泌过多,会使卵巢功能受到抑制而出现闭经,甚至出现男性化表现。肾上腺源性的雄激素过高也是引起多囊卵巢综合征的病因之一。

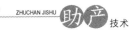

2. 甲状腺 甲状腺分泌甲状腺素（T_4）和三碘甲状腺原氨酸（T_3），对性腺的发育成熟、维持正常的月经和生殖功能均十分必要。

轻度甲亢时，可使月经过多、过频，甚至发生功能失调性子宫出血。中、重度甲亢时，可表现为月经稀发、月经血量减少甚至闭经。甲状腺功能低下则有可能出现先天性女性生殖器官畸形、先天性无卵巢、原发性闭经、月经初潮延迟等。性成熟后若发生甲状腺功能低下，则影响月经、排卵及受孕。

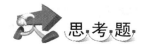 思·考·题·

1. 简述女性骨盆的类型及各类型的特点。

2. 女性内生殖器有哪些？各内生殖器的结构和功能有哪些？

3. 子宫内膜分几层？各有何特点？

4. 女性生殖器官的临近器官有哪些？与女性生殖器官的关系如何？

5. 女性一生分哪几个时期？女性第二性征的特点有哪些？

6. 简述月经初潮、月经周期、经期、经量的概念。为什么月经血不凝固？

7. 卵巢的功能有哪些？何时排卵？雌、孕激素的生理作用有哪些？

任务三 认识妊娠

学习目标

- **知识目标**

1. 掌握受精及受精卵输送与着床；

2. 掌握胎头囟门、颅缝及其临床意义；

3. 掌握胎儿附属物的功能；

4. 掌握妊娠期母体生殖、血液循环系统的变化，熟悉妊娠期母体消化、泌尿系统及乳房的变化；

5. 熟悉孕8周末、16周末、20周末、28周末、40周末胎儿的生理特点；

6. 了解胎儿附属物的形成。

- **能力目标**

能识别妊娠，并能观察孕妇、胎儿妊娠期生理变化。

妊娠（pregnancy）是胚胎和胎儿在母体内发育成长的过程。卵子受精是妊娠的开始，胎儿及其附属物自母体排出是妊娠的终止。妊娠全过程共10个妊娠月（1个妊娠月为4周），即40孕周，280天。

一、受精及受精卵发育、输送与着床

【受精】

男女成熟的生殖细胞(精子和卵子)的结合过程称为受精。受精发生在排卵后 12 小时内,整个受精过程约需 24 小时。

卵子从卵巢排出,经输卵管伞部进入输卵管壶腹部与峡部连接处等待受精。精液射入阴道,经宫颈管进入宫腔,与子宫内膜接触后,精子顶体酶上的"去获能因子"被解除,从而具有受精能力,称为精子获能。精子获能的主要部位是子宫和输卵管。当精子与卵子相遇,精子顶体外膜破裂释放出顶体酶,溶解卵子外围的放射冠和透明带,称顶体反应。精子穿过放射冠和透明带,头部与卵子表面接触,为受精的开始,其他精子不能再进入。卵原核与精原核融合为受精的完成,形成受精卵标志着新生命的诞生。

【受精卵的发育与输送】

受精卵形成后,借助输卵管的蠕动和纤毛的推动,向子宫腔移动。受精卵移动的同时进行有丝分裂,约在受精后第 3 日,分裂成由 16 个细胞组成的实心细胞团,形似桑葚称桑葚胚,也称早期囊胚。约在受精后第 4 日,早期囊胚进入子宫腔并继续分裂发育成晚期囊胚。

【着床】

约在受精后第 6～7 日,晚期囊胚透明带消失之后逐渐侵入并被子宫内膜覆盖的过程,称为受精卵着床。受精卵着床需经过定位、粘着、穿透 3 个阶段,其必须具备的条件是:透明带消失;囊胚细胞滋养细胞分化出合体滋养细胞;囊胚和子宫内膜同步发育并相互配合;孕妇体内有足够量的黄体酮。

二、胎儿附属物的形成及其功能

胎儿附属物是指胎儿以外的组织,包括胎盘、胎膜、脐带和羊水。

【胎盘】

胎盘是母体与胎儿间进行物质交换的重要器官,是胚胎与母体组织的结合体。

1. 胎盘的结构 胎盘由底蜕膜、叶状绒毛膜和羊膜构成。

(1)底蜕膜:构成胎盘的母体部分,占妊娠足月胎盘很小部分。底蜕膜表面覆盖一层来自固定绒毛的滋养层细胞与底蜕膜共同形成绒毛间隙的底,称蜕膜板。从此板向绒毛膜方向伸出一些蜕膜隔,一般不超过胎盘全层厚度的 2/3,将胎盘母体面分成肉眼可见的 20 个左右母体叶。

(2)叶状绒毛膜:叶状绒毛膜构成胎盘的胎儿部分,是妊娠足月胎盘的主要部分。晚期囊胚着床后,滋养层增厚,与内面的胚外中胚层共同组成绒毛膜。胚胎发育至 13～21 日时,为绒毛膜发育分化最旺盛的时期,此时胎盘的主要结构——绒毛逐渐形成。约在受精后第 3 周末,当绒毛内血管形成时,建立起胎儿胎盘循环。妊娠足月胎盘的绒毛表面积达 12～14m^2,相当于成人肠道总面积。

与底蜕膜相接触的绒毛因血供丰富发育良好,称叶状绒毛膜。绒毛末端悬浮于充满母血的绒毛间隙中的称游离绒毛;长入底蜕膜中的称固定绒毛。相邻绒毛间隙之间残留的底蜕膜形成蜕膜隔,将胎盘分成多个胎盘小叶。底蜕膜的螺旋小动脉和小静脉直接开口于绒毛间隙,借动脉压差将动脉血注入绒毛间隙,再经蜕膜小静脉开口回流母体血循环。胎儿血自脐动脉流入绒毛毛细血管网,再经脐静脉入胎体内。绒毛间隙中的母血和绒毛血管内的胎血不直接相通,主要靠渗透、扩散作用进行物质交换。

(3)羊膜:羊膜构成胎盘的胎儿部分,为胎盘的最内层,是附着在绒毛膜板表面的半透明薄膜。此膜光滑,无血管、神经、淋巴,具有一定的弹性,正常厚度为 0.05mm。

2.妊娠足月胎盘的大体结构 妊娠足月胎盘呈圆形或椭圆形,重约 450～650g,直径约 16～20cm,厚约 1～3cm,中间厚,边缘薄。胎盘分为胎儿面和母体面。胎儿面呈灰蓝色,光滑、半透明,脐带动、静脉从附着处分支向四周呈放射状分布,直达胎盘边缘;母体面呈暗红色,胎盘隔形成若干浅沟分成母体叶。

3.胎盘功能 胎盘功能包括:气体交换、营养物质供应、排泄废物、防御功能、合成功能、免疫功能。

(1)气体交换:胎儿通过胎盘与母体进行气体交换,利用胎血和母血中 O_2 和 CO_2 的压力差,吸收 O_2 而排出 CO_2。

(2)营养物质供应:胎儿体内的葡萄糖均来自母体,葡萄糖是胎儿热能的主要来源,以易化扩散方式通过胎盘。氨基酸以主动运输方式通过胎盘。自由脂肪酸能较快地通过胎盘。电解质及维生素多数以主动运输方式通过胎盘。胎盘中含有多种酶,如氧化酶、还原酶、水解酶等,可将复杂化合物分解为简单物质(如蛋白质分解为氨基酸),也能将简单物质合成后供给胎儿。免疫球蛋白 IgG 例外,其分子量较大却能通过胎盘,可能与血管合体膜表面有专一受体有关。

(3)排泄废物:胎儿代谢产物如尿素、尿酸、肌酐、肌酸等,经胎盘送入母血,由母体排出体外。

(4)防御功能:胎盘的屏障作用极有限。病毒、细菌、弓形虫、衣原体、支原体、螺旋体和有害药物,均可通过胎盘影响胎儿致畸甚至死亡。母血中免疫抗体如 IgG 能通过胎盘,胎儿从母体得到抗体,使其在生后短时间内获得被动免疫力。

(5)合成功能:胎盘主要合成激素和酶。

1)人绒毛膜促性腺激素(HCG):由合体滋养细胞分泌的一种糖蛋白激素,约在受精后第 6 天受精卵滋养层形成时,开始分泌微量 HCG,受精后 10 天左右即可用放射免疫法自母血中测出,为诊断早孕的敏感方法之一。HCG 在妊娠早期分泌量增加很快,约 2 天即增长一倍,至妊娠 8～10 周血清浓度达最高峰,约为 50～100kU/L,持续 10 天左右后迅速下降,至妊娠中晚期血清浓度仅为峰值的 10%,持续至分娩。分娩后若无胎盘残留,约于产后 2 周内消失。

HCG 由 α、β 两个亚基组成,临床上多测定母体血清中 HCG-β 亚基。HCG 的主要功能有:①作用于月经黄体,使黄体增大成为妊娠黄体,增加激素的分泌以维持妊娠;②HCG-β 亚基能促卵泡成熟活性、促甲状腺活性及促睾丸间质细胞活性;③HCG 与尿促性素(HMG)合用能诱发排卵;④HCG 能抑制淋巴细胞的免疫性,能以激素屏障保护滋养层不受母体的免疫攻击。

2)人胎盘生乳素(HPL):于妊娠 5～6 周用放免法可在母血中测出 HPL,随妊娠进展和胎盘逐渐增大,其分泌量持续增加,至妊娠 34～36 周达高峰,并维持至分娩。HPL 值于产后迅速下降,约在产后 7 小时即测不出。

HPL 的主要功能有:①促进腺泡发育,为产后泌乳做好准备;②增加蛋白质合成;③将葡萄糖运送给胎儿,促进胎儿生长。因此,HPL是通过母体促进胎儿发育的重要"代谢调节因子"。

3)雌激素:雌激素于妊娠期间明显增多,主要来自胎盘及卵巢。于妊娠早期,主要由黄体产生雌二醇和雌酮。于妊娠10周后,胎盘接替卵巢产生更多量雌激素,至妊娠末期雌三醇值为非孕妇女的1000倍,雌二醇及雌酮值为非孕妇女的100倍。

4)孕激素:妊娠早期,孕激素由卵巢妊娠黄体产生,自妊娠8～10周胎盘合体滋养细胞是产生孕激素的主要来源。随妊娠进展,母血中黄体酮值逐渐增高,至妊娠足月可达312～624nmol/L。

5)缩宫素酶:主要使缩宫素分子灭活,起到维持妊娠的作用。胎盘功能不良时,血中缩宫素酶活性降低,见于死胎、妊高征、胎儿生长受限(FGR)。

6)耐热性碱性磷酸酶:妊娠16～20周母血中可测出此酶。随妊娠进展而增多,直至胎盘娩出后其值下降,产后3～6日内消失。多次动态测其数值,可作为胎盘功能检查的一项指标。

(6)免疫功能:胎儿在母体子宫内生长发育类似同种异体移植,但是母体并不发生排斥胎儿的现象,这可能与母体胎盘对胎儿组织有免疫耐受功能有关。对这种免疫功能的机制需进一步探讨。

【胎膜】

胎膜(fetal membranes)由绒毛膜和羊膜组成。绒毛膜为外层,羊膜为内层。妊娠14周末,绒毛膜的胚外中胚层与羊膜相连封闭胚外体腔,羊膜腔占据整个子宫腔并随妊娠进展而逐渐增大,在分娩发动上起一定作用。

【脐带】

脐带(umbilical cord)是连接胎儿与胎盘的带状器官,是母体及胎儿气体交换、营养物质供应和代谢产物排出的重要通道。其一端连于胎儿腹壁脐轮,另一端附着于胎盘胎儿面。妊娠足月胎儿的脐带长约30～100cm,平均约55cm,表面被羊膜覆盖呈灰白色。脐带内有一条脐静脉、两条脐动脉以及胶样结缔组织(华通胶),有保护脐血管的作用。若脐带受压致使血流受阻时,缺氧可致胎儿窘迫,甚至危及胎儿生命。

【羊水】

羊膜腔内的液体称羊水(amniotic fluid)。

1. 羊水的来源　妊娠早期的羊水,主要是母体血清经胎膜进入羊膜腔的透析液。妊娠16～18周后,胎儿尿液是羊水的重要来源。

2. 羊水的平衡　羊水在羊膜腔内不断地进行着液体交换,以保持羊水量的相对恒定。母体与羊水的交换,主要通过胎膜,胎膜在羊水的产生和吸收方面起着重要作用;母体与胎儿间的液体交换,主要通过胎盘,每小时约3600ml;羊水与胎儿的交换,消化道是一重要途径,妊娠足月胎儿每日吞咽羊水约500～700ml,经消化道进入胎儿血循环,形成尿液再排至羊膜腔中,此外,胎儿呼吸道、泌尿道以及角化前皮肤均参与了羊水的吸收交换与平衡。

3. 羊水量、性状及成分

(1)羊水量:妊娠8周时5～10ml,妊娠10周时约30ml,妊娠20周时约400ml,妊娠38周时约1000ml。此后羊水量逐渐减少,妊娠足月时羊水量约800ml。过期妊娠时,羊水量明显减少,可少至300ml以下。

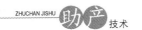

(2)羊水性状及成分:羊水呈弱碱性,pH 值约为 7.20,妊娠早期为无色澄清液体,足月时略混浊,不透明,内含胎脂、上皮细胞、毛发、激素和酶,且酶含量较母血清中明显增加。

4.羊水的功能

(1)保护胎儿:防止胎儿受到挤压、胎体畸形及胎肢粘连;保持羊膜腔内恒温;避免脐带直接压迫导致胎儿窘迫;利于胎儿体液平衡;第一产程初期,羊水直接受宫缩压力能使压力均匀分布,避免胎儿局部受压。

(2)保护母体:减少因胎动所致的不适感;临产后,前羊水囊扩张子宫颈口及阴道;破膜后羊水冲洗阴道以减少感染机会。

三、妊娠期母体变化

妊娠期母体由于胚胎及胎儿生长发育的需要,在胎盘激素的影响下,体内各系统发生一系列适应性的解剖和生理变化。

【生殖系统的变化】

1.子宫

(1)子宫体:子宫体随着妊娠的进展而逐渐增大变软,至妊娠足月时子宫达到 35cm×25cm×22cm;宫腔容量增至约 5000ml,较非孕时增加 1000 倍;子宫重量增至约 1000g,较非孕时增加 20 倍;子宫肌壁厚度非孕时约 1cm,孕中期逐渐增厚达 2.0～2.5cm,至孕末期又渐薄,妊娠足月时厚度约为 0.5～1.0cm。子宫增大最初受内分泌激素的影响,以后则因宫腔内压力的增加而增大。妊娠早期子宫呈球形或椭圆形且不对称。妊娠 12 周以后,增大的子宫渐呈均匀对称并超出盆腔,可在耻骨联合上方触及。妊娠晚期的子宫呈不同程度右旋,与乙状结肠在盆腔左侧占据有关。

子宫各部的增长速度不一,宫底部在妊娠后期增长最快。由于宫体部含肌纤维最多,子宫下段次之,宫颈最少,故临产后子宫阵缩由宫底部向下递减。子宫动脉由非孕时屈曲至妊娠足月时变直,以适应胎盘内绒毛间隙血流量增加的需要。妊娠足月时子宫血流量较非孕时增加 4～6 倍。当宫缩时,子宫血流量明显减少。

自妊娠 12～14 周起,子宫出现不规则无痛性收缩,称 Braxton Hicks 收缩,可由腹部检查时触知,孕妇有时自己也能感觉到。其特点为稀发和不对称,其强度及频率随妊娠进展而逐渐增加,但宫缩时宫腔内压力不超过 1.3～2.0kPa(10～15mmHg),故无疼痛感觉。

(2)子宫峡部:非孕时长约 1cm,妊娠后变软,妊娠 10 周时子宫峡部明显变软;妊娠 12 周以后,子宫峡部逐渐伸展拉长变薄,扩展成为宫腔的一部分,临产后可伸展至 7～10cm,成为产道的一部分,此时称子宫下段。

(3)宫颈:妊娠早期,宫颈外观肥大、变软、呈紫蓝色。宫颈管内腺体肥大,宫颈黏液增多,形成黏稠的黏液栓,保护宫腔免受外来感染。接近临产时,宫颈管变短并出现轻度扩张。由于宫颈鳞、柱状上皮交接部外移,宫颈表面出现糜烂面,称假性糜烂。

2.卵巢 卵巢略增大,停止排卵。

3.输卵管 输卵管充血、水肿、伸长,基质中可见蜕膜细胞,有时黏膜呈蜕膜样改变。

4.阴道 阴道黏膜变软,充血水肿呈紫蓝色;阴道皱襞增多,伸展性增加;阴道脱落细胞增加,分泌物增多常呈白色糊状;阴道上皮细胞含糖原增加,乳酸含量增多,使阴道分泌物pH 值降低,不利于一般致病菌生长,有利于防止感染。

5. 外阴 外阴部充血,皮肤增厚,大小阴唇色素沉着,大阴唇内血管增多及结缔组织变松软,故伸展性增加。小阴唇皮脂腺分泌增多。

【乳房的变化】

乳房于妊娠期增大,乳腺腺管、腺泡发育,乳头增大变黑,易勃起。孕妇自觉乳房发胀或偶有刺痛,浅静脉明显可见。乳晕变黑,乳晕外围的皮脂腺肥大形成散在的结节状小隆起,称蒙氏结节。妊娠末期,尤其在接近分娩期挤压乳房时,可有数滴稀薄黄色液体溢出称初乳。正式分泌乳汁需在分娩后。

【血液循环系统的变化】

1. 心脏 随着子宫的增大,膈肌升高,心脏向左、上、前移位,更贴近胸壁,心尖搏动左移约 1cm,心浊音界稍扩大;心搏出量增加,心率加快,每分钟增加约 10～15 次。心脏移位使大血管轻度扭曲,加之血流量增加及血流速度加快,在多数孕妇的心尖区可听及 Ⅰ～Ⅱ 级柔和吹风样收缩期杂音,产后逐渐消失。心电图因心脏左移出现轴左偏。

2. 心排出量 妊娠期心排出量增加,对维持胎儿生长发育极为重要。心排出量约自妊娠 10 周开始增加,至妊娠 32 周达高峰,左侧卧位测量心排出量较未孕时约增加 30%。孕妇心排出量对活动的反应较未孕妇女明显。临产后,特别在第二产程期间,心排出量显著增加。

3. 血压及静脉压 妊娠早、中期血压偏低,妊娠晚期血压轻度升高。一般收缩压无明显变化,舒张压因外周血管扩张、血液稀释及胎盘形成动静脉短路而轻度降低,使脉压稍增大。孕妇体位影响血压,坐位高于仰卧位。妊娠后盆腔血液回流入下腔静脉的血量增加,加之右旋而增大的子宫压迫下腔静脉使血液回流受阻,使下肢、外阴及直肠静脉压升高,易发生下肢、外阴静脉曲张和痔。侧卧位时能解除子宫的压迫,改善静脉回流。若长时间处于仰卧位姿势,能引起回心血量减少,心排出量随之减少使血压下降,称仰卧位低血压综合征。

4. 血液

(1)血容量:血容量于妊娠 6～8 周开始增加,妊娠 32～34 周达高峰,其中血浆约增加 1000ml,红细胞约增加 500ml,出现血液稀释。

(2)血液成分。

1)红细胞:妊娠期骨髓不断产生红细胞,网织红细胞轻度增多。由于红细胞增加和胎儿生长及孕妇各器官生理变化的需要,孕妇容易缺铁,应在妊娠中、晚期开始补充铁剂,以防血红蛋白值过分降低。

2)白细胞:自妊娠 7～8 周开始轻度增加,妊娠 30 周达高峰,约为 $10\times10^9/L\sim15\times10^9/L$,主要为中性粒细胞增多。

3)凝血因子:妊娠期血液处于高凝状态。多数凝血因子增加,血小板数无明显改变;血浆纤维蛋白原增加,于妊娠末期可达 4～5g/L;红细胞沉降率加快,可高达 100mm/h;凝血酶原时间及部分孕妇凝血活酶时间轻度缩短,凝血时间无明显改变;妊娠期间纤溶活性降低。

4)血浆蛋白:由于血液稀释,从妊娠早期开始降低,至妊娠中期血浆蛋白约为 60～65g/L,主要是白蛋白减少,约为 35g/L,以后持续此水平直至分娩。

【其他系统的变化】

1. 泌尿系统的变化 妊娠期肾脏略增大,肾血浆流量(RPF)及肾小球滤过率(GFR)均增加,在整个妊娠期间均维持高水平,尿中可出现少量蛋白。RPF比非孕时约增加35%,GFR约增加50%。由于GFR增加,肾小管对葡萄糖再吸收能力不能相应增加,约15%的孕妇饭后可出现糖尿,应注意与真性糖尿病相鉴别。RPF与GFR均受体位影响,孕妇仰卧位尿量增加,故夜尿量多于日尿量。因代谢产物尿素、尿酸、肌酸、肌酐等排泄增多,故其血中浓度低于非孕妇女。增大的子宫及妊娠末期胎先露压迫膀胱,可引起尿频。受孕激素影响,肾盂及输尿管轻度扩张,张力降低,输尿管增粗及蠕动减弱,尿流缓慢,且右侧输尿管受右旋妊娠子宫压迫,加之输尿管有尿液逆流现象,孕妇易患急性肾盂肾炎,以右侧多见。

2. 呼吸系统的变化 妊娠期间肋膈角增宽、肋骨向外扩展,胸廓横径及前后径加宽使周径加大,膈肌活动幅度减少,胸廓活动加大,以胸式呼吸为主,呼吸较深,气体交换保持不减。孕妇耗氧量、肺通气量均增加,有过度通气现象,使动脉血氧分压(PO_2)增高达92mmHg,利于供给孕妇本身及胎儿所需的氧。孕妇上呼吸道黏膜充血、水肿,局部抵抗力减低,易发生感染。由于横膈上升,平卧时有呼吸困难感。

妊娠期肺功能的变化有:①肺活量无明显改变;②通气量增加,主要是潮气量增加;③残气量减少;④肺泡换气量增加。

3. 消化系统的变化 妊娠早期常出现不同程度的恶心、呕吐、食欲下降、喜食酸咸食物,上腹部饱满。受大量雌激素影响,齿龈肥厚,易患齿龈炎致齿龈出血。牙齿易松动及出现龋齿。胃肠平滑肌张力降低,贲门括约肌松弛,胃内酸性内容物可反流至食管下部产生"烧心"感。肠蠕动减弱,易出现便秘,常引起痔疮或使原有痔疮加重。肝脏不增大,肝功能无明显改变。胆囊排空时间延长,胆道平滑肌松弛,胆汁稍黏稠使胆汁淤积。妊娠期间容易诱发胆石病。

4. 皮肤的变化 妊娠期垂体分泌促黑素细胞激素(MSH)增加,加之雌、孕激素大量增多,使黑色素增加,导致孕妇乳头、乳晕、腹白线、外阴等处出现色素沉着。面颊呈蝶状褐色斑,边缘较明显,称妊娠黄褐斑,于产后逐渐消退。由于子宫增大,肾上腺皮质分泌糖皮质激素增多,皮肤弹力纤维过度伸展而断裂,使皮肤出现多量紫色或淡红色不规则平行的条纹状萎缩斑,称妊娠纹,见于初产妇。旧妊娠纹呈银白色,见于经产妇。

5. 内分泌系统的变化

(1)垂体:①促性腺激素:妊娠期腺垂体增生肥大明显,但促性腺激素分泌减少。由于妊娠黄体、胎盘分泌大量雌激素及孕激素,对下丘脑及腺垂体的负反馈作用,使促性腺激素(包括FSH及LH)分泌减少,故妊娠期间卵巢内的卵泡不再发育成熟,也无排卵。②催乳激素:妊娠7周开始增多,随妊娠进展逐渐增量,妊娠足月分娩前达高峰约150μg/L,为非孕妇女时的20倍。催乳激素有促进乳腺发育的作用,为产后泌乳做准备。分娩后若不哺乳,于产后3周内降至非孕时水平,哺乳则多在产后80~100日或更长时间才降至非孕时水平。

(2)肾上腺皮质:①皮质醇:妊娠期皮质醇增多,但仅有10%的游离皮质醇起活性作用,故孕妇无肾上腺皮质功能亢进表现。②醛固酮:妊娠期醛固酮增加,但仅有30%~40%的游离醛固酮起活性作用,故不致引起过多水钠潴留。③睾酮:妊娠期睾酮略有增加,表现为孕妇阴毛及腋毛增多增粗。

(3)甲状腺:妊娠期由于腺组织增生和血运丰富,甲状腺呈均匀增大,约比非孕时增大65%。受大量雌激素影响,肝脏产生的甲状腺素结合球蛋白增加2~3倍。血循环中的甲状腺激素虽增多,但游离甲状腺激素并未增多,故孕妇通常无甲状腺功能亢进表现。孕妇与胎儿体内的促甲状腺激素(TSH)均不能通过胎盘,而是各自负责自身甲状腺功能的调节。

6. 新陈代谢的变化

(1)基础代谢率：基础代谢率于妊娠早期稍下降，妊娠中期逐渐增高，至妊娠晚期可增高15%～20%。

(2)体重：妊娠12周前体重无明显变化。妊娠13周起体重平均每周增加350g，直至妊娠足月时体重平均约增加12.5kg，包括胎儿、胎盘、羊水、子宫、乳房、血液、组织间液及脂肪沉积等。

(3)碳水化合物代谢：妊娠期胰岛功能旺盛，分泌胰岛素增多，故孕妇空腹血糖值稍低于非孕妇女，做糖耐量试验时血糖增高幅度大且恢复延迟。已知于妊娠期间注射胰岛素后降血糖效果不如非孕妇女，提示靶细胞有拮抗胰岛素功能或因胎盘产生胰岛素酶破坏胰岛素，故妊娠期间胰岛素需要量增多。

(4)脂肪代谢：妊娠期肠道吸收脂肪能力增强，血脂增高，脂肪能较多积存。妊娠期能量消耗多，糖原储备减少。若遇能量消耗过多时，体内动用大量脂肪使血中酮体增加，发生酮血症。孕妇尿中出现酮体多见于妊娠剧吐时，或产妇因产程过长、能量过度消耗使糖原储备量相对减少时。

(5)蛋白质代谢：孕妇对蛋白质的需要量增加，呈正氮平衡状态。孕妇体内储备的氮，用于供给胎儿生长发育、子宫和乳房的增大和分娩期的消耗。

(6)水代谢：妊娠期机体水分平均约增加7L，水钠潴留与排泄形成适当比例而不引起水肿。但至妊娠末期，组织间液可增加1～2L。

(7)矿物质代谢：胎儿生长发育需要大量钙、磷、铁。妊娠末期的胎儿体内含钙、磷，绝大部分是妊娠最后2个月内积累，故应于妊娠最后3个月补充维生素D及钙，以提高血钙值。此外，胎儿造血及酶合成需要较多的铁，故需注意补充外源性铁，以防发生缺铁性贫血。

7. 骨骼、关节及韧带的变化　妊娠期，如严重缺钙，能引起骨质疏松症和骨骼疼痛、韧带松弛，可感觉腰骶部及肢体疼痛不适。妊娠晚期孕妇重心向前移，为保持身体平衡，孕妇头部与肩部应向后仰，腰部向前挺，形成典型孕妇姿势。

四、胎儿发育的特征

妊娠8周前称胚胎，是主要器官结构完成分化时期。从妊娠第9周起称胎儿，是其各器官进一步发育渐趋成熟时期。胎儿发育特征如下：

(1)妊娠4周末：可以辨认胚盘与体蒂。

(2)妊娠8周末：胚胎初具人形，头大且占整个胎体一半，能分辨出眼、耳、鼻、口，四肢已具雏形。B超可见早期心脏形成并有搏动。

(3)妊娠12周末：胎儿身长约9cm，体重约14g，顶臀长6～7cm。外生殖器已发育，部分可辨出性别。胎儿四肢可活动，肠管已有蠕动，指趾已分辨清楚，指甲形成。

(4)妊娠16周末：胎儿身长约16cm，体重约110g，顶臀长12cm。从外生殖器可确定胎儿性别。头皮已长出毛发，胎儿已开始出现呼吸运动。皮肤菲薄，呈深红色，无皮下脂肪。部分经产妇已能自觉胎动。

(5)妊娠20周末：胎儿身长约25cm，体重约320g。皮肤暗红，出现胎脂，全身覆盖毳毛，开始出现吞咽、排尿功能。检查孕妇时可听到胎心音。

(6)妊娠24周末：胎儿身长约30cm，体重约630g。各脏器均已发育，皮下脂肪开始沉

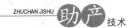

积,因量不多使皮肤仍呈皱缩状,出现眉毛及眼毛。

(7)妊娠28周末:胎儿身长约35cm,体重约1000g。皮下脂肪沉积不多。皮肤粉红,有时可有胎脂。胎儿可以有呼吸运动,此期出生后易患特发性呼吸窘迫综合征。

(8)妊娠32周末:胎儿身长约40cm,体重约1700g。皮肤深红,面部毳毛已脱落,生活力尚可。此期出生后注意护理,可以存活。

(9)妊娠36周末:胎儿身长约45cm,体重约2500g。皮下脂肪较多,毳毛明显减少,面部皱褶消失。指(趾)甲已达指(趾)端。胸部、乳房突出,睾丸位于阴囊。出生后能啼哭及吸吮,生活力良好。此时出生基本可以存活。

(10)妊娠40周末:胎儿身长约50cm,体重约3000g。发育成熟,胎头双顶径>9.0cm。皮肤粉红色,皮下脂肪多,头发粗,长度>2cm。外观体形丰满,除肩、背部有时尚有毳毛外,其余部位的毳毛均脱落。足底皮肤有纹理,指(趾)甲超过指(趾)端。男性胎儿睾丸已降至阴囊内,女性胎儿大小阴唇发育良好。出生后哭声响亮,吸吮能力强,能很好存活。

胎儿身长的增长速度有规律,临床上常用新生儿身长作为判断胎儿月份的依据。妊娠前20周的胎儿身长(cm)=妊娠月数的平方。妊娠后20周后,身长(cm)=妊娠月数×5。

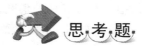

思考题

1. 试述胎盘的构成及功能。
2. 如何判断妊娠的开始和终止?
3. 何谓受精、着床? 着床后的蜕膜分哪几个部位?
4. 妊娠后子宫有何变化? 妊娠后血液循环系统有何变化?
5. 试述早晚期妊娠羊水的来源。晚期妊娠羊水的量、成分、性状及羊水的功能有哪些?
6. 试述孕8周末、16周末、20周末、28周末、40周末胎儿的生理特点。
7. 试述HCG在妊娠期的变化及主要功能。

任务四 孕期孕妇护理

学习目标

- **知识目标**
  1. 掌握妊娠期妇女的护理措施;
  2. 掌握胎产式、胎先露、胎方位;
  3. 熟悉早、中、晚期妊娠临床表现及常用检查方法。
- **能力目标**

  能对妊娠期妇女进行护理。

妊娠全过程共40周,临床上将其分为3个时期:妊娠12周末以前称为早期妊娠;第

13～27周末称为中期妊娠;第28周及以后称为晚期妊娠。

一、早期妊娠孕妇的护理

【临床表现】

1. 症状

(1)停经:月经周期规则且有性生活史的生育年龄妇女,一旦月经过期10天以上,应首先考虑为妊娠。若停经达8周以上,妊娠的可能性更大。停经是妊娠最早、最重要的症状,但不一定就是妊娠,应予以鉴别。哺乳期妇女月经虽未恢复,仍有可能再次妊娠。

(2)早孕反应:约在停经6周左右出现恶心、呕吐、食欲缺乏、喜食酸物,或厌恶油腻、畏寒、头晕、乏力、嗜睡、流涎等症状,称为早孕反应。恶心、呕吐可能与体内 HCG 增多、胃酸分泌减少以及胃排空时间延长有关。早孕反应多于妊娠12周左右自行消失。

(3)尿频:在盆腔内增大前倾的子宫压迫膀胱,妊娠早期可出现尿频。约在妊娠12周以后,宫体进入腹腔不再压迫膀胱,尿频症状自然消失。

2.体征

(1)乳房:乳腺腺泡及乳腺小叶增生发育,使乳房逐渐增大。孕妇自觉乳房轻度胀痛、乳头疼痛,初孕妇较明显。乳头及其周围皮肤(乳晕)着色加深,乳晕周围有蒙氏结节显现。

(2)妇科检查:阴道壁及宫颈充血,呈紫蓝色。双合诊检查发现宫颈变软,子宫峡部极软,感觉宫颈与宫体似不相连,称黑加征(Hegar sign),是早孕的典型体征。随着妊娠进展,宫体增大变软,当宫底超出骨盆腔时,可在耻骨联合上方触及。

【辅助检查】

1.妊娠试验 妊娠后7～9天可用放射免疫法测定孕妇血 HCG 诊断早孕。孕妇尿液含有 HCG,用免疫学方法(临床多用试纸法)检测,若为阳性,在白色显示区上下呈现两条红色线,表明受检者尿中含 HCG,可协助诊断早期妊娠。若为阴性,应在一周后复测。

2.超声检查

(1)B型超声:检查早期妊娠快速、准确的方法。阴道超声较腹部超声诊断早孕可提前1周。超声最早确定妊娠的依据是妊娠囊(GS),在妊娠5周时,在增大的子宫轮廓中,可见圆形或椭圆形光环。若在妊娠囊内见到有节律的胎心搏动和胎动,可确诊为早期妊娠及活胎。

(2)超声多普勒:在增大的子宫区内,用超声多普勒仪能听到有节律、单一高调的胎心音,胎心率多在150～160 次/min,可确诊为早期妊娠且为活胎。此外,还可听到脐带血流音。

3.宫颈黏液检查 宫颈黏液量少质稠,涂片干燥后光镜下见到排列成行的椭圆体,不见羊齿植物叶状结晶,则早期妊娠的可能性大。

4.基础体温测定 双相型体温的妇女,高温相持续18日不见下降,早期妊娠的可能性大。高温相持续3周以上,早孕的可能性更大。基础体温曲线能反映黄体功能,但不能反映胚胎情况。

5.黄体酮试验 利用孕激素在体内突然撤退能引起子宫出血的原理,对月经过期可疑早孕的妇女,每日肌注黄体酮注射液20mg,连用3日,停药后2～7日内出现阴道流血,提示体内有一定量雌激素,可以排除妊娠。若停药后超过7日仍未出现阴道流血,则早期妊娠的

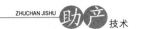

可能性很大。

【护理诊断】

1. 知识缺乏 缺乏对妊娠时出现的临床表现的认识,缺乏妊娠期自我保健知识,与知识来源有关。

2. 营养失调 低于机体需要,与早孕反应有关。

3. 焦虑紧张 担心自己和胎儿的健康,没有做好成为父母的准备,不知如何做好父母。

【护理要点】

1. 病情监护

(1)恶心呕吐:应少量多餐、进食清淡食物,避免过饱或空腹,避免进食难以消化或不舒服的食物。若恶心呕吐剧烈,影响孕妇及胎儿健康,发生体液失衡及新陈代谢障碍,可能为妊娠剧吐,需到医院就诊,必要时住院治疗。

(2)尿频尿急:为早孕正常反应,孕妇有尿意时应及时排空尿液,避免诱发感染。孕妇不必限制液体摄入量。

(3)白带增多:保持外阴部清洁,避免分泌物刺激,严禁做阴道冲洗。穿透气性好的全棉内裤,并经常更换。

2. 治疗配合 协助医生指导停经妇女做妊娠试验、做妇科检查、测基础体温、行 B 超检查。对呕吐严重者遵医嘱对症处理及纠正水、电解质紊乱。

3. 一般护理

(1)活动与休息:居住环境应舒适安静,保持室内清洁、空气新鲜。坚持户外散步,活动量不要太大,避免长途旅行,以免引起流产。保持充足的睡眠。

(2)饮食与营养:注意加强营养,饮食应多样化,确保胎儿生长发育的需要。

4. 心理护理 减轻焦虑、紧张及恐惧的心理,向孕妇及家属解释妊娠是一个正常的生理过程,应积极面对。

二、中、晚期妊娠孕妇的护理

中晚期妊娠,孕妇子宫明显增大,能扪到胎体,感到胎动,听到胎心音,容易确诊。

【临床表现】

1. 子宫增大 子宫随妊娠进展逐渐增大。根据手测宫底高度及尺测耻上子宫长度,可以初步估计胎儿大小及孕周(表 1-4-2-1)。

表 1-4-2-1 不同妊娠周数的宫底高度与子宫长度

妊娠周数	手测宫底高度	尺测耻上子宫长度(cm)
12 周末	耻骨联合上 2～3 横指	
16 周末	脐耻之间	
20 周末	脐下 1 横指	18(15.3～21.4)
24 周末	脐上 1 横指	24(22.0～25.1)
28 周末	脐上 3 横指	26(22.4～29.0)
32 周末	脐与剑突之间	29(25.3～32.0)
36 周末	剑突下 2 横指	32(29.8～34.5)
40 周末	脐与剑突之间或略高	33(30.0～35.3)

2.胎动 胎儿在子宫内冲击子宫壁的活动称胎动。胎动是胎儿情况良好的表现。孕妇于妊娠16～20周开始自觉胎动,胎动每小时约3～5次。腹壁薄且松弛的经产妇,可在腹壁上看到胎动;检查腹部时可听到胎动;也可用听诊器听到胎动音。

3.胎体 妊娠20周后可经腹壁触到子宫内的胎体。妊娠24周后,触诊时已能区分胎头、胎背、胎臀和胎肢。胎头圆而硬,有浮球感,也称浮沉胎动感;胎背宽而平坦;胎臀宽而软,形状略不规则;胎儿肢体小且有不规则活动(图1-4-2-1)。

4.胎心音 妊娠18～20周可在孕妇腹壁听到胎儿心音。胎儿心音呈双音,第一音和第二音很接近,似钟表"滴答"声,速度较快,120～160次/min。听到胎儿心音即可确诊妊娠且为活胎。听到胎儿心音需与子宫杂音、腹主动脉音、胎动音及脐带杂音相鉴别。子宫杂音为血液流过扩大的子宫血管时出现的吹风样低音响。腹主动脉音为咚咚样强音响,两种杂音均与孕妇脉搏数相一致。胎动音为强弱不一的无节律音响。脐带杂音为脐带血流受阻出现的与胎心率一致的吹风样低音响。

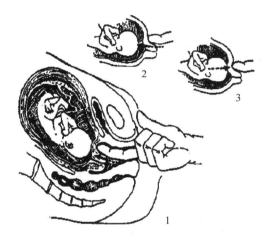

图1-4-2-1 经阴道检查浮沉胎动感

【胎姿势、胎产式、胎先露、胎方位】

妊娠28周以前,由于羊水较多、胎体较小,胎儿在子宫内的活动范围大,胎儿的位置和姿势容易改变。妊娠32周以后,由于胎儿生长迅速、羊水相对减少,胎儿与子宫壁贴近,胎儿的位置和姿势相对恒定。但由于胎儿在子宫内的位置不同,有不同的胎产式、胎先露及胎方位。胎儿位置与母体骨盆的关系,对分娩经过影响极大,故在妊娠后期直至临产前,尽早确定胎儿在子宫内的位置非常重要,以便及时将异常胎位纠正为正常胎位。

1.胎姿势 胎头俯屈,颏部贴近胸壁,脊柱略前弯,四肢屈曲交叉于胸腹前,其体积及体表面积均明显缩小,整个胎体成为头端小、臀端大的椭圆形,以适应妊娠晚期椭圆形宫腔的形状。

2.胎产式 胎体纵轴与母体纵轴的关系称胎产式。两纵轴平行者称纵产式,占妊娠足月分娩总数的99.75%;两纵轴垂直者称横产式,仅占妊娠足月分娩总数的0.25%。两纵轴交叉呈角度者称斜产式,属暂时的,在分娩过程中多数转为纵产式,偶尔转成横产式。

3.胎先露 最先进入母体骨盆入口的胎儿部分称胎先露。纵产式有头先露及臀先露,横产式为肩先露(图1-4-2-2)。头先露因胎头屈伸程度不同又分为枕先露、前囟先露、额先露及面先露(图1-4-2-3)。臀先露因入盆的先露部分不同,又分为混合臀先露、单臀先露、单足

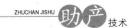

先露和双足先露(图 1-4-2-4)。偶见头先露或臀先露与胎手或胎足同时入盆,称复合先露(图 1-4-2-5)。

4.胎方位 胎儿先露部的指示点与母体骨盆的关系称胎方位。枕先露以枕骨、面先露以颏骨、臀先露以骶骨、肩先露以肩胛骨为指示点。根据指示点与母体骨盆左、右、前、后、横的关系而有不同的胎位。举例:枕先露时,胎头枕骨位于母体骨盆的左前方,应为枕左前位。

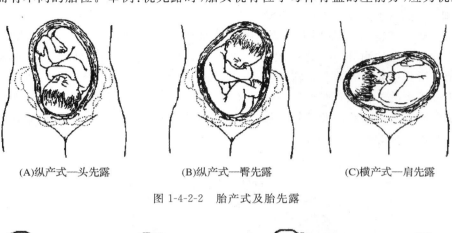

| (A)纵产式—头先露 | (B)纵产式—臀先露 | (C)横产式—肩先露 |

图 1-4-2-2 胎产式及胎先露

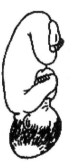 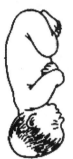 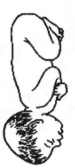 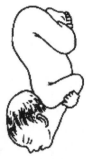

| (A) 枕先露 | (B) 前囟先露 | (C) 额先露 | (D) 面先露 |

图 1-4-2-3 头先露的种类

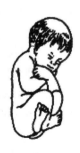 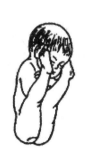 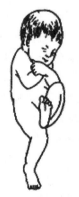 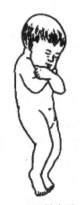

| (A) 混合臀先露 | (B) 单臀先露 | (C) 单足先露 | (D) 双足先露 |

图 1-4-2-4 臀先露的种类

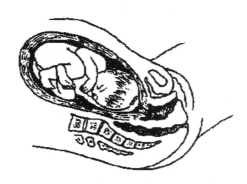

图 1-4-2-5　复合先露

胎产式、胎先露及胎方位的关系及种类如下（表 1-4-2-2）。通过腹部视诊、触诊和必要的肛门指诊、阴道检查及 B 型超声检查,确定胎产式、胎先露及胎方位。最常见的胎位是左枕前位,只有枕前位为正常胎位,余均为异常胎位。

表 1-4-2-2　胎产式、胎先露及胎方位的关系及种类

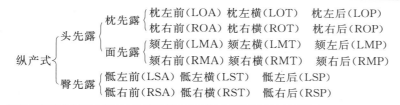

纵产式	头先露	枕先露	枕左前（LOA）枕左横（LOT）　枕左后（LOP）
			枕右前（ROA）枕右横（ROT）　枕右后（ROP）
		面先露	颏左前（LMA）颏左横（LMT）　颏左后（LMP）
			颏右前（RMA）颏右横（RMT）　颏右后（RMP）
	臀先露		骶左前（LSA）骶左横（LST）　骶左后（LSP）
			骶右前（RSA）骶右横（RST）　骶右后（RSP）
横产式—肩先露			肩左前（LScA）肩左后（LScP）
			肩右前（RScA）肩右后（RScP）

【辅助检查】

1. 超声检查　超声检查对腹部检查不能确定胎产式、胎先露、胎方位或未听清胎心者有意义。

(1)B 型超声:不仅能显示胎儿数目、胎产式、胎先露、胎方位、胎心搏动以及胎盘位置,且能测量胎头双顶径等多条径线,并可观察有无胎儿体表畸形。

(2)超声多普勒:能探出胎心音、胎动音、脐带血流音及胎盘血流音。

2. 胎儿心电图　目前国内常用间接法检测胎儿心电图,通常于妊娠 12 周以后即能显示较规律的图形,于妊娠 20 周后的成功率更高,本法优点为非侵入性。

【护理诊断】

1. 知识缺乏　缺乏妊娠中、晚期保健知识,与知识来源有关。

2. 焦虑恐惧　与妊娠、惧怕分娩疼痛有关。

3. 便秘　与妊娠引起肠蠕动减弱有关。

4. 体液过多、水肿　与妊娠子宫压迫下腔静脉或水钠潴留有关。

5. 睡眠不佳　与频繁胎动、子宫增大有关。

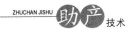

【护理要点】

1．病情监护

（1）便秘：嘱孕妇养成每日定时排便的习惯,多吃蔬菜水果,增加每日饮水量,注意适当运动。但未经医生允许不可随便使用泻药。

（2）水肿：嘱孕妇多向左侧卧位,下肢稍抬高,避免长时间站立。适当限制盐摄入量。如有下肢明显凹陷性水肿或经休息后水肿不消退者,应及时诊治,警惕妊娠期高血压疾病的发生。

（3）失眠：睡前喝热牛奶,用温水洗脚、梳子梳头。平时坚持户外活动,如散步。

（4）贫血：补充铁剂,应在餐后 20min 服用,以减轻对胃肠道的刺激。告知孕妇服用铁剂后大便可能会变黑,有可能导致便秘或轻度腹泻。

（5）下肢痉挛：多因缺钙所致,指导孕妇增加钙的摄入。如发生下肢肌肉痉挛,可局部按摩或热敷,必要时遵医嘱口服钙剂。

（6）腰背痛：孕中、晚期应保持上身直立靠背,不要长时间弯腰,应经常按摩、轻揉腰背部。平时卧硬板床。

（7）下肢、外阴静脉曲张及痔疮：避免长时间站立、下蹲,穿弹力裤或袜,睡觉时多向左侧卧位,下肢稍抬高。

（8）仰卧位低血压综合征：采取左侧卧位。

（9）尿频、尿急：嘱孕妇有尿意时及时排空尿液。

2．一般护理

（1）活动与休息：适当活动,但避免过度劳累。妊娠 28 周后应适当减少活动或减轻工作量,避免夜班、重体力劳动、长期站立或过于紧张的工作。保障睡眠时间及质量,最佳睡姿为左侧卧位。

（2）饮食与营养：注意加强营养,饮食应多样化,摄入优质蛋白质、钙、铁、各种维生素和微量元素,确保胎儿生长发育的需要。避免刺激性食物,不饮酒、不饮含有咖啡的饮料。

3．心理护理　告知孕妇妊娠中、晚期可能出现的临床表现属生理现象,产后可逐渐恢复;鼓励孕妇说出内心的忧虑,耐心解释所提出的问题;告诉孕妇一些分娩的先兆症状及分娩全过程,使孕妇树立信心,解除焦虑恐惧的心理。

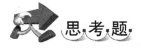

1. 如何定义早期、中期、晚期妊娠?

2. 何谓黑加征? 何谓胎产式、胎先露、胎方位?

3. 早孕如何诊断? 主要护理措施有哪些?

4. 试述妊娠 12 周末、20 周末、24 周末、28 周末、40 周末指测子宫底的高度。

5. 试述胎心音的特点,需与哪些音响鉴别?

6. 试述中、晚期妊娠孕妇主要护理诊断、护理措施。

【病例分析】

某女,26 岁,已婚,停经 45 天,呕吐 3 天就诊。患者平时月经规律,末次月经 2012 年 9

月 2 日,周期 28～30 天,经量中等,无痛经。既往身体健康,无手术史、传染病及遗传病史。查体:生命体征正常,心肺未见异常。

请问:应首先考虑的临床诊断是什么? 为明确临床诊断还需进行哪些检查? 主要护理诊断、护理措施有哪些?

任务五　孕期孕妇管理

学习目标

- **知识目标**
    1.掌握产前检查的内容;
    2.掌握高危妊娠的筛查;
    3.掌握胎儿生长发育及成熟度的监护;
    4.熟悉孕产妇系统保健卡的使用;
    5.熟悉胎儿宫内安危的监护;
    6.了解孕期营养及孕期合理用药。
- **能力目标**
    能对孕妇进行监护和管理。

一、产前检查及保健指导

【产前检查】

(一)产前检查的目的

(1)了解孕妇及胎儿的健康状况;

(2)及时发现妊娠合并症和并发症,并给予相应的治疗;

(3)及时发现胎儿异常、胎位异常,并给予相应的治疗;

(4)必要的卫生指导;

(5)初步确定分娩方案,做好产前准备。

(二)产前检查的时间

从确诊早孕时开始登记。应在妊娠 12 周内建立围生期保健卡,并做第一次检查,包括体重、血压、血常规、尿常规、全身体格检查等。妊娠 20 周始,开始系统产前检查,妊娠 20～36 周为每 4 周检查一次,自妊娠 36 周起每周检查一次,即于妊娠 20,24,28,32,36,37,38,39,40 周共做产前检查 9 次。近年也有采用早孕期间首次检查(一般在孕 12 周左右),孕 28 周前每 4 周检查一次,孕 28～36 周每 2 周检查一次,孕 36 周后每周检查一次的方法。凡检查中发现异常,应酌情增加产前检查次数。

(三)首次产前检查

详细询问病史,进行全身检查、妇科检查及必要的辅助检查。

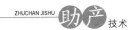

1. 询问病史

(1)询问:姓名、年龄、籍贯、职业、住址、结婚年龄、丈夫姓名等一般情况。年龄过小易发生难产;年龄过大,特别是 35 岁以上的初孕妇,易并发子痫、产力异常、产道异常和先天缺陷儿。工作中接触有毒物质的孕妇,应检测血常规及肝功能。高温作业的孕妇,在妊娠后期应调换工作。

(2)推算预产期(EDC):询问末次月经日期(LMP),推算预产期。推算方法是按末次月经的第一日算起,月份减 3 或加 9,日数加 7。例如,末次月经第一日是公历 2005 年 10 月 21 日,预产期应为 2006 年 7 月 28 日。实际分娩日期与推算的预产期,可以相差 1~2 周。若孕妇记不清末次月经日期或哺乳期无月经来潮而受孕者,可根据早孕反应开始时间、胎动开始时间、手测子宫底高度、尺测耻上子宫长度等估计。

(3)月经史及既往孕产史:询问初潮年龄。了解月经周期有助于预产期推算的准确,月经周期延长者的预产期需相应推迟。若为经产妇,应了解有无难产史、死胎死产史、分娩方式以及有无产后出血史,并问明末次分娩或流产的日期、处理情况及新生儿情况。

(4)既往史及手术史:了解有无高血压、心脏病、结核病、糖尿病、血液病、肝肾疾病、骨软化症等,注意其发病时间及治疗情况,并了解做过何种手术。

(5)本次妊娠过程:了解有无早孕反应、病毒感染及用药史;胎动开始的时间;有无阴道流血、头痛、心悸、下肢水肿等症状。

(6)家族史:询问家族有无结核病、高血压、糖尿病、双胎妊娠及与遗传有关的疾病。若有遗传病家族史,应及时进行遗传咨询及筛查。

(7)丈夫健康状况:询问有无遗传性疾病及烟酒嗜好等。

2. 全身检查

(1)观察:发育、营养、精神状态,注意步态及身高,身材矮小(<140cm)者常伴有骨盆狭窄。

(2)检查:①注意心脏有无病变;测量血压,孕妇正常时不应超过 140/90mmHg,或与基础血压相比不超过 30/15mmHg,超过者应属病理状态。②检查乳房发育情况、乳头大小及有无凹陷。③检查脊柱及下肢有无畸形,注意有无水肿,孕妇仅膝以下或踝部水肿经休息后消退,不属于异常。④测量体重,妊娠晚期体重每周增加不应超过 500g,超过者多有水肿或隐性水肿。

3. 妇科检查 检查生殖道有无畸形及炎症等异常。

(四)复诊产前检查

询问病史、体检、产科检查、辅助检查、健康宣教。

1. 询问病史 询问前次产前检查之后,有无特殊情况出现,如头痛、眼花、水肿、阴道流血、胎动等,经检查后给予相应治疗。

2. 体检 测量体重及血压,检查有无水肿及其他异常。

3. 产科检查 包括腹部检查、骨盆测量、阴道检查、肛诊及绘制妊娠图。

(1)腹部检查:孕妇排尿后仰卧于检查床上,头部稍垫高,露出腹部,双腿略屈曲稍分开,使腹肌放松。检查者站在孕妇右侧进行检查。

1)视诊:注意腹形及大小,腹部有无妊娠纹、手术瘢痕及水肿等。腹部过大、宫底过高者,应想到双胎妊娠、巨大胎儿、羊水过多的可能;腹部过小、宫底过低者,应想到胎儿宫内发育迟缓(IUGR)，孕周推算错误等；腹部两侧向外膨出、宫底位置较低者，肩先露的可能性大；腹部向前突出(尖腹，多见于初产妇)或腹部向下悬垂(悬垂腹，多见于经产妇)，应考虑可能伴有骨盆狭窄。

2)触诊：注意腹壁肌的紧张度。用手测宫底高度，用软尺测耻上子宫长度及腹围值。随后用四步触诊法(图1-5-1-1)检查子宫大小、胎产式、胎先露、胎方位及胎先露是否衔接。做前3步手法时，检查者面向孕妇；做第4步手法时，检查者面向孕妇足端。

第1步手法：检查者两手置宫底部，了解子宫外形并测得宫底高度，估计胎儿大小与妊娠周数是否相符。然后以两手指腹相对交替轻推，判断宫底部的胎儿部分，若为胎头则硬而圆且有浮球感，若为胎臀则软而宽且形状略不规则。

第2步手法：检查者左右手分别置于腹部左右侧，一手固定，另一手轻轻深按检查，两手交替，仔细分辨胎背及胎儿四肢的位置。平坦饱满者为胎背，并确定胎背向前、侧方或向后方。触及高低不平、大小不等、可变形的部分是胎儿肢体，有时感到胎儿肢体活动。

第3步手法：检查者右手拇指与其余4指分开，置于耻骨联合上方握住胎先露部，进一步查清是胎头或胎臀，左右推动以确定是否衔接。若胎先露部仍可左右移动，表示尚未衔接入盆。若已衔接，则胎先露部不能被推动。

第4步手法：检查者左右手分别置于胎先露部的两侧，向骨盆入口方向向下深按，再次核对胎先露部的诊断是否正确，并确定胎先露部入盆的程度。若胎先露部为胎头，在两手分别下按的过程中，一手可顺利进入骨盆入口，另一手则被胎头隆起部阻挡不能顺利进入，该隆起部称胎头隆突。枕先露时，胎头隆突为额骨，与胎儿肢体同侧；面先露时，胎头隆突为枕骨，与胎背同侧。

经四步触诊法，绝大多数能判定胎头、胎臀及胎儿四肢的位置。若胎先露部是胎头或胎臀难以确定时，可行B型超声检查协助诊断。

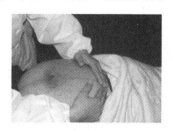
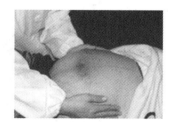
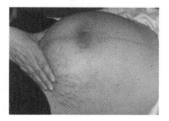
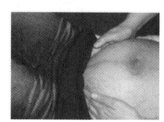

图1-5-1-1　胎位检查的四步触诊法

3)听诊：胎心在靠近胎背上方的孕妇腹壁上听得最清楚。枕先露时，胎心在脐右(左)下方；臀先露时，胎心在脐右(左)上方；肩先露时，胎心在靠近脐部下方听得最清楚(图1-5-1-2)。胎心音应注意与脐带杂音、子宫杂音、腹主动脉音等区别。

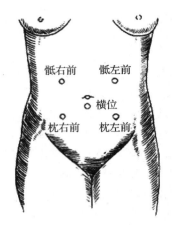

1-5-1-2　胎心音的听诊位置

（2）骨盆测量：骨盆大小及其形状对分娩有直接影响，是决定胎儿能否经阴道分娩的重要因素，故骨盆测量是产前检查时必不可少的项目。临床测骨盆的方法有骨盆外测量和骨盆内测量两种。

1）骨盆外测量。

髂棘间径（IS）：孕妇取伸腿仰卧位，测量两髂前上棘外缘的距离，正常值为 23～26cm（图 1-5-1-3）。

髂嵴间径（IC）：孕妇取伸腿仰卧位，测量两髂嵴外缘最宽的距离，正常值为 25～28cm（图 1-5-1-4）。

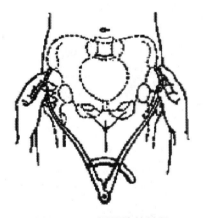

图 1-5-1-3　测量髂棘间径

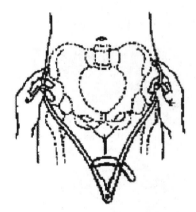

图 1-5-1-4　测量髂嵴间径

骶耻外径（EC）：孕妇取左侧卧位，右腿伸直，左腿屈曲，测量第 5 腰椎棘突下至耻骨联合上缘中点的距离，正常值为 18～20cm。第 5 腰椎棘突下相当于米氏菱形窝的上角。此径线间接推测骨盆入口前后径长度，是骨盆外测量中最重要径线。骶耻外径值与骨质厚薄相关，测得的骶耻外径值减去 1/2 尺桡周径（围绕右侧尺骨茎突及桡骨茎突测得的前臂下端的周径）值，即相当于骨盆入口前后径值（图 1-5-1-5）。

坐骨结节间径（IT）或称出口横径（TO）：孕妇取仰卧位，两腿弯曲，双手紧抱双膝，使髋关节和膝关节全屈。测量两坐骨结节内侧缘的距离，正常值为 8.5～9.5cm。也可用检查者

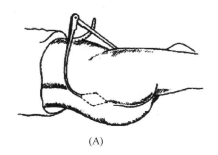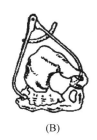

(A)　　　　　　　　　　　　(B)

图 1-5-1-5　测量骶耻外径

的拳头测量,若其间能容纳成人手拳,则属正常。此径线直接测出骨盆出口横径长度。若此径值小于 8cm 时,应加测出口后矢状径(图 1-5-1-6)。

出口后矢状径:为坐骨结节间径中点至骶骨尖端的长度。检查者戴指套的右手食指伸入孕妇肛门向骶骨方向,拇指置于孕妇体外骶尾部,两指共同找到骶骨尖端,用尺放于坐骨结节径线上。用汤姆斯出口测量器一端放于坐骨结节间径的中点,另一端放于骶骨尖端处,测量器标出的数字即为出口后矢状径值,正常值为 8~9cm。出口后矢状径值与坐骨结节间径值之和>15cm 时,表明骨盆出口狭窄不明显(图 1-5-1-7)。

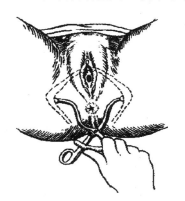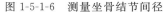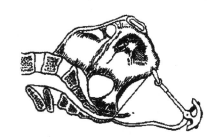

图 1-5-1-6　测量坐骨结节间径　　　图 1-5-1-7　测量出口后矢状径

耻骨弓角度:用左右手拇指指尖斜着对拢,放置在耻骨联合下缘,左右两拇指平放在耻骨降支上,测经两拇指间角度,为耻骨弓角度,正常值为 90°,小于 80°为不正常。此角度反映骨盆出口横径的宽度(图 1-5-1-8)。

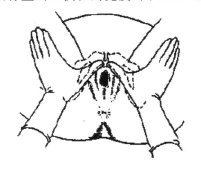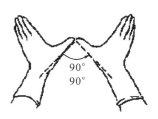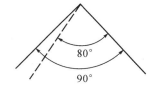

图 1-5-1-8　测量耻骨弓角度

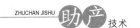

2)骨盆内测量(internal pelvimetry):经阴道测量骨盆内径能较准确地测知骨盆大小，适用于骨盆外测量有狭窄者。测量时，孕妇取仰卧截石位，外阴部需消毒。检查者戴消毒手套并涂以滑润油，动作应轻柔。主要测量的径线如下：

对角径(DC):为耻骨联合下缘至骶岬上缘中点的距离(骨盆内测量)，又称骶耻内径，正常值为12.5~13cm；此值减去1.5~2cm是骨盆入口前后的距离，为骨盆入口前后径，又称真结合径。方法是检查者将一手的食、中指伸入阴道，用中指尖触到骶岬上缘中点，食指上缘紧贴耻骨联合下缘，用另一手食指正确标记此接触点，抽出阴道内的手指，测量中指尖至此接触点的距离，即为对角径(图1-5-1-9)，减去1.5~2cm得出真结合径值，真结合径正常值约为11cm。若测量时阴道内的中指尖触不到骶岬，表示对角径值＞12.5cm。以妊娠24~36周，阴道松软时测量为宜。过早测量常因阴道较紧影响操作；近预产期测量容易引起感染。

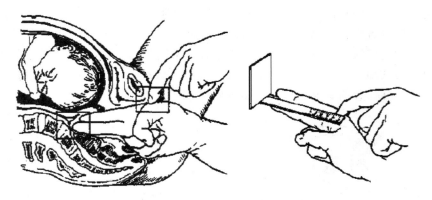

图1-5-1-9　测量对角径

坐骨棘间径:正常值约为10cm。测量方法是一手食、中指放入阴道内，分别触及两侧坐骨棘，估计其间的距离。也可用中骨盆测量器，以手指引导测量，若放置恰当，所得数值较准确(图1-5-1-10)。

坐骨切迹宽度:代表中骨盆后矢状径，其宽度为坐骨棘与骶骨下部间的距离，即骶棘韧带宽度。将阴道内的食指置于韧带上移动，若能容纳3横指(约5.5~6cm)为正常，否则属中骨盆狭窄(图1-5-1-11)。

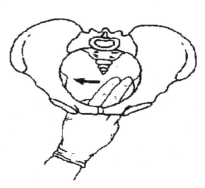
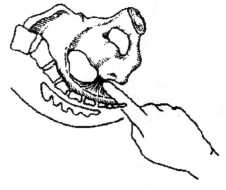

图1-5-1-10　测量坐骨棘间径　　　　　图1-5-1-11　测量坐骨切迹宽度

（3）阴道检查：孕妇在妊娠早期初诊时，均应行双合诊。妊娠最后一个月内以及临产后，则应避免不必要的阴道检查，如必需，则应严格遵守无菌操作的规程，以防感染。

（4）肛诊：多用于分娩期。可了解胎先露部、骶骨前面弯曲度、坐骨棘间径及坐骨切迹宽度以及骶尾关节活动度，并能结合肛诊测得出口后矢状径。

（5）绘制妊娠图：将每次检查结果，包括血压、体重、宫底高度、腹围、胎位、胎心率、头盆关系、尿蛋白、水肿等项，填于妊娠图中，绘制成曲线，观察其动态变化，可以及早发现孕妇和胎儿的异常情况。

4. 辅助检查　除常规检查血常规、血型及尿常规外，还应根据具体情况做下列检查：

（1）出现妊娠期合并症、并发症：按需要进行肝功能、血生化、电解质测定以及胸透、心电图、乙型肝炎抗原抗体等项检查。

（2）对胎位不清、听不清胎心者，应行 B 型超声检查。

（3）对有死胎死产史、胎儿畸形史和患遗传性疾病病例，应检测孕妇血甲胎蛋白值、羊水细胞培养行染色体核型分析等。

5. 健康宣教　进行孕期卫生、健康宣教，并预约下次复诊日期。

【孕妇保健指导】

1. 早期妊娠孕妇的保健指导

（1）对妊娠妇女做到"三早"：即早期发现、早期检查、早期确诊。对有正常性生活的育龄期妇女，停经 40 天后，应到医疗单位做早孕检查。确诊后应到有关部门进行登记，建立围生保健卡。

（2）避免感染：①疾病流行季节，应尽量不去公共场所。②应注意个人卫生，勤晒被褥、勤洗澡、勤换衣，避免盆浴。③不宜养猫、狗，防止弓形虫及病毒感染。④避免接触有害物，不画口红，禁吸烟喝酒。⑤用药应慎重，必要时遵医嘱。⑥原则上禁止性生活，以防流产及感染。

2. 中、晚期妊娠孕妇的保健指导

（1）异常症状的判断：孕妇出现阴道出血、头痛、眼花、胸闷、气急、胎动计数减少、液体突然从阴道流出等异常症状时，应及时至医院就诊。

（2）衣着：衣着应宽松、舒适、保暖、透气性好，以免影响乳房发育、母体血循环及胎儿活动。穿平底鞋，避免穿高跟鞋。

（3）乳房准备：孕 24 周开始，每日用手轻轻揉捏乳头数分钟，每日用温开水擦洗乳头，不宜用肥皂，直至分娩，以免产后哺乳时发生皲裂。如乳头过于平坦或内陷，应用手指向外牵拉矫正，10～20 次/d。妊娠 28 周后应每天进行数次乳房按摩，有利于产后哺乳。

（4）性生活指导：妊娠 32 周后原则上禁止性生活。

（5）孕期自我保护：指导孕妇从妊娠 28 周开始至临产，每日早、中、晚各数 1 小时胎动，3 次相加总和乘 4 即为 12 小时胎动数。正常胎动每小时 3～5 次，12 小时内不得少于 10 次。凡 12 小时内胎动累计少于 10 次，视为子宫胎盘功能不足，表示胎儿缺氧，应及时就诊。

（6）胎教。

1）音响胎教：①语言胎教：妊娠 24 周后，可定时靠近孕妇腹部，大声对胎儿说话，或给胎儿取个乳名，经常叫喊，让胎儿常听父母的言语，促进胎儿大脑对语言的适应性，使其将来聪明又情绪稳定。②音乐胎教：妊娠 24 周后，对胎儿进行轻松愉快的音乐训练，有利于智力的发展和活泼性格的形成。

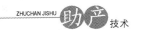

2)运动胎教:①触摸:妊娠 16 周后,即自觉胎动后,对胎儿进行抚摸训练。训练时孕妇全身放松,然后用手指在腹部常有胎动的地方,轻轻按下、抬起,每天轻按数次,可促进脑的发育和机体的灵敏。②动觉刺激:妊娠 24 周后,每天轻轻推动胎儿的头和背,同时播放轻快的音乐。做孕妇操,带动胎儿运动,促进身心健康。

(7)产前准备:指导准父母准备好新生儿及产妇用物。新生儿衣物宜宽大、舒适、柔软、透气性好。宣传母乳喂养的好处,示教如何给新生儿洗澡、换尿布等。

(8)分娩先兆的判断:指导临近预产期的孕妇,如出现阴道血性分泌物或阵发性腹痛,应尽快至医院就诊。如阴道突然大量液体流出,则为破膜,嘱孕妇平卧,送往医院,以防脐带脱垂而危及胎儿生命。

二、孕妇管理

【孕产期系统保健的三级管理】

建立健全三级妇幼保健网,是做好孕产妇系统保健的关键,三级管理是按照三级网划分的:

1. 一级网 由街道社区卫生服务中心或医院地段保健科、乡(镇)卫生院组成,其职责为:尽早掌握本地段孕妇情况,建立《孕产妇保健手册》,做早孕初查,筛查高危因素和产前诊断的对象,进行孕产期宣教和指导,将疑难高危孕妇转上级医院确诊和监护;将本地段孕妇建册及初查情况登记在《围产保健管理登记册》上;有条件的机构可开展产前检查门诊,住院接产(指乡卫生院),产后检查门诊,负责管理本地段的高危孕妇追访;负责本地段及外段转来的要求代访的产妇的产后访视工作,并回收《孕产妇保健手册》;做好原始资料的登记、统计,按照规定的日期报到上级部门;参加二级妇幼保健机构举办的工作例会和培训班;协助上级进行孕产妇和围产儿死亡漏报调查;深入基层,开展围产保健、优生优育、母乳喂养等知识的健康教育活动。

2. 二级网 由区(县)级妇幼保健院组成,承担所辖范围内全部孕产妇的系统保健管理职责。负责正常或一般高危孕产妇的产前检查、监护和分娩处理;接受挂钩基层机构的全部孕产妇转诊和会诊,具备一定的孕产妇和新生儿抢救技术;与挂钩的上级医院保持密切联系,及时请上级医院会诊或转诊危重孕产妇及新生儿;负责地段保健人员的业务指导和管理协调,承担基层人员的培训和进修;深入基层监督指导;汇总基层的各种报表,定期将统计结果和分析总结上报到上级部门;定期召开全区(县)孕产妇保健人员的工作例会;定期进行本区(县)孕产妇和围产儿死亡评审及死亡漏报调查。

3. 三级网 指省(市)级妇幼保健院,其职责为:承担本省(市)全部孕产妇的系统保健管理;制定孕产妇保健工作的各项业务常规、管理制度和考核标准;定期对《中华人民共和国母婴保健法》中规定的"助产技术"、"产前诊断和遗传病诊断"机构及人员进行评估;负责孕产妇及围产儿死亡省(市)级评审工作,根据存在的问题,及时制定干预措施,并负责实施;对爱婴医院监测及评估;负责孕产妇的产前检查、监护、分娩,以及产后母婴的健康检查;接受挂钩的下级医疗保健机构的危重孕产妇转诊、会诊及抢救;负责挂钩医院产科的业务指导、培训和进修;对全省(市)孕产妇保健工作监督指导、评估及业务培训;编写、制作和提供孕产期保健宣教资料;定期召开各区(县)孕产妇保健管理人员的工作例会;汇总全省(市)的各种报表,统计分析,上报到卫生行政管理部门,以及反馈至下级妇幼保健人员;对各种信息资料进行质量控制;开展调查研究及科研工作。

【使用孕产妇系统保健卡】

1.孕产妇系统保健内容

(1)孕早期保健(12周内)要求:孕妇在孕早期建立《孕产妇系统保健卡》及做第一次检查。检查内容:身高、体重、血压、全身体检、阴道检查、化验(血常规、尿常规、血小板、血型、肝功能)、心电图。

(2)孕中期保健(13~27周)要求:每4周产前检查1次,高危孕妇酌情增加次数。检查内容:体重、血压、化验检查、宫高、腹围(画妊娠图)、胎位、胎心率、B型超声检查。特殊检查:唐氏综合征血清学筛查(孕14~20周)、妊娠合并糖尿病筛查(孕24~28周)、遗传病诊断及产前诊断。

(3)孕晚期保健(28周以后)要求:孕28~36周每2周检查1次,孕36周后每周检查1次,高危孕妇酌情增加次数。检查内容:体重、血压、化验检查、宫高、腹围(画妊娠图)、胎位、胎心率等。特殊检查:骨盆测量(孕37周由高年资医师做骨盆鉴定)、胎心监护(孕37周以后每周一次)、B型超声。

(4)高危妊娠筛查和管理。

(5)产时保健:使用产程图,监测产程进展,预防胎儿宫内窘迫;提高助产技术,避免产伤;提供产时保健服务新模式,开展"导乐"陪伴分娩服务,减少产程中不必要的医疗干预。

(6)新生儿保健:①母乳喂养指导。②新生儿先天性、遗传性代谢病筛查,采集产后72小时新生儿的足跟血。我国目前已开展的病种有:苯丙酮尿症、先天性甲状腺功能低下。③新生儿听力筛查。④预防接种。⑤高危儿监护管理。⑥新生儿抚触。

(7)产褥期保健:①产后访视。②产后复查:产后42天母婴应在妇产科门诊检查,检查包括产妇全身、盆腔器官及乳房情况等,对婴儿做全面体检。

(8)孕产期保健宣传指导。

2.《孕产妇系统保健卡》的管理

(1)建卡。医院保健科或社区卫生服务中心、乡卫生院保健科为本地区户口的孕妇建卡。

(2)登记建卡的同时在"围产保健管理登记册"上作登记。

(3)填写:①要求各建卡、接诊、接产医院的保健科、产科、儿科等有关科室认真及时地填写,保证记录的完整性、准确性。②省(市)、区(县)妇幼保健机构负责填写记录质量的监督与管理。

(4)回收。要求产妇家属在出院后3天内将卡片送回建卡单位,或由产后访视医生在结束访视时回收。

【高危妊娠的筛查、监护、管理】

1.高危妊娠的定义 妊娠期某些并发症、合并症或致病因素,可能危害孕妇、胎儿、新生儿或导致难产,称高危妊娠。

2.高危因素 分固定因素和动态因素两大类,可用评分方法来提示其对母婴健康危害的严重程度(表1-5-2-1、表1-5-2-2、表1-5-2-3)。

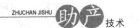

表 1-5-2-1　固定高危因素和评分

高危因素	评分	高危因素	评分
年龄<18岁,或≥35岁	5	难产史	10
年龄>40岁	10	产后出血史	10
身高≤145cm	5	重度子痫前期	10
体重<40kg,或≥80kg	5	骨盆异常	10
自然流产≥2次	5	内外科合并症	20
早产史≥2次	10	肿瘤	10
围产儿死亡史	10	其他	10
先天畸形史	10		

表 1-5-2-2　动态高危因素和评分

高危因素	评分	高危因素	评分
臀横位	10	前置胎盘	20
妊娠期高血压疾病		胎盘早剥	20
妊娠期高血压	5	产前出血原因不明	20
轻度子痫前期	10	羊水过多	10
重度子痫前期	20	羊水过少	20
贫血		IUGR	10
轻	5	过期妊娠	10
中	10	早破水	10
重	20	多胎妊娠	20
先天畸形	10	胎儿窘迫	15
妊娠糖尿病	20	急慢性传染病	15
肝功能	20	先兆早产	
脏器功能损伤	20	<34周	20
肿瘤	20	34~36周	15
其他内科合并症	20	ABO以外血型不合	20

表 1-5-2-3　常见高危因素筛查与处理方法

常见高危因素	可能发生的危险	筛查方法	处理原则
年龄<18岁,>35岁	难产	询问年龄	常规产前检查,临产住院分娩。
身高<145cm	难产	测量身高	同上
异常孕产史	产后出血,难产。	询问病史	同上
贫血临产时	产后出血,心衰,胎儿宫内生长发育受限。	测定Hb	早期药物治疗,严重者输血,住院分娩。

续表

常见高危因素	可能发生的危险	筛查方法	处理原则
心脏病	心衰,产后出血。	询问病史,认真听诊,鉴别杂音,查心电图。	加强产前检查,预防心衰,孕早期心功能 3～4 级终止妊娠,临产住综合医院。
肝脏病孕中晚期	产后出血,肝坏死,肝昏迷。	询问病史,触肝、脾,查肝功能、肝炎标志物。	住院治疗,孕早期终止妊娠,加强产前检查,临产住院分娩。
妊娠期高血压疾病	产后出血,子痫,脑肾合并症,凝血障碍,死亡。	定期测定血压,查水肿,查尿蛋白。	加强产前检查,增加高蛋白食物,补钙。左侧卧位休息,必要时住院治疗。
早产	新生儿死亡	计算孕周	住院保胎,加强早产儿护理。
过期妊娠	难产,产后出血,死胎。	询问病史,核实孕周。	住院引产,必要时剖宫产。
骨盆狭窄	难产,子宫破裂,产伤,产后出血。	测量骨盆,骶耻外径＜18cm,出口横径＜8cm。	常规产前检查,临产住院分娩。
胎位不正	难产,新生儿窒息。	四步触诊法,B超。	30～34 周取膝胸卧位,未纠正者住院分娩。
子宫过大(巨大儿)	难产,产后出血,畸形及多胎,羊水过多。	测量宫高,增加产前检查次数。B超检测,查找过大原因。	预防产后出血,临产时住院分娩,防止多胎并发症,剖宫产,加强新生儿保健。
早破水	感染,脐带脱垂。	阴道流清水,阴道分泌物 pH 试验。	孕妇平卧入院,卧床休息,注意根据孕周决定。
前置胎盘	出血性休克,胎盘植入。	无痛性阴道流血,出血量与贫血程度符合,腹软,有胎心音,先露高浮,B超。	住院观察治疗至分娩,禁止肛查。
胎盘早剥	同上,DIC。	有外伤或血压高,有痛性阴道流血,出血与贫血程度不符,腹痛,子宫压痛且张力大,胎心音变化。	病情急,及时手术终止妊娠,预防并发症的发生。

其他因素:也包括社会因素,如文化程度低下、经济困难、居住在边远山区等客观因素。

3. 高危妊娠的筛查

(1)早孕期间:孕妇在建《围产保健手册》时,由医院地段保健科或社区卫生服务中心负责固定高危因素的筛查工作,了解有无不宜妊娠的高危因素。发现高危孕妇,填写"高危孕妇报告卡",将其贴在围产保健手册上,并在手册上做高危标记。

(2)每次孕妇产前检查:医院妇产科门诊负责动态高危因素的筛查工作,并于孕 28、34、37 周作高危评分,如出现并发症时随时评分。

(3)二级以上医院应开设高危妊娠门诊,固定主治医师以上职称人员专人负责处理及随诊。对高危孕妇,预约登记下次返诊时间。

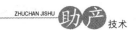
(4)医院妇产科门诊及地段保健科对筛查出来的高危孕妇,不论固定因素,还是动态因素,均要随时登记在"高危孕产妇管理登记册"上,进行专案管理。

4.高危妊娠的监护与管理

(1)高危孕妇追访。

1)医院妇产科门诊负责高危孕妇管理的人员,应密切监护孕妇孕期的全过程,掌握动态高危因素孕妇的返诊时间,如果失访,或对预约登记超过2周、总评分≥10分的未按时返诊的高危孕妇,应及时将其高危卡片报到本地段保健科,保健科负责协助追访。

2)凡不宜妊娠者,有关医院确诊后,应及时打电话,通知本辖区(县)妇幼保健院(所)。

3)追访工作主要包括:督促高危孕妇按时进行产前检查、服药或入院治疗;对高危孕妇及家属进行相关孕期保健知识的宣传教育;动员不宜妊娠者终止妊娠等。

(2)高危孕产妇转会诊。

1)一级医院筛查出的动态高危因素10分的孕妇,应立即转上级医疗机构进行产前检查、监护;筛查出的固定高危因素10分以上的孕妇,应于孕24周后转上级医疗机构定期检查。

2)对妊娠合并严重内科疾病的高危孕妇,在孕28、34、37周评分时,应有内科会诊意见。对妊娠合并特殊内外科疾病的高危孕妇,须转至具有相应专科特长的医疗机构。例如,发现妊娠合并肝炎的高危孕妇,应立即转传染病医院。

3)各医院对需要转会诊的高危孕妇,应填写转会诊单。

4)接受高危孕产妇转会诊的医院,有责任承担相关医院的转会诊要求,不得推诿、拒绝。对住院危重症患者的转诊,转诊医院应准备好详细的病情摘要及相应的辅助检查结果,由医生护送,并与接诊医院进行交接。

(3)住院治疗。

1)一级医院必须动员高危孕妇均到二级以上医疗机构住院分娩。

2)对严重的高危孕产妇,要求尽可能在三级妇幼保健院或综合医院分娩。

3)二、三级医院应开设高危病房,固定副主任医师以上职称人员专人负责,系统管理至产妇平安出院。

4)对危重的孕产妇,院主管领导应亲自组织全院进行抢救。必要时,组织本地专家组进行会诊、抢救,或请相关上级医院会诊或转诊。

(4)产后访视:地段保健科负责高危孕产妇的产后访视,至少3次。

三、胎儿及其成熟度的监护

【确定是否为高危儿】

高危儿包括:孕龄<37周或≥42周;出生体重<2500g;小于孕龄儿或大于孕龄儿;生后1分钟内Apgar评分0~3分;产时感染;高危妊娠产妇的新生儿;手术产儿;新生儿的兄姐有严重的新生儿病史或新生儿期死亡等。

【胎儿宫内情况的监护】

(一)妊娠早期

行妇科检查确定子宫大小及是否与妊娠周数相符;B型超声检查最早在妊娠第5周即可见到妊娠囊;超声多普勒法最早在妊娠第7周能探测到胎心音。

（二）妊娠中期

采用手测宫底高度或尺测耻上子宫长度以及腹围,协助判断胎儿大小及是否与妊娠周数相符;B型超声检查从妊娠 22 周起,胎头双顶径值每周约增加 0.22cm;产前检查时,进行胎心率的监测。

（三）妊娠晚期

1.常用检查　手测宫底高度或尺测耻上子宫长度,测量腹围值;胎动计数,胎心监测;B型超声检查不仅能测得胎头双顶径值,且能判定胎位及胎盘位置、胎盘成熟度。

2.羊膜镜检查　妊娠末期或分娩期利用羊膜镜透过完整胎膜,观察羊水颜色,判断胎儿安危,达到监测胎儿的目的。正常者可见羊水呈透明淡青色或乳白色,漂浮胎发或胎脂片。若混有胎粪者呈黄色、黄绿色甚至深绿色。

3.胎儿心电图监测　胎儿在子宫内是否状态良好,胎心是一项重要指标。胎儿心电图是较好的监护方法,临床上多采用经腹壁的外监护法,对母儿均无损伤,可在不同孕周多次监测。

4.胎儿电子监测　因不受宫缩影响,能连续观察并记录胎心率的动态变化,并有子宫收缩描记、胎动记录,故能反映三者间的关系。

（1）胎心率的监测:用胎儿监护仪记录的胎心率有两种基本变化:胎心率基线（FHR-baseline）及一过性胎心率变化。

1）胎心率基线:指在无胎动、无宫缩或宫缩间歇期记录的 FHR,可从每分钟心搏次数（bpm）及 FHR 变异（FHR variability）两方面对胎心率基线加以估计。

FHR>160 次/min 或<120 次/min,历时 10 分钟称为心动过速或心动过缓。FHR 变异是指 FHR 有小的周期性波动。胎心率基线有变异即基线摆动,包括胎心率的变异振幅和变异频率,前者指正常胎心率有一定的波动,波动范围正常为 10~25bpm,后者指计算 1 分钟内波动的次数,正常为≥6 次。基线波动活跃则频率增高,基线平直则频率降低或消失,基线摆动表示胎儿有一定的储备能力,是胎儿健康的表现。FHR 基线变平即变异消失或静止型,提示胎儿储备能力丧失。图 1-5-3-1 为胎心率基线与基线摆动。

2）一过性胎心率变化:指与子宫收缩有关的 FHR 变化。

加速:指子宫收缩后胎心率基线暂时增加 15bpm 以上,持续时间>15 秒,这是胎儿良好的表现。加速原因可能是胎儿躯干局部或脐静脉暂时受压。散发的、短暂的胎心率加速是无害的,但若脐静脉持续受压,则进一步发展为减速。

减速:指随宫缩出现的短暂性胎心率减慢,可分为以下 3 种:

早期减速（ED）:特点是它的发生与子宫收缩同时开始,子宫收缩后迅速恢复正常,下降幅度<50bpm,时间短,恢复快。早期减速一般认为宫缩时胎头受压,脑血流量一时性减少（一般无伤害性）的表现,不受孕妇体位或吸氧而改变（图 1-5-3-2）。

变异减速（VD）:特点是减速与宫缩无恒定关系。但一旦出现,下降迅速且下降幅度大（>70bpm）,持续时间长短不一,恢复也迅速。变异减速一般认为系子宫收缩时脐带受压兴奋迷走神经所致（图 1-5-3-3）。

晚期减速（LD）:特点是子宫收缩开始后一段时间（多在高峰后）出现胎心率减慢,但下降缓慢,下降幅度<50bpm,持续时间长,恢复亦缓慢。晚期减速一般认为是胎儿缺氧的表

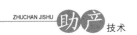
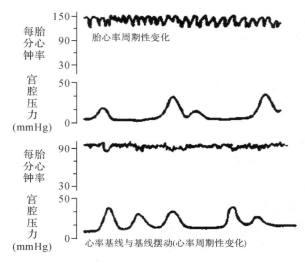

图 1-5-3-1　胎心率基线与基线摆动

图 1-5-3-2　早期减速

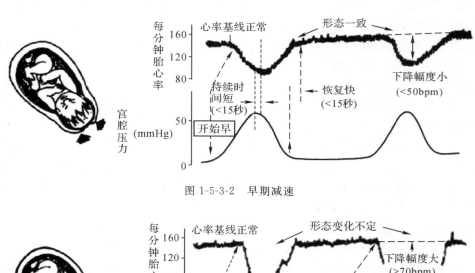

图 1-5-3-3　变异减速

现,它的出现提示应对胎儿的安危予以高度注意(图 1-5-3-4)。

(2)预测胎儿宫内储备能力。

1)无应激试验(NST):本试验是以胎动时伴有一过性胎心率加快为基础,又称胎心率加速试验(FAT)。通过本试验观察胎动时胎心率的变化,以了解胎儿的储备能力。试验时,孕妇取半卧位,腹部(胎心音区)放置涂有耦合剂的多普勒探头,在描记胎心率的同时,孕

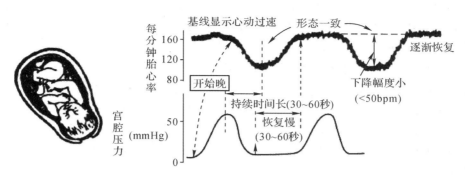

图 1-5-3-4　晚期减速

妇凭自觉有胎动时,手按机钮在描记胎心率的纸上作出记号,连续记录 20 分钟。一般认为正常至少有 3 次以上胎动伴胎心率加速＞15bpm,持续时间＞15 秒;异常是胎动数与胎心率加速数少于前述情况或胎动时无胎心率加速,应寻找原因。此项试验方法简单、安全,可在门诊进行,并可作为缩宫素激惹试验前的筛选试验。

2)缩宫素激惹试验(OCT):又称宫缩应激试验(CST),其原理为用缩宫素诱导宫缩并用胎儿监护仪记录胎心率的变化。若多次宫缩后连续重复出现晚期减速,胎心率基线变异减少,胎动后无 FHR 增快,为 OCT 阳性。若胎心率基线有变异或胎动后 FHR 加快,无晚期减速,为 OCT 阴性。本试验通常在妊娠 28～30 周开始进行。若为阴性,提示胎盘功能良好,1 周内无胎儿死亡的危险,可在 1 周后重复本试验。若为阳性,提示胎盘功能减退,因假阳性多,意义不如阴性大,可加测尿 E_3 值或其他检查以进一步了解胎盘功能的情况。

【胎盘功能检查】

胎盘功能检查包括胎盘功能和胎儿胎盘单位功能的检查,能间接判断胎儿状态,是对胎儿进行孕期的宫内监护,使能够早期发现隐性胎儿窘迫,有助于及时采取相应措施,使胎儿能在良好情况下生长发育,直至具有在宫外生活能力时娩出。

1. 胎动　与胎盘血管状态关系密切,胎动计数了解胎儿宫内状况,是判断胎儿宫内安危的主要临床指标。12 小时＞10 次为正常。

2. 测定孕妇尿中雌三醇值　24h 尿＞15mg 为正常值,10～15mg 为警戒值,＜10mg 为危险值。于妊娠晚期多次测得雌三醇值 24h 尿＜10mg,表示胎盘功能低下。也可用孕妇随意尿测得雌激素/肌酐(E/C)比值,以估计胎儿胎盘单位功能。E/C 比值＞15 为正常值,10～15 为警戒值,＜10 为危险值。

3. 测定孕妇血清游离雌三醇值　采用放射免疫法。妊娠足月时该值的下限(临界值)为 40nmol/L (11.53ng/ml)。若低于此值,表示胎儿胎盘单位功能低下。

4. 测定孕妇血清胎盘生乳素（HPL）值　采用放射免疫法。妊娠足月 HPL 值为 4～11 mg/L,若该值于妊娠足月＜4mg/L 或突然降低 50%,提示胎盘功能低下。

5. 测定孕妇血清妊娠特异性 β 糖蛋白（PSβ₁G）　若该值于妊娠足月＜170mg/L,提示胎盘功能低下。

6. 缩宫素激惹试验（OCT）　无应激试验(NST)无反应(阴性)者需作 OCT。OCT 阳性(指晚期减速在 10 分钟内连续出现 3 次以上,胎心率基线变异在 5 次以下),提示胎盘功能减退。

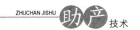

7. 阴道脱落细胞检查　舟状细胞成堆,无表层细胞,嗜伊红细胞指数(EI)＜10％、致密核少者,提示胎盘功能良好;舟状细胞极少或消失,有外底层细胞出现,嗜伊红细胞指数＞10％、致密核多者,提示胎盘功能减退。

8. B 型超声　胎儿生物物理监测,也有实用价值。

【胎儿成熟度检查】

1. 正确推算妊娠周数　必须问清末次月经第一日的确切日期,并问明月经周期是否正常,有无延长或缩短。

2. 尺测耻上子宫长度及腹围　以估算胎儿大小。简单易记的胎儿体重估算方法为子宫长度(cm)×腹围(cm)＋200。

3. B 型超声测胎头双顶径值　胎头双顶径值≥8.5cm,提示胎儿已成熟;观察胎盘成熟度,根据绒毛膜板、基底板、胎盘光点加以判定。若见三级胎盘(绒毛膜板与基底板相连,形成明显胎盘小叶),提示胎儿已成熟。

4. 检测羊水中卵磷脂/鞘磷脂比值(L/S)　若该值＞2,提示胎儿肺成熟。若能测出磷酸酰甘油,提示胎儿肺成熟,此值更可靠。也可进行能快速得出结果的羊水泡沫试验,若两管液面均有完整泡沫环,意味着 L/S 比值≥2,提示胎儿肺已成熟。

5. 检测羊水中肌酐值　若该值≥176.8μmol/L(2mg/dl),提示胎儿肾已成熟。

6. 检测羊水中胆红素类物质值　若用 ΔOD_{450} 测该值＜0.02,提示胎儿肝已成熟。

7. 检测羊水中淀粉酶值　若以碘显色法测该值≥450U/L,提示胎儿唾液腺已成熟。

8. 检测羊水中含脂肪细胞出现率　若该值达 20％,提示胎儿皮肤已成熟。

【胎儿先天畸形及遗传性疾病的宫内诊断】

见"遗传与优生咨询"内容。

四、孕期合理用药

胎儿处于发育过程,各器官未发育完善,孕期如用药不当,对孕妇、胎儿、新生儿可能产生不良影响。目前最常用的处方药物是抗生素、解热镇痛药等。

【胎儿药理特点】

药物进入胎儿体内主要通过胎盘,也可通过吞咽羊水,自胃肠道吸收少量药物,药物分布至脑和肝脏较多。缺氧时,由于血流的再分配,分配至脑血流增加,药物就更集中在脑组织中。

药物对胎儿产生不良影响的主要因素有:药物本身的性质,药物剂量、用药时间、用药途径,胎儿对药物的亲和性,而最重要的是用药时的胎龄。受精后 2 周内药物对胚胎的影响是"全"或"无"。受精后 2~8 周以内称为"致畸高度敏感期"。胎儿的神经组织、心脏、肢体的发育分别于受精后 15~25 日、20~40 日、24~46 日易受药物的影响。受到某些药物作用后,由于肝酶结合功能差及血脑通透性高,易使胎儿受损,对中枢神经系统的损害还可表现为胎儿生长受限,远期功能行为异常。

【孕前合理用药的咨询及指导】

大部分妇女要等到月经过期才知道可能妊娠,但此时受精卵已开始进入胚胎期,也即进入器官形成期或致畸敏感期,因此很容易在不知不觉中对早期胚胎造成忽略性伤害,因此从保健角度应提倡孕前咨询与指导,在有计划的情况下妊娠。孕前咨询的主要内容是对准备

妊娠的夫妇做健康咨询及健康行为的指导,其中要点包括:

1. 了解病史

(1)根据病史及体格检查做必要的辅助检查。了解有无急慢性病,如急性病应治疗后妊娠,慢性病者详细询问疾病历史、药物治疗情况、种类、用药方式、剂量、持续用药时间及接受离子或非离子辐射情况(如 X、CT、B 超检查)。应在病情稳定情况下才能妊娠,否则疾病会对母婴产生不良影响,妊娠也会加重病情。如病情稳定应选用对精子、卵子和胚胎毒性较小的药物(B 类药物较好)维持,直到妊娠或哺乳结束。如糖尿病不用口服降糖药,可改用胰岛素,慢性高血压不用利血平、硝苯地平、卡托普利、复方降压片等,可改用甲基多巴、柳胺苄心定等。

(2)了解孕妇的家族病史,尤其是遗传病史。

(3)了解孕妇的职业情况,如职业毒物甲苯、苯、铅、电离辐射等,及工作环境的有害物质浓度是否符合劳动保护法的规定。

2. 接种疫苗须知　妊娠后不宜使用活疫苗,为减少某些疾病对胎儿的不良作用,在孕前可注射一些疫苗,如查无风疹 IgG 抗体,可在孕前注射风疹疫苗,但必须注射后 3 个月以后才可怀孕。如孕妇为非乙肝病毒携带者又无抗体时可接种乙肝疫苗,产生抗体后再怀孕。

3. 妊娠期用药原则　妊娠 28 周以后几乎所有的药物都能通过胎盘到达胎儿体内,受精卵 3～8 周药物的危险为致畸或杀伤胚胎致流产。9 周后进入胎儿期,药物的危险是毒性作用伤害器官的功能。因此,用药的原则是:

(1)妊娠期的合并症、并发症不少见,疾病本身可对母婴产生不良影响,因此不能讳疾忌医而不治疗、不检查。

(2)治疗用药应选用已研究证实的对胚胎儿危害小的药物,如有 B、C 类药可用,则应选用 B 类药。在无 A、B 类药可选时慎用 C 类药。D 类药只有无其他药可选且母亲病重急需用药时才选用,但需与家属说明权衡利弊。对于未经动物实验及临床资料报道证实有无危害的药物尽量不用,因为无资料证实不等于无危险。

(3)孕妇不要随便使用非处方药,服用药物应得到医生咨询后方可使用。

(4)药物使用时应以最小有效量、最短有效疗程治疗。避免盲目大剂量,长期使用。

(5)非病情需要,尽量避免孕早期用药。

(6)药物在母血清中浓度与经胎盘至胎儿的量有关。如可局部用药时尽量避免全身用药,如滴虫性阴道炎,甲硝唑阴道用药比全身用药要安全。

(7)用药前注意说明书中有无对孕妇血清药浓度、胚胎胎儿毒性的说明。尽量不用孕妇慎用药,不用孕妇禁用药。

(8)如母亲疾病使胎儿染病时,应选用安全、胎儿及羊水药物浓度与母亲接近的药物,以达到母子同治,如母亲感染时青霉素族、头孢族抗生素可达到以上要求。

【相关药物的介绍】

1. 已经肯定有致畸的药物　①各种抗肿瘤药物:如氮芥、环磷酰胺等。②激素类药物:其中包括糖皮质激素及雌、孕激素。③降糖类药物:如甲苯磺丁脲、氯磺丙脲、盐酸苯乙双胍等。④镇静安定及麻醉药物:如氯氮䓬、安定、反应停等。

2. 可能致畸的药物　①抗癫痫药物:如苯妥英钠。②抗甲状腺药物:如硫氧嘧啶、甲巯咪唑等。③维生素类药物:如维生素 A 和 D 且不可在孕期盲目大量应用。④在常用的抗生素中,青霉素、头孢类是比较安全的,至今尚未有致畸形报道。而链霉素、四环素、庆大霉素、卡那霉素、氯霉素、喹喏酮类等药物均有致畸的可能,孕产妇应慎用。

3. 中药也不可滥用　虽然中药比较温和、安全,其毒副作用较小,但是在孕期,同样不可滥用中药,因许多中药可以导致畸形、流产、早产甚至死胎,中药亦应在医生的指导下正确使用。

五、孕期营养

孕期的饮食营养,不仅影响到胎儿的正常发育,也关系到出生后婴幼儿的体质和智力。因此,科学地调配妊娠各时期的饮食营养,对优孕、优生有着十分重要的意义。孕期的饮食应根据其特殊的营养特点进行安排。

1. 热量　摄入充足的热能,妊娠期间每日至少应增加 $0.42\sim1.26MJ$ 热量。蛋白质、脂肪、糖类在人体内氧化后均能产生热能,应有适当比例,蛋白质占 15%,脂肪占 20%,糖类占 65%。

2. 蛋白质　蛋白质是人体重要的营养素,参与构成胎儿的组织和器官,调节重要生理功能,增强母体的抵抗力,维持胎儿脑发育,因此应从饮食中增加肉、蛋、奶、豆类食物的摄入,保证优质蛋白质的供给。

3. 脂肪　以植物性油脂为主。在孕期,脂肪除了供给孕妇能量外,还参与构成人体组织,尤其是提供胎儿生长发育所必需的磷脂、胆固醇。但是过多的脂肪可能产生高热能而导致孕妇肥胖,动物脂肪含有较多的饱和脂肪酸可能导致心脑血管硬化,因此应摄入适量的植物脂肪。

4. 糖类　糖类作为供给能量的最主要来源,应保证摄入占所需总热能的 $55\%\sim60\%$,以节约蛋白质,让其发挥更佳的作用。同时,糖类还是构成神经组织与细胞核的主要成分,也是心、脑等主要器官不可缺少的营养物质,具有保肝解毒的作用。

5. 维生素　维生素能调节人体内的物质代谢,需要量很小,但与人体健康密切相关。怀孕时对维生素的需要量增多,应在饮食中增加摄入量。但是脂溶性维生素(A、D、E、K)摄入过多可能发生中毒,反而对胎儿不利,因此应注意适量摄入。

(1)维生素 A:维生素 A 又称为视黄醇,其最明显的功能在于可预防夜盲症和眼干燥症,在暗的光线中有助于维持正常视力。维生素 A 为机体正常生长所必需,是胎儿正常发育的要素。骨骼发育也离不开维生素 A。孕期如缺乏维生素 A,可引起流产、胚胎发育不全或胎儿生长迟缓;严重维生素 A 缺乏时,还可引起多器官畸形。但是不可大剂量摄取维生素 A,长期摄入过量的维生素 A 可引起维生素 A 过多症或中毒,并且对胎儿也有致畸形的作用。每日推荐摄入量,孕初期为 $800\mu g$,孕中期和孕晚期为 $900\mu g$,孕期可耐受最高摄入量每日为 $2400\mu g$。维生素 A 最好的食物来源是各种动物肝脏、鱼肝油、鱼卵、全奶、奶油、禽蛋等。

(2)维生素 B_1:维生素 B_1 也称硫胺素,是最早发现的维生素之一。维生素 B_1 缺乏病多为膳食中维生素 B_1 摄入不足或机体需要量增加或消化吸收障碍等原因所致。孕妇缺乏维生素 B_1,可影响胎儿的能量代谢,严重的可使婴儿发生先天性脚气病。由患脚气病的母亲母乳喂养的婴儿,也可使婴儿患脑型脚气病,其症状主要表现为食欲不佳、呕吐、呼吸急促、面色苍白、心率快以及突然死亡。孕妇的维生素 B_1 参考摄入量每日为 $1.5mg$,可耐受最高摄入量每日为50mg。维生素B_1的食物来源主要为未精制的谷类食物,但随碾磨和精加工程度使维生素B_1含量逐渐减少;瘦肉和内脏中(心、肝、肾)硫胺素也较丰富;豆类、种子或干果及硬果类和蛋类也是维生素B_1的良好来源;发酵生产的酵母制品中含有丰富的B族维生素;蔬菜水果中含量较少,但芹菜和莴苣叶中含量丰富,要注意充分利用。

(3)维生素B_2:维生素B_2又称核黄素。孕妇缺乏维生素B_2可引起口角炎、舌炎、唇炎以及早产儿发生率增高、未成熟儿和死产增多,因此要注意及时补充维生素B_2。孕妇的维生素B_2膳食推荐摄入量每日为1.7mg。维生素B_2广泛存在于动物与植物食物中,包括奶类、蛋类、各种肉类、内脏、谷类、新鲜蔬菜与水果中。

(4)维生素B_6:人体缺乏维生素B_6可致眼、鼻与口腔周围皮肤脂溢性皮炎,并可扩展至面部、前额、耳后、阴囊以及会阴等处。孕妇的维生素B_6适宜摄入量每日为1.9mg,可耐受最高摄入量每日为100mg。维生素B_6的食物来源很广泛,通常按质量计动物性食品含量相对高些,含量最高的食物是白色肉类,其次为肝脏、豆类和蛋黄等。水果和蔬菜中的维生素B_6含量也较多,含量最少的是柠檬类水果、奶类。

(5)维生素B_{12}:维生素B_{12}是一种预防和治疗由于内因子缺乏活性而导致吸收障碍所引起的致死性贫血的维生素,通常将这种贫血称之为恶性贫血。孕妇的维生素B_{12}适宜摄入量每日为2.6μg。膳食中的维生素B_{12}来源于动物性食品,主要食物来源为肉类和肉制品、动物内脏、鱼、禽、贝壳类以及蛋类,乳及乳制品中也含有少量,发酵食品中只含有少量维生素B_{12}。植物性食品中基本不含维生素B_{12}。

(6)维生素C:维生素C又称抗坏血酸。人体自身不能合成维生素C,必须从膳食中获取。膳食中缺乏维生素C会导致坏血病。维生素C缺乏时影响胶原的合成,使创伤愈合延缓,毛细血管壁脆弱,引起不同程度的出血;维生素C对胎儿的骨骼和牙齿发育、造血系统的健全和机体抵抗力的增强都有促进作用。如果孕妇体内严重缺乏维生素C,可使孕妇患坏血病,还可引起胎膜早破和增高新生儿的死亡率,引起低体重新生儿、早产增多。孕妇膳食维生素C的推荐摄入量,孕早期与正常成年妇女一样,每日为100mg,孕中期和孕晚期均为130mg;可耐受最高摄入量为每日1000mg。维生素C主要来源是新鲜的蔬菜和水果,动物性食物仅肝脏和肾脏含有少量的维生素C,肉、鱼、禽、蛋、奶等食品中含量较少。

(7)维生素D:孕期缺乏维生素D,可出现与缺钙相同的表现,导致孕妇骨质软化、胎儿及新生儿的骨骼钙化障碍以及牙齿发育缺陷;孕妇严重缺乏维生素D,使婴儿发生先天性佝偻病、低血钙症以及牙釉质发育差,易患龋齿。但是,过量服用维生素D,可引起婴儿高钙血症和维生素D中毒,甚至造成死亡。孕妇的维生素D推荐摄入量,孕初期为每日5μg(相当于200国际单位),孕中期和孕晚期为10μg(相当于400国际单位),孕期维生素D的可耐受最高摄入量每日为20μg。因为照射阳光可增加维生素D,孕妇最好每日有1~2小时的户外活动。所有鱼肝油都是维生素D的丰富来源。通常天然食物中维生素D含量均较低,含脂肪高的海鱼、动物肝脏、蛋黄、奶油等相对较多;瘦肉和奶中含量较少。

(8)维生素E:维生素E又名生育酚,是一种很强的抗氧化剂,在体内保护细胞免受自由基损害,保护红细胞的完整性,调节体内某些物质的合成。孕妇的维生素E适宜摄入量为每日生育酚当量14mg,可耐受最高摄入量每日每千克体重约为生育酚当量10mg。维生素E主要存在于各种油料种子和植物油中(如大豆、玉米、棉籽和红花油)。谷类、坚果和绿叶蔬菜中也含有一定量。肉、蛋、奶和鱼肝油中也含有维生素E。

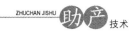

(9)维生素 K:维生素 K 参与凝血功能,缺乏时将会发生凝血障碍;近年的研究证明维生素 K 在骨钙代谢中发挥重要的作用,特别是与骨质疏松有密切的关系。已知新生儿出血性疾病对补充维生素 K 有部分反应。孕妇的维生素 K 适宜摄入量为每日 $120\mu g$。膳食中维生素 K 的主要来源是植物的叶绿醌。

6. 微量元素　微量元素在体内含量虽小,却有很重要的生理功能。大部分微量元素在孕期的需要都有所提高,但并不是"多多益善"。大多数孕妈妈只要保持平衡合理的饮食习惯,不挑食,不偏食,就可以在食物中获得所需要的量。

(1)铁:铁是胎儿和母体造血系统必需的原料,同时胎儿还要在肝脏内储存适量的铁,以满足出生后 4~6 个月的需要。确认怀孕后要多吃一些含铁丰富的食物,如动物的内脏、瘦肉、芝麻、红枣、紫米、赤豆等,但植物来源的铁吸收率较低。现主张妊娠 4 个月开始口服硫酸亚铁 0.3g 或富马酸亚铁 0.2g,每日 1 次。

(2)锌:锌摄入不足可导致孕早期流产、胎儿畸形、皮肤疾病等严重后果,因此,推荐孕妇于孕 3 个月后,每日从饮食中补锌 20mg。

(3)碘:孕中晚期缺碘可造成胎儿发育不良,引发早产或先天畸形。推荐在整个孕期,每日膳食中碘的供给量为 $175\mu g$,提倡在整个孕期服用含碘食盐。

(4)钙:钙是人体骨骼、牙齿的重要组成成分。在胎儿骨骼发育阶段,如果钙供给不足,胎儿就会抢夺母体内储存的钙,使孕妈妈出现腰腿痛、抽筋等症状。严重时胎儿容易得软骨病。相反,如果过量也会造成分娩困难。孕妇每天需要 1000mg 钙,孕晚期则需要 1500mg。

(5)硒:孕妇缺乏硒,会引起胎儿原发性心肌炎和孕妇围生期心肌炎。

(6)钾:孕中期后,孕妇血钾浓度下降,若血钾过低,临床表现和非孕期相同,引起乏力、恶心、呕吐、碱中毒。

7. 注意合理的营养搭配,平衡膳食　营养不良会导致胎儿发育迟缓或流产,营养过剩也可能导致胎儿巨大及各种并发症,造成难产。

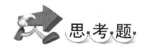

思 考 题

1. 如何进行产前系列检查?

2. 如何计算预产期?

3. 如何进行高危妊娠筛查?

4. 孕产妇保健卡如何使用?

5. 胎儿生长发育及成熟度如何监护?

6. 胎儿宫内安危如何监护?

7. 孕期如何合理用药?

8. 试述孕期营养的重要性及膳食原则。

【病例分析】

胡倩,女,28 岁,"已停经 43 天,头晕、呕吐、尿频 5 天"之主诉就诊。患者平素月经规律,周期 28~32 天,经期 5~7 天,色红,量中,无痛经,末次月经 2010 年 5 月 10 日,5 天前自觉头晕、恶心、呕吐、尿频,故来我院就诊。查体:一般情况好,神智清楚,面色欠佳。妇科检查:外阴已婚型,阴道畅,宫颈常大光滑,子宫前位,约孕 6 周,双侧附件未见异常。

（1）问题:考虑的医学诊断;需补充的检查;护理诊断;护理措施。

现孕 20 周,便秘 3 天。

（2）问题:护理诊断;护理措施。

现孕 28 周,双下肢水肿到小腿,宫高 18 厘米,腹围 65 厘米。

（3）问题:护理诊断;护理措施。

现孕 40 周,双下肢水肿到小腿,宫高 38 厘米,腹围 98 厘米。

（4）问题:护理诊断;护理措施。

任务六　遗传与优生咨询

学习目标

- **知识目标**

  1.掌握遗传咨询、产前筛查、产前诊断的概念;

  2.掌握遗传咨询、产前诊断的对象;

  3.熟悉遗传咨询步骤、遗传咨询必须遵循的原则、产前诊断方法;

  4.了解遗传咨询类别和对策、产前诊断疾病;

  5.了解唐氏综合征和神经管畸形筛查。

- **能力目标**

  能运用遗传与优生知识对孕妇进行初步的优生咨询。

一、遗传咨询

【概念】

遗传咨询（genetic counselling）是由从事医学遗传的专业人员或咨询医师,对咨询者就其提出的家庭中遗传性疾病的发病原因、遗传方式、诊断、预后、复发风险率、防治等问题予以解答,并就咨询者提出的婚育问题提出医学建议。其目的是及时确定遗传性疾病患者和携带者,并对其生育患病后代的发生风险进行预测,商讨应采取的预防措施,从而减少遗传病儿的出生,降低遗传性疾病的发生率,提高人群遗传素质和人口质量。遗传咨询是预防遗传性疾病中十分重要的环节。

【遗传咨询的对象】

遗传咨询的对象包括:①遗传病或先天畸形的家族史或生育史。②子女有不明原因智力低下。③不明原因的反复流产、死胎、死产或新生儿死亡。④孕期接触不良环境因素及患有某些慢性病。⑤常规检查或常见遗传病筛查发现异常。⑥其他需要咨询情况,如婚后多年不育,或孕妇年龄＞35 岁。

【人类遗传性疾病的风险评估】

人类遗传性疾病分 5 类:①染色体病;②单基因遗传病;③多基因遗传病;④体细胞遗传

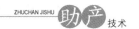

病;⑤线粒体遗传病。体细胞遗传病和线粒体遗传病多发生在成人,目前尚无产前诊断方法,不在本节讨论。

1. 染色体病 这是导致新生儿出生缺陷最多的一类遗传性疾病。染色体异常包括染色体数目异常和结构异常两类。绝大多数由亲代的生殖细胞染色体畸变引起,极少部分由父母一方染色体平衡易位引起,根据核型分析可判断子代的遗传风险。绝大多数染色体病在妊娠早期以死胎流产而被淘汰,仅少数可维持宫内生存到胎儿成熟。目前对先天性染色体疾病尚无有效的治疗方法。因此,主要的处理原则是争取早期诊断,及时终止妊娠,达到优生优育的目的。

2. 单基因遗传病 许多遗传病的染色体外观正常,但染色体上的基因发生突变。由单个基因突变引起的疾病叫单基因病。其遗传方式遵循孟德尔法则,可分为常染色体显性或隐性遗传、性连锁显性或隐性遗传等。这类单基因病较少见,但由于疾病可遗传,危害很大。根据家族中的发病情况可以推算出子女的发病风险。

3. 多基因遗传病 人类一些遗传性状或某些遗传病的遗传基础不是一对基因,而是几对基因,这种遗传方式称为多基因遗传(polygenic inheritance)。多基因遗传病是有一定家族史,但没有单基因遗传中所见到的系谱特征的一类疾病,往往是许多基因和环境因素相互作用的结果。其遗传特点有:①畸形显示从轻到重的连续过程,病情越重,说明有越多的基因缺陷;②常有性别差异,如足内翻多见于男性,腭裂多见于女性;③累加效应。

【遗传咨询步骤】

1. 明确诊断 首先通过家系调查、家谱分析、临床表现和实验室检查等手段,包括生化、染色体、基因等检查,明确是否存在遗传性疾病。收集详细的病史资料,了解夫妇双方三代直系血亲相关疾病状况。若咨询者为近亲结婚,对其遗传性疾病的影响应作正确的估计。同时,根据其临床表现进行系统的体格检查和实验室检查,以明确诊断。

2. 确定遗传方式及评估遗传风险 根据遗传性疾病的类型和遗传方式,可以预测该疾病患者子代再发风险率。各种致畸因素对胚胎或胎儿的影响则应根据致畸因素的毒性、接触方式、剂量、持续时间以及胎龄等因素,综合分析其对胚胎、胎儿的影响作出判断。

3. 近亲结婚对遗传性疾病的影响 近亲结婚是指夫妇有共同祖先,有血缘关系,当一方为某种致病基因的携带者,另一方很可能也是携带者,婚后所生的子女中常染色体隐性遗传病发生率将会明显升高。

4. 提出医学建议 预防遗传病,产前诊断并不是唯一的选择,有些夫妇宁愿领养一个孩子或者选择用捐精者的精子进行人工授精。因此,在进行遗传咨询时,必须确信咨询者充分理解提出的各种选择。在面临较高风险时,通常有如下选择:

(1)不能结婚:①直系血亲和三代以内旁系血亲;②男女双方均患相同的遗传性疾病,或男女双方家系中患相同的遗传性疾病;③严重智力低下者,常有各种畸形,生活不能自理,男女双方均患病无法承担家庭义务及养育子女,其子女智力低下概率也大,故不能结婚。

(2)暂缓结婚:可以矫正的生殖器畸形,在矫正之前暂缓结婚,畸形矫正后再结婚。

(3)可结婚禁生育:①男女一方患严重的常染色体显性遗传性疾病,如强直性肌营养不良、先天性成骨发育不全等,目前尚无有效的治疗方法。子女发病率高,且产前不能作出诊断。②男女双方均患严重的相同的常染色体隐性遗传病,如男女均患白化病,若致病基因相同,子女发病率几乎达到100%。③男女一方患严重的多基因遗传病,如精神分裂症、躁狂忧郁性精神病、原发性癫痫等,又属于该病的高发家系,后代再现风险率高,若病情稳定,可以结婚,但不能生育。

（4）限制生育:对于产前能够作出准确诊断或植入前诊断的遗传病,可在获取确诊报告后对健康胎儿作选择性生育。对产前不能作出诊断的 X 连锁隐性遗传可在作出性别产前诊断后,选择性生育。

（5）人工授精:夫妇双方都是常染色体隐性遗传病的携带者;或者男方为常染色体显性遗传病患者;或男方为能导致高风险、可存活出生畸胎的染色体平衡易位携带者等,采用健康捐精者的精液人工授精,可以预防遗传病的发生。

（6）捐卵体外受精及子宫内植入:适用于女方为常染色体显性遗传病患者,或可导致严重畸形的染色体平衡移位携带者等情况。

【遗传咨询类别和对策】

常分为婚前咨询、孕前咨询、产前咨询和一般遗传咨询。

1. 婚前咨询和婚前医学检查　通过询问病史、家系调查、家谱分析,再借助全面的医学检查,确诊遗传缺陷,并根据其传播规律,推算出影响下一代优生的风险度,提出对结婚、生育的具体指导意见,从而减少甚至可以避免遗传病儿的出生。婚前医学检查常常是防治遗传性疾病延续的第一关。婚前咨询涉及的内容是婚前医学检查发现男女一方或双方以及家属中有遗传性疾病,回答能否结婚、能否生育等具体问题。

2. 孕前咨询　我国新的《婚姻法》取消了强制性婚前检查,孕前咨询为此提供了新的选择,对于婚前检查的项目均可在孕前得到检查,同时,可以检查各种结婚后新发生的疾病,如性传播性疾病等。对于神经管缺陷高发的地区,如果在孕前开始补充叶酸,可降低 70% 先天性神经管畸形的发生。因此,计划妊娠和孕前咨询是预防神经管畸形的关键。

3. 产前咨询　产前咨询的主要问题有:①夫妻一方或家属曾有遗传病儿或先天畸形儿,下一代患病概率有多大,能否预测出来;②已生育过患儿,再生育是否仍为患儿;③妊娠期间,尤其在妊娠前 3 个月接触过放射线、化学物质、服用过药物或感染过风疹、弓形虫等病原体,是否会导致畸形。

4. 一般遗传咨询　主要咨询的内容为:①夫妇一方有遗传病家族史,该病能否累及本人及其子女;②生育过畸形儿是否为遗传性疾病,能否影响下一代;③夫妻多年不孕或习惯性流产,希望获得生育指导;④夫妻一方已确诊为遗传病,询问治疗方法及疗效;⑤夫妻一方接受放射线、化学物质或有害生物因素影响,是否会影响下一代。

【遗传咨询必须遵循的原则】

在遗传咨询过程中,必须遵循下述原则:

1. 尽可能收集证据的原则　为获得准确诊断,除要了解有关病例资料外,还须尽可能多地获得其他资料,如死者照片、尸检报告、医院记录以及以往基因诊断为携带者检测报告等,这些均可能为诊断提供肯定或否定的信息。流产、死胎等不良分娩史也有重要的意义。

2. 非指令性咨询的原则　在遗传咨询的选择中,往往没有绝对正确方案,也没有绝对错误方案。因此,非指令性咨询的原则一直是医学遗传咨询遵循的原则,同时也被世界卫生组织遗传咨询专家委员会所认可。在 2003 年我国卫生部颁布的《产前诊断管理办法》中,明确提出医生可以提出医学建议,患者及其家属有知情选择权。

3. 尊重患者的原则　忧虑、有罪感、羞耻感等是咨询者在咨询过程中常见的现象,在对

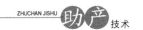

疾病不了解和等待诊断结果期间更是如此。因此,在咨询过程中,必须将咨询者本人的利益放在第一位,针对所暴露出的疑问,有目的地予以解释,最大限度地减少咨询者及其家属的忧虑。

二、产前筛查

产前筛查(prenatal screen)是采用简便、可行、无创的检查方法,对发病率高、病情严重的遗传性疾病(如唐氏综合征)或先天畸形(如神经管畸形等)进行产前筛查,检出子代具有出生缺陷高风险的人群。筛查出可疑者再进一步确诊,是防治出生缺陷的重要步骤。

理论上防止缺陷胎儿出生,最理想的方法是对每一个胎儿直接作遗传病或先天性畸形的产前诊断。出生缺陷发病率较低,目前产前诊断方法较复杂,每检出一例出生缺陷需付出高昂费用。因此,目前采用两个步骤进行检查,首先采用经济、简便、无创伤及安全的生化检测进行初步检查,筛查出高风险人群,再用各种产前诊断方法对高风险人群进行确诊试验,这样可达到事半功倍的效果。

遗传筛查方案应符合下述标准:①被筛查疾病在人群中,应有较高发病率并严重影响健康,筛查出能有进一步确诊方法;②筛查方法应是非创伤性、容易实施且价格便宜;③筛查方法应统一,易推广;④易为被筛查者接受,被筛查者应自愿参与,做到知情选择;⑤为被筛查者提供全部有关的医学信息和咨询服务。

产前筛查试验不是确诊试验,筛查阳性的结果意味患病风险升高,并非诊断疾病;阴性的结果提示风险无增加,并非正常。因此,筛查结果为阳性患者需进一步行确诊试验,染色体病高风险患者需要行胎儿核型分析。目前广泛应用产前筛查的疾病有唐氏综合征和神经管畸形的筛查。

【唐氏综合征筛查】

以唐氏综合征为代表的染色体疾病是产前筛查的重点。根据检查方法,分为孕妇血清学检查和超声检查;根据筛查时间,分为孕早期筛查和孕中期筛查。

1. 妊娠早期筛查　妊娠早期行唐氏综合征筛查有很多优势,如阳性结果则孕妇有更长时间进行进一步确诊和处理。妊娠早期筛查方法包括孕妇血清学检查、超声检查,或两者结合。常用血清学检查指标有自 β-hCG 和妊娠相关蛋白 A(PAPP-A)。超声检查的指标有胎儿颈项后透明带宽度(NT)。有报道提示联合应用血清学和颈项透明层的方法,唐氏综合征检出率达 85%~90%。

2. 妊娠中期筛查　妊娠中期血清学筛查通常采用三联法,即甲胎蛋白(AFP)、绒毛膜促性腺激素(hCG)和游离雌三醇(uE₃)。唐氏综合征患儿 AFP 降低、hCG 升高、uE₃ 降低,根据三者的变化,结合孕妇年龄、孕龄等情况,计算出唐氏综合征风险度。

3. 染色体病的高危因素　在根据上述血清学和超声等方法判断胎儿发生染色体病风险度的过程中,还要考虑使胎儿发生畸形风险增加的高危因素。

(1)孕妇年龄>35 岁的单胎妊娠,妊娠中期发生 21-三体综合征风险为 1:280,发生非整倍体畸形风险为 1:132;妊娠晚期发生 21-三体风险为 1:384,发生非整倍体畸形风险为 1:204。

(2)孕妇年龄>31 岁双卵双胎妊娠,其中一胎发生 21-三体的风险比单胎高。据有关计算,孕妇年龄在 31 岁时,妊娠中期一胎发生 21-三体的风险为 1:190。

（3）前一胎常染色体三体史,曾妊娠一次常染色体三体的妇女,再次妊娠发生染色体畸形风险约为1:100或更高(根据年龄计算)。

（4）前一胎X染色体三体(47,XXX或47,XXY)者,多余X染色体可能来自母系或父系,因此,再次发生染色体非整倍体畸形风险也为1:100。前一胎为47,XYY或45,XO者,再次妊娠发生畸形风险没有增加,因多余Y染色体来自父系,父系错误很少重复。

（5）夫妇一方染色体易位,子代发生异常风险应根据异常染色体位置、父母性别差异等具体分析。实际发生存活的异常胎儿风险多低于理论的风险,因部分异常胎儿流产或死亡。在平衡易位中,子代发生异常的风险为5%～30%。不孕患者存活子代中发生异常的风险为0～5%,这些异常易导致胚胎发育停滞或死胎。

（6）夫妇一方染色体倒置,子代发生染色体异常风险取决于异常染色体位置、倒置染色体大小等。新生儿出生后检测到染色体异常风险为5%～10%。

（7）前一胎染色体三倍体,复发风险为1%～1.5%。

（8）妊娠早期反复流产,非整倍体畸形是妊娠早期流产的主要原因之一,夫妇染色体畸形(如易位、倒置)也可导致妊娠早期流产。因此,建议检测夫妇染色体。

（9）夫妇非整倍体异常,21-三体或47,XXX女性和47,XXY男性具有生育能力,10%风险出现非整倍体的子代。男性为21-三体或47,XXY者往往不孕。

（10）产前超声检查发现胎儿存在严重结构畸形,该胎儿发生染色体畸形风险大大提高,不管孕妇年龄或血清学筛查是否异常。

【神经管畸形筛查】

1.血清学筛查　约95%神经管畸形患者没有该疾病家族史,但绝大部分患者的血清和羊水中AFP水平升高,血清AFP可作为神经管畸形(NTDs)的筛查指标。筛查应在妊娠14～22周进行,阳性率为3%～5%,敏感性至少90%,阳性预测值为2%～6%。影响孕妇血清AFP水平的因素包括孕龄、体重、种族、糖尿病、死胎、多胎、胎儿畸形、胎盘异常等。2003年,美国妇产科医师协会建议所有孕妇均应在妊娠中期进行血清学的AFP检查。

2.超声筛查　99%神经管畸形患者可通过妊娠中期超声检查获得诊断。有学者认为孕妇血清AFP升高、超声检查正常的患者不必检查羊水AFP。3%～5%神经管畸形患者因非开放性畸形,羊水AFP水平在正常范围。

【先天性心脏病】

先天性心脏病多无遗传背景,发病率约0.7%。若前一胎发生先天性心脏病儿、某些特殊类型心脏病儿,以后发生同类型心脏畸形风险升高。

对有先天性心脏病分娩史的孕妇,妊娠20～22周时应进行胎儿超声心动图检查。此时期所有心脏结构均能通过超声检查。一旦发现异常,有足够时间终止妊娠。但部分心脏血流异常,特别是发育不良或闭锁等疾病可能在妊娠晚期出现。因此,对心脏血流异常的高危胎儿,如左(右)心脏发育不良、主动脉缩窄、主动脉瓣或肺动脉瓣狭窄等,在妊娠18～28周常规心脏超声心动图检查后,在妊娠晚期应复查。

三、产前诊断

产前诊断(prenatal diagnosis)又称宫内诊断(intrauterine diagnosis)或出生前诊断(antenatal diagnosis),是指在胎儿出生之前应用各种先进的检测手段,如影像学、生物学、

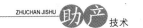

遗传学等技术,了解胎儿在宫内的发育状况,对先天性和遗传性疾病作出判断,为胎儿宫内治疗(手术、药物、基因治疗等)及选择性流产创造条件。

【产前诊断的对象】

(1)35岁以上的高龄孕妇。

(2)生育过染色体异常儿的孕妇。

(3)夫妇一方有染色体平衡易位。

(4)生育过无脑儿、脑积水、脊柱裂、唇腭裂、先天性心脏病儿者,其子代再发生率增加。

(5)性连锁隐性遗传病基因携带者,男性胎儿有1/2发病,女性胎儿有1/2携带者,作胎儿性别预测。

(6)夫妇一方有先天性代谢疾病,或已生育过病儿的孕妇。

(7)在妊娠早期接触过化学毒物、放射性物质,或严重病毒感染的孕妇。

(8)有遗传性家族史或近亲婚配史的孕妇。

(9)原因不明的流产、死产、畸胎或有新生儿死亡史的孕妇。

(10)本次妊娠有羊水过多、羊水过少、发育受限等,疑有畸胎的孕妇。

【产前诊断常用的方法】

1.观察胎儿的结构 利用超声、X线检查、胎儿镜、磁共振成像等,观察胎儿结构有无畸形。

2.染色体核型分析 利用羊水、绒毛、胎儿细胞培养,检测胎儿染色体疾病。

3.基因检测 利用DNA分子杂交、限制性内切酶、聚合酶链反应技术、原位荧光杂交等技术,检测胎儿基因的核苷酸序列,诊断胎儿基因疾病。

4.检测基因产物 利用羊水、羊水细胞、绒毛细胞或血液,进行蛋白质、酶和代谢产物检测,诊断胎儿神经管缺陷、先天性代谢疾病等。

【产前诊断的疾病】

(1)染色体病包括染色体数目和结构异常两类。染色体数目异常包括整倍体(如一倍体、二倍体或三倍体等)和非整倍体(如21-三体、18-三体、13-三体、47,XXX综合征、45,XO综合征等)。结构异常包括染色体部分缺失、易位、倒位、环形染色体等。绝大多数染色体病在妊娠早期即因死胎、流产而被淘汰,总自然淘汰率为94%,6%染色体异常胎儿可维持宫内生存到胎儿成熟。

(2)性连锁遗传病以X连锁隐性遗传病居多,如红绿色盲、血友病等。致病基因在X染色体上,携带致病基因男性必定发病;携带致病基因女性为携带者,生育男孩可能一半患病,一半健康者;生育女孩表型均正常,但可能一半为携带者。故判断为男胎后,应行人工流产终止妊娠。患性连锁遗传病男性与正常女性婚配,生育的男孩均不患病,生育的女孩均为杂合体,故判断为女孩后,应行人工流产终止妊娠。

(3)遗传性代谢缺陷病多为常染色体隐性遗传病。因基因突变导致某种酶缺失,引起代谢抑制、代谢中间产物累积而出现临床表现。除极少数疾病在早期用饮食控制法(如苯丙酮尿症)、药物治疗(如肝豆状核变性)外,至今尚无有效治疗方法,故开展遗传性代谢缺陷病的产前诊断极为重要。

(4)先天畸形特点是有明显结构改变,如无脑儿、脊柱裂、唇腭裂、先天性心脏病、髋关节脱臼等。

【染色体病的产前诊断】

近年分子细胞遗传学进展迅速,使染色体核型分析更准确、快速。染色体病的产前诊断主要依靠细胞遗传学方法,因此必须获得胎儿细胞和胎儿染色体。

1. 羊水穿刺行染色体检查　一般在妊娠14～20周进行。在超声引导下羊水穿刺的并发症很少见,约1％～2％孕妇发生阴道少量流血或羊水泄漏,绒毛膜羊膜炎发生率<0.1％,导致流产风险为0.5％左右。

2. 绒毛穿刺取样　绒毛穿刺取样在妊娠10～13周进行。根据胎盘位置选择最佳穿刺点,经宫颈或经腹穿刺取样。该法具有快速、避免母体细胞污染等优点,但分裂指数低、染色体形态差,并可出现滋养细胞层细胞核型与胎儿细胞核型不符现象,发生率为2％～3％,临床应用受到一定限制。

3. 经皮脐血穿刺技术　又称为脐带穿刺。该法特点有:①快速核型分析:胎儿血细胞培养48小时后,即可进行染色体核型分析,可避免绒毛或羊水细胞中假嵌合体现象或培养失败。②胎儿血液系统疾病的产前诊断;如溶血性贫血、自身免疫性血小板减少性紫癜、血友病、地中海贫血等。③对胎儿各种贫血进行宫内输血治疗。

4. 胎儿组织活检　可用于一些家族性遗传病的产前诊断。

5. 胚胎植入前诊断　某些遗传性疾病可采用体外受精方法,在植入前进行遗传学诊断,以减少人工流产率和预防遗传病的目的。目前报道能做植入前诊断的疾病包括囊性纤维变性、脆性X综合征、假肥大型营养不良症、常见的染色体数目异常等。目前使用植入前诊断技术,包括聚合酶链反应和荧光原位杂交,可使植入前诊断准确性达90％以上。但植入后的胚胎在发育过程中可能受有害的外环境影响,仍可发生染色体镶嵌体异常,故对做过植入前诊断的病例主张在妊娠期行羊水或绒毛取样做产前诊断。

6. 母血胎儿细胞和游离DNA提取　在妊娠过程中,少量胎儿细胞(如滋养细胞、胎儿有核红细胞和淋巴细胞)和血浆游离DNA可通过胎盘进入母体循环系统。目前已发展很多技术从母血中分离胎儿细胞和游离DNA,从而达到产前诊断的目的。常用技术有密度梯度或蛋白分离技术、荧光激活细胞分选术、磁激活细胞分离法等。

【性连锁遗传病的产前诊断】

性连锁遗传病儿须确定胎儿性别,以便决定取舍。常用Y染色体特异性探针进行原位杂交,或用Y染色体特异性序列的聚合酶链反应扩增等方法处理羊水或胎儿血液。亦有报道,根据母血胎儿细胞提取获得诊断。在妊娠中期超声检查也可获得诊断。

【遗传性代谢缺陷病的产前诊断】

基因突变导致某种酶或结构蛋白缺失,引起代谢过程受阻,代谢中间产物积累而出现症状。测定培养的羊水细胞或绒毛细胞特异酶活性是产前诊断的经典方法。但有些遗传性代谢缺陷病的酶缺陷病不在羊水细胞和绒毛细胞中表达,不能用此技术行产前诊断。可行基因诊断,利用分子生物学技术在DNA分子水平上对待测得的基因进行分析,对有关遗传性代谢缺陷病做出基因诊断。常用的产前基因诊断技术有:快速DNA斑点杂交法、限制性内切酶酶谱分析、寡核苷酸探针杂交法、DNA限制性片段长度多态性分析、聚合酶链反应等。

【先天性畸形的产前诊断】

各种因素导致的出生缺陷,表现为子代结构畸形和功能异常。

结构异常可通过影像学获得诊断,妊娠期胎儿超声检查可发现许多严重结构畸形以及

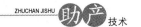
各种细微变化。该方法已逐渐成为产前诊断重要的手段之一。超声诊断出生缺陷存在以下特点:①出生缺陷必须存在解剖异常。超声诊断是从形态学观察,且畸形必须明显到足以让超声影像所分辨和显现。②超声诊断与孕龄有关。有些畸形可在妊娠早期获得诊断(如脊柱裂、全前脑、右位心、连体双胎等);有些迟发性异常在妊娠晚期才能诊断(如脑积水、肾盂积水、多囊肾等);还有些畸形在妊娠早期出现,以后随访时消失(如小型脐膨出、脑膨出等)。③胎儿非整倍体畸形往往伴有结构畸形。若超声检查发现与染色体疾病有关的结构畸形,应建议行胎儿染色体核型分析。

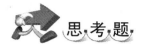

思考题

1.试述遗传咨询、产前筛查、产前诊断的概念。
2.试述遗传咨询、产前诊断的对象。

项目二　助　　产

任务一　正常分娩产妇的护理

📖 **学习目标**

- **知识目标**
  1. 掌握分娩、产力、产道、产程等概念；
  2. 掌握分娩机制；
  3. 掌握产程的分期，各产程的临床表现；
  4. 掌握正常分娩妇女的护理措施；
  5. 熟悉影响分娩的因素。
- **能力目标**
  1. 能识别临产；
  2. 能监护正常产程；
  3. 能准确熟练地接生。

妊娠满 28 周及以后的胎儿及其附属物，从临产发动至从母体全部娩出的过程，称为分娩。妊娠满 28 周至不满 37 足周期间分娩称为早产。妊娠满 37 周至不满 42 足周期间分娩称为足月产。妊娠满 42 周及其后期间分娩称为过期产。

一、影响分娩的因素

影响分娩的因素包括产力、产道、胎儿及心理因素。若各因素均正常并能相互适应，胎儿顺利经阴道自然娩出，为正常分娩。

【产力】

将胎儿及其附属物从子宫内逼出的力量称产力。产力包括子宫收缩力（简称宫缩）、腹肌及膈肌收缩力（统称腹压）和肛提肌收缩力。

1. 子宫收缩力（宫缩）　子宫收缩力是临产后的主要产力，贯穿于整个分娩过程，能迫使宫颈管消失、宫口扩张、胎先露部下降和胎儿及其附属物娩出。正常宫缩的特点有：

（1）节律性：宫缩的节律性是临产的重要标志之一。正常宫缩表现为有节律性的阵发性收缩伴有疼痛。每次阵缩总是由弱渐强（进行期），并维持一定时间（极期），随后由强渐弱（退行期），直至消失进入间歇期。间歇期子宫肌肉松弛。阵缩如此反复出现，直至分娩全过

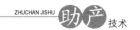

程结束(图 2-1-1-1)。

宫缩的持续时间随着产程进展而逐渐延长,间歇期逐渐缩短。临产开始时,宫缩持续约30秒,间歇期约5～6分钟。当宫口开全(10cm)后,宫缩持续时间长达60秒,间歇期缩短至1～2分钟。

宫缩强度和宫腔内压力也随产程进展而逐渐增加,阵痛也随之加重。在宫缩时,由于子宫肌壁血管及胎盘受压,致使子宫血流量减少。在宫缩间歇期,子宫血流量又恢复到原来水平,胎盘绒毛间隙的血流量重新充盈。宫缩节律性对胎儿有利。

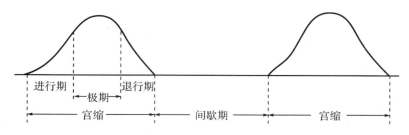

图 2-1-1-1 临产后正常宫缩节律性示意图

(2)对称性:宫缩起自两侧宫角部(受起搏点控制),以微波形式均匀协调地向宫底中线集中,左右对称,再以 2cm/s 速度向子宫下段扩散,约在 15 秒内扩展至整个子宫,此为宫缩对称性(图 2-1-1-2)。

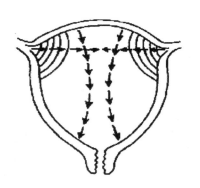

图 2-1-1-2 子宫收缩力的对称性

(3)极性:宫缩以宫底部最强、最持久,向下逐渐减弱,宫底部收缩力的强度几乎是子宫下段的 2 倍。

(4)缩复作用:每次宫缩时,宫体部肌纤维缩短变宽,宫缩后不能完全恢复到原来长度,经过反复收缩,肌纤维越来越短,这种现象称缩复作用。缩复作用随产程进展使宫腔内容积逐渐缩小,迫使胎先露部不断下降及宫颈管逐渐短缩直至消失。

2. 腹肌及膈肌收缩力(腹压) 腹肌及膈肌收缩力是第二产程时胎儿娩出的重要辅助力。当宫口开全后,胎先露部已降至阴道。每当宫缩时,前羊水囊或胎先露部压迫骨盆底组织及直肠,反射性地引起排便动作,产妇主动屏气,喉头紧闭向下用力,腹壁肌及膈肌强有力的收缩使腹内压增高,促使胎儿娩出。腹压在第二产程,特别是第二产程末期配以宫缩时运用最有效,否则容易使产妇疲劳和造成宫颈水肿,致使产程延长。腹压在第三产程还可促使已剥离的胎盘娩出。

3. 肛提肌收缩力 肛提肌收缩力有协助于胎先露部在骨盆腔进行内旋转的作用。当胎头枕部露于耻骨弓下时,能协助胎头仰伸及娩出。胎儿娩出后,胎盘降至阴道时,肛提肌收缩力有助于胎盘娩出。

【产道】

产道是胎儿娩出的通道,分为骨产道与软产道两部分。

1. 骨产道 骨产道通常指真骨盆,是产道的重要部分。骨产道的大小、形状与分娩关系密切。

(1)骨盆各平面及其径线:将骨盆腔分为 3 个平面。

1)骨盆入口平面:指真假骨盆的交界面,呈横椭圆形,有 3 条径线(图 2-1-1-3)。其前方为耻骨联合上缘,两侧为髂耻缘,后方为骶岬前缘。①入口前后径:也称真结合径。耻骨联合上缘中点至骶岬前缘正中间的距离,平均值约为 11cm,其长短与分娩机制关系密切。②入口横径:左右髂耻缘间的最大距离,平均值约为 13cm。③入口斜径:左右各一。左骶髂关节至右髂耻隆突间的距离为左斜径;右骶髂关节至左髂耻隆突间的距离为右斜径,平均值约为 12.75cm。

2)中骨盆平面:为骨盆最小平面,最狭窄,呈前后径长的纵椭圆形。其前方为耻骨联合下缘,两侧为坐骨棘,后方为骶骨下端。中骨盆平面有两条径线(图 2-1-1-4)。①中骨盆前后径:耻骨联合下缘中点通过两侧坐骨棘连线中点至骶骨下端间的距离,平均值约为 11.5cm。②中骨盆横径:也称坐骨棘间径。两坐骨棘间的距离,平均值约为 10cm,是胎先露部通过中骨盆的重要径线,其长短与分娩机制关系密切。

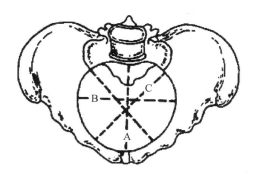

(A)入口前后径 (B)入口横径 (C)入口斜径

图 2-1-1-3 骨盆入口平面各径线

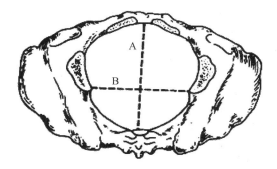

(A)前后径 (B)横径

图 2-1-1-4 中骨盆平面各径线

3)骨盆出口平面:即骨盆腔的下口,由两个在不同平面的三角形所组成。前三角平面顶端为耻骨联合下缘,两侧为耻骨降支;后三角平面顶端为骶尾关节,两侧为骶结节韧带。骨盆出口平面有 4 条径线(图 2-1-1-5)。①出口前后径:耻骨联合下缘至骶尾关节间的距离,平均值约为 11.5cm。②出口横径:也称坐骨结节间径。两坐骨结节内侧缘的距离,平均值约为 9cm,是胎先露部通过骨盆出口的径线,其长短与分娩机制关系密切。③出口前矢状径:耻骨联合下缘至坐骨结节间径中点间的距离,平均值约为 6cm。④出口后矢状径:骶尾关节至坐骨结节间径中点间的距离,平均值约为 8.5cm。若出口横径稍短,而出口后矢状径较长,两径之和 >15cm 时,一般大小的妊娠足月胎头可通过后三角区经阴道娩出。

(2)骨盆轴与骨盆倾斜度:①骨盆轴:为连接骨盆各平面中点的曲线,代表骨盆轴。此轴

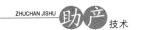
上段向下向后,中段向下,下段向下向前。分娩时,胎儿沿此轴娩出,助产时也应按骨盆轴方向协助胎儿娩出(图2-1-1-6)。②骨盆倾斜度:指妇女直立时,骨盆入口平面与地平面所形成的角度,一般为60°。若倾斜度过大,常影响胎头衔接(图2-1-1-7)。

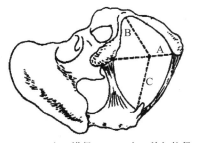

(A) 出口横径　　(B) 出口前矢状径
(C) 出口后矢状径

图 2-1-1-5　骨盆出口平面各径线

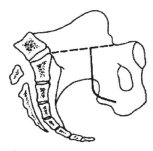

图 2-1-1-6　骨盆轴

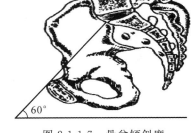

图 2-1-1-7　骨盆倾斜度

2. 软产道　软产道是由子宫下段、宫颈、阴道及骨盆底软组织构成的弯曲管道。分娩时软产道能变软、高度扩展,胎儿易于通过。

(1)子宫下段的形成:子宫下段由子宫峡部形成。子宫峡部非孕时长约1cm,于妊娠12周后逐渐扩展成为宫腔的一部分,至妊娠末期逐渐被拉长变薄形成子宫下段(图2-1-1-8)。临产后的规律宫缩进一步拉长子宫下段达7～10cm,成为软产道的一部分。由于子宫肌纤维的缩复作用,子宫上段肌壁越来越厚,子宫下段肌壁被牵拉越来越薄。由于子宫上下段的肌壁厚薄不同,在两者间的子宫内面有一环状隆起,称生理缩复环(图2-1-1-9)。正常情况下,此环不易自腹部见到。

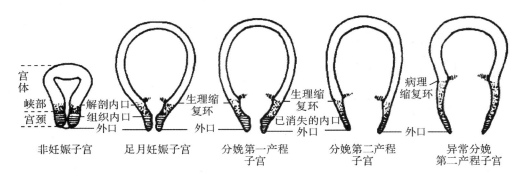

宫体
峡部
宫颈
解剖内口
组织内口
外口

生理缩复环
外口

生理缩复环
已消失的内口
外口

病理缩复环
外口

非妊娠子宫　　足月妊娠子宫　　分娩第一产程子宫　　分娩第二产程子宫　　异常分娩第二产程子宫

图 2-1-1-8　子宫下段形成及宫口扩张

(2)宫颈的变化:①宫颈管消失:临产后,规律宫缩牵拉宫颈内口的子宫肌纤维及周围韧带,胎先露部支撑前羊水囊呈楔状,致使宫颈内口向上向外扩张,宫颈管形成漏斗形,此时宫口变化不大,随后宫颈管逐渐短缩直至消失。初产妇多是宫颈管先消失,宫口后扩张;经产妇多是宫颈管消失与宫口扩张同时进行(图2-1-1-10)。②宫口扩张:临产前,初产妇的宫颈外口仅容一指尖,经产妇能容纳一指。临产后,子宫收缩及缩复使宫口扩张,胎先露部衔接,形成前羊水囊,协助扩张宫口。胎膜多在宫口近开全时自然破裂。破膜后,胎先露部直接压迫宫颈,扩张宫口的作用更明显。当宫口开全(10cm)时,妊娠足月胎头方能通过。

(3)骨盆底、阴道及会阴的变化:胎先露部与前羊水囊将阴道上部撑开,破膜后胎先露部

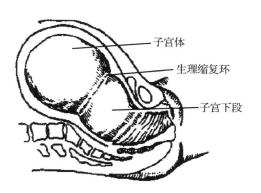

图 2-1-1-9　软产道在临产后的变化

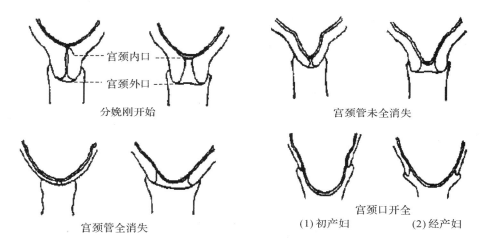

图 2-1-1-10　宫颈管消失与宫口扩张步骤

下降直接压迫骨盆底,使软产道下段形成一个向前弯曲、前壁短而后壁长的长筒,阴道外口开向前上方。肛提肌向下及向两侧扩展,使会阴体变薄,以利于胎儿通过。阴道及骨盆底的结缔组织和肌纤维于妊娠期增生肥大,血管变粗,血运丰富,使临产后会阴体可承受一定压力,但分娩时若保护会阴不当,也易造成裂伤。

【胎儿】

1.胎儿大小　在分娩过程中,胎儿大小是决定分娩难易的重要因素之一。胎儿过大致胎头径线大时,可引起相对性头盆不称造成难产。胎头是胎体的最大部分,也是胎儿通过产道最困难的部分。

(1)胎头颅骨:由顶骨、额骨、颞骨各两块及枕骨一块构成。颅骨间缝隙称颅缝,两顶骨间为矢状缝,顶骨与额骨间为冠状缝,枕骨与顶骨间为人字缝,颞骨与顶骨间为颞缝,两额骨间为额缝。两颅缝交界空隙较大处称囟门,位于胎头前方菱形称前囟(大囟门),位于胎头后方三角形称后囟(小囟门)。颅缝与囟门均有软组织覆盖,使骨板有一定活动余地和胎头有一定可塑性。在分娩过程中,通过颅缝轻度重叠使头颅变形,缩小头颅体积,有利于胎头娩出(图 2-1-1-11)。

(2)胎头径线:①双顶径(BPD):是胎头最大横径,为两顶骨隆突间的距离,妊娠足月时平均值约为 9.3cm。②枕额径:为鼻根至枕骨隆突的距离,胎头以此径衔接,妊娠足月时平均值约为 11.3cm。③枕下前囟径(小斜径):为前囟中央至枕骨隆突下方的距离,胎头俯屈后以此径通过产道,妊娠足月时平均值约为 9.5cm。④枕颏径(大斜径):为颏骨下方中央至后囟顶部的距离,妊娠足月时平均值约为 13.3cm。

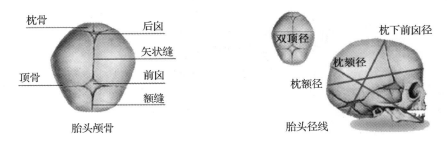

图 2-1-1-11　胎头颅骨及胎头径线

2.胎位　产道为一纵行管道。矢状缝和囟门是确定胎位的重要标志。纵产式易通过产道;枕先露较臀先露易娩出;肩先露时,胎体纵轴与骨盆轴垂直,妊娠足月活胎不能通过产道,对母儿威胁极大。

3.胎儿畸形　胎儿某一部分发育异常,如脑积水、联体儿等,由于胎头或胎体过大,通过产道时常发生困难。

【心理因素】

孕妇的心理因素在分娩过程中起着不可忽视的作用。由于平时从亲友、朋友、媒体等处可听到有关分娩时的负面诉说,如疼痛、出血、难产、胎儿性别不理想、生命危险等,致使孕妇,特别是初产妇在临产后情绪紧张,常常处于焦虑、不安和恐惧的心理状态,从而可影响子宫血液供应而导致胎儿缺血缺氧,出现胎儿窘迫。此外,紧张对分娩时的肌肉活动产生拮抗作用,造成肌肉痉挛并增加疼痛的感觉。

因此,在分娩过程中,产科医生和助产士应耐心安慰产妇,讲解分娩是生理过程,尽可能消除产妇的焦虑和恐惧心情,告知掌握分娩时必要的呼吸技术和躯体放松技术,开展家庭式产房,允许丈夫或家人陪伴,以便顺利度过分娩全过程。

二、枕先露的分娩机制

分娩机制是指胎儿先露部随着骨盆各平面的不同形态,被动地进行一连串适应性转动,以其最小径线通过产道的全过程。临床上以枕左前位最多见,故以枕左前位的分娩机制为例详加说明。

【衔接(入盆)】

衔接是指胎头双顶径进入骨盆入口平面,胎头颅骨最低点接近或达到坐骨棘水平(图 2-1-2-1)。胎头以半俯屈状态进入骨盆入口,以枕额径衔接,由于枕额径大于骨盆入口前后径,胎头矢状缝坐落在骨盆入口右斜径上,枕骨位于骨盆左前方。部分初产妇在预产期前 1~2 周内胎头衔接,经产妇多在分娩开始后胎头衔接。若初产妇已临产而胎头仍未衔接,应警惕有头盆不称可能。

【下降】

胎头沿骨盆轴前进的动作称下降,下降贯穿于分娩全过程,与其他动作相伴随。临床上将胎头下降的程度,作为判断产程进展的重要标志之一。下降动作呈间歇性,宫缩时胎头下降,间歇时胎头又稍退缩。促使胎头下降的因素有:①宫缩时通过羊水传导,压力经胎轴传至胎头;②宫缩时宫底直接压迫胎臀;③胎体伸直伸长;④腹肌收缩使腹压增加。初产妇胎头下降速度因宫口扩张缓慢和软组织阻力大,较经产妇慢。

【俯屈】

当胎头以枕额径进入骨盆腔后,继续下降至骨盆底时,原来处于半俯屈的胎头枕部遇肛提肌阻力,借杠杆作用进一步俯屈,变胎头衔接时的枕额径为枕下前囟径,以最小径线适应产道,有利于胎头继续下降(图 2-1-2-2)。

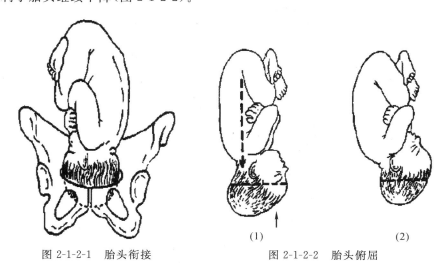

图 2-1-2-1 胎头衔接   (1)   图 2-1-2-2 胎头俯屈   (2)

【内旋转】

在第一产程末,胎头为适应骨盆纵轴而旋转,使其矢状缝与中骨盆及骨盆出口前后径相一致的动作称内旋转(图 2-1-2-3)。内旋转使胎头适应中骨盆及骨盆出口前后径大于横径的特点,有利于胎头下降。枕先露时,胎头枕部位置最低,首先遇到肛提肌的阻力,肛提肌反射性收缩,将胎头枕部推向阻力小、部位宽的前方,枕左前位的胎头逆时旋转 45°,小囟门转至耻骨弓下。

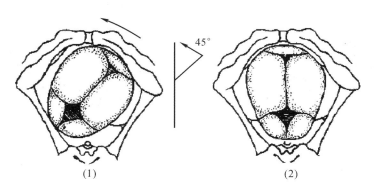

(1)   45°   (2)

图 2-1-2-3 胎头内旋转

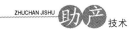
【仰伸】

胎头完成内旋转,达阴道外口时,宫缩和腹压继续迫使胎头下降,而肛提肌收缩力又将胎头向前推进。两者的共同作用(合力)使胎头沿骨盆轴下段向下向前的方向转向前,胎头枕骨下部达耻骨联合下缘时,以耻骨弓为支点,使胎头逐渐仰伸,胎头的顶、额、鼻、口、颏相继娩出。当胎头仰伸时,胎儿双肩径沿左斜径进入骨盆入口(图 2-1-2-4)。

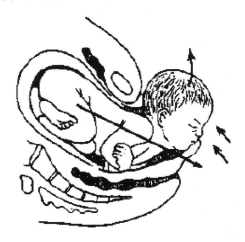

图 2-1-2-4　胎头仰伸

【复位及外旋转】

胎头娩出后,为使胎头与胎肩恢复正常关系,枕部向母体左侧旋转 45°称为复位。胎肩在盆腔内继续下降,胎儿前(右)肩向前向中线旋转 45°,胎儿双肩径转成与骨盆出口前后径相一致的方向,胎头枕部继续向母体左侧旋转 45°,以保持胎头与胎肩的垂直关系,称外旋转(图 2-1-2-5、图 2-1-2-6)。

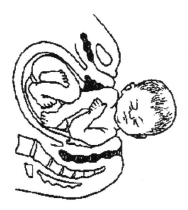 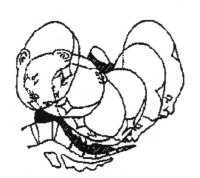

图 2-1-2-5　胎头外旋转　　　　图 2-1-2-6　胎头娩出过程

【胎儿娩出】

胎头完成外旋转后,胎儿前(右)肩在耻骨弓下先娩出,随即后(左)肩从会阴前缘娩出(图 2-1-2-7)。胎儿双肩娩出后,胎体及胎儿下肢随之取侧位顺利娩出。至此,胎儿娩出过程全部完成。

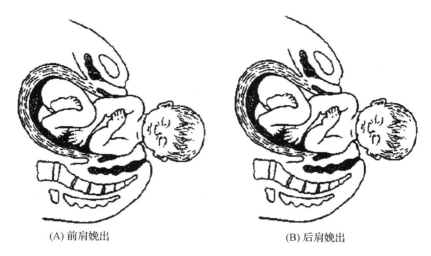

(A) 前肩娩出   (B) 后肩娩出

图 2-1-2-7 胎肩娩出

三、先兆临产及临产的诊断

【先兆临产】

分娩发动前,出现预示孕妇不久将临产的症状称先兆临产。

1. 假临产 常出现在分娩发动前。其特点是宫缩持续时间短且不恒定,间歇时间长且不规律,宫缩强度不增加,常在夜间出现、清晨消失,宫缩引起下腹部轻微胀痛,宫颈管不缩短,宫口扩张不明显,给予镇静剂能抑制假临产。

2. 胎儿下降感 多数初孕妇感到上腹部较前舒适,进食量增多,呼吸较轻快,系胎先露部降入骨盆入口使宫底下降的缘故。

3. 见红 在分娩发动前24～48小时内,因宫颈内口附近的胎膜与该处的子宫壁分离,毛细血管破裂经阴道排出少量血液,与宫颈管内的黏液相混排出,称见红。见红是分娩即将开始的比较可靠征象。若阴道流血量较多,超过平时月经量,不应认为是先兆临产,应想到妊娠晚期出血,如前置胎盘等。

【临产的诊断】

规律且逐渐增强的子宫收缩,持续30秒或以上,间歇5～6分钟,同时伴随进行性宫颈管消失、宫口扩张和胎先露部下降,是临产开始的标志。

四、总产程及产程分期

总产程是指从开始出现规律宫缩直到胎儿胎盘娩出的分娩全过程。临床分为 3 个产程。

1. 第一产程(宫颈扩张期) 从开始出现间歇5～6分钟的规律宫缩到宫口开全。初产妇的宫颈较紧,宫口扩张较慢,约需11～12小时;经产妇的宫颈较松,宫口扩张较快,约需6～8小时。

2. 第二产程(胎儿娩出期) 从宫口开全到胎儿娩出,初产妇约需1～2小时;经产妇约需数分钟到1小时。

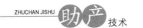

3. 第三产程（胎盘娩出期）　从胎儿娩出到胎盘娩出,约需 5～15 分钟,不应超过 30 分钟。

五、第一产程的护理

【临床表现】

1. 规律宫缩　产程开始时,宫缩弱,持续时间较短,约 30 秒,间歇期较长,约 5～6 分钟。随着产程进展,宫缩强度增加,持续时间渐长,约 50～60 秒,间歇期渐短,约 2～3 分钟。当宫口近开全时,宫缩持续时间可长达 1 分钟或以上,间歇期仅 1～2 分钟。

2. 宫口扩张　通过肛诊或阴道检查,可以确定宫口扩张程度。当宫缩渐频且不断增强时,宫颈管逐渐短缩、展平直至消失,宫口缓慢扩张。宫口于潜伏期扩张速度较慢,开大 3～4cm 后扩张速度加快,当宫口开全至 10cm 时,宫口边缘消失。

3. 胎先露下降　这是决定能否经阴道分娩的重要指征。临床上通过肛门检查或阴道检查,以判断胎头下降程度。

4. 胎膜破裂（破膜）　宫缩时,子宫羊膜腔内压力增高,胎先露部下降,将羊水阻断为前后两部,在胎先露部前面的羊水量不多,约 100ml,称前羊水,形成前羊水囊。当宫缩继续增强,前羊水囊的压力增高到一定程度,胎膜自然破裂。破膜多发生在宫口近开全时。

【护理诊断】

1. 舒适改变　与宫缩、胎膜破裂等有关。

2. 疼痛　与宫缩有关。

3. 焦虑　与知识缺乏、担心母子安危有关。

【护理要点】

1. 病情监护

(1)腹痛:正确评估产妇对疼痛的耐受性,有针对性地给予指导,消除产妇不正确的认识及不良情绪,多陪伴产妇,加强精神鼓励和支持。指导产妇宫缩间歇期注意休息,宫缩时使用腹式呼吸,或双手轻揉下腹部,以减轻不适感。

(2)腰痛:协助产妇按摩腰骶部,也可选用针刺双侧太冲及三阴交穴,以减轻疼痛感觉。

(3)排便感:多因胎先露压迫直肠所致,提示即将分娩,应进行肛查。如因枕后位所致,向产妇解释不能屏气,以免宫颈水肿影响宫口扩展。必要时可协助纠正胎位。

(4)阴道流液:多为胎膜破裂,应向产妇解释清楚。当胎膜破裂,应立即听胎心,观察羊水性状、颜色和流出量,并记录破膜时间。先露为胎头时羊水呈黄绿色,混有胎粪,警惕胎儿窘迫;胎心音改变时,应立即行阴道检查,明确有无脐带脱垂,并给予紧急处理;羊水清而胎头仍浮动未入盆时需卧床防止脐带脱垂。破膜超过 12 小时尚未分娩应给予抗炎药物预防感染。

(5)小腿肌肉痉挛:将其痉挛的腿平放伸直,一手压膝盖,另一手使脚背屈曲,解除肌肉痉挛,按摩腓肠肌。

(6)焦虑紧张:安慰产妇并耐心讲解分娩是生理过程,增强产妇对自然分娩的信心;调动产妇的积极性与助产人员密切合作,以便能顺利分娩。若产妇精神过度紧张,宫缩时喊叫不安,应在宫缩时指导做深呼吸动作,或用双手轻揉下腹部。

2. 产程观察及处理　宫缩较紧者,应先查胎位、做肛门检查或阴道检查,了解子宫颈口开大的情况和先露部的高低。宫缩不紧者,应做全面检查,进一步查清胎位、听胎心、测量骨盆。

(1)测血压:第一产程期间,宫缩时血压常升高 5～10mmHg,间歇期恢复原状。应每隔 4～6 小时测量一次,在宫缩间歇时测量。若发现血压升高,应酌情增加测量次数,并给予相应处理。

(2)观察宫缩:将一手放于孕妇腹壁上,可感觉到宫缩时子宫体部隆起变硬,间歇期松弛变软。定时连续观察宫缩时间、间歇时间、规律性及强度,并予以记录。必要时用胎儿监护仪描记宫缩曲线,可以看出宫缩强度、频率和每次宫缩持续时间,是较全面地反映宫缩的客观指标。

(3)听胎心:①用听诊器:潜伏期在宫缩间歇时每隔 1～2 小时听一次胎心。进入活跃期后,宫缩频繁时应每 15～30 分钟听一次胎心,每次听诊 1 分钟。此法简便,但仅能获得每分钟的胎心率,不能分辨瞬间变化,不能识别胎心率的变异及其与宫缩、胎动的关系,容易忽略胎心率的早期改变。②用胎心监护仪:描记的胎心曲线,多用外监护。将测量胎心的探头置于胎心音最响亮的部位,以窄腹带固定于腹壁上,观察胎心率的变异及其与宫缩、胎动的关系。此法能判断胎儿在宫内的状态,明显优于用听诊器。第一产程后半期,当宫缩时胎头受压,脑血流量一时性减少,致使胎儿一时性缺氧,胎心率一过性减慢,但每分钟不应少于 100 次,宫缩后胎心率迅即恢复原来水平为早期减速。若宫缩后出现胎心率减慢且不能迅即恢复,或胎心率<120 次/min,或>160 次/min,均为胎儿缺氧表现,应边找原因边处理,需立即给产妇吸氧,改左侧卧位等处理。

(4)肛门检查:①肛查的目的:肛查能了解宫颈软硬程度、厚薄,宫口扩张程度,是否破膜,骨盆腔大小,确定胎位以及胎头下降程度。②肛查的时间:临产后应适时在宫缩时进行,次数不应过多。临产初期每隔 4 小时查一次,经产妇或宫缩频者间隔时间应缩短。③肛查的方法:产妇仰卧,两腿屈曲分开。检查者站在产妇右侧,检查前用消毒纸遮盖阴道口避免粪便污染阴道。右手食指戴指套蘸肥皂水轻轻伸入直肠内,拇指伸直,其余各指屈曲以利食指深入。检查者在直肠内的食指向后触及尾骨尖端,了解尾骨活动度;再查两侧坐骨棘是否突出并确定胎头高低;然后用指端掌侧探查子宫颈口,摸清其四周边缘,估计宫口扩张的厘米数。当宫口近开全时,仅能摸到一个窄边;当宫口开全时,则摸不到宫口边缘。未破膜者在胎头前方可触及有弹性的前羊膜囊。已破膜者则能直接触到胎头,若无胎头水肿,还能扪清颅缝及囟门的位置,有助于确定胎位。若触及有血管搏动的索状物,应考虑为脐带先露或脱垂,需及时处理。

(5)阴道检查:在严密消毒后检查不增加感染机会,可代替肛查。阴道检查能直接触摸胎先露及宫颈,能较清楚确定胎位、宫口扩张程度,以决定其分娩方式。其适应证为:肛查胎先露部不明、宫口扩张及胎头下降程度不明、疑有脐带先露或脱垂、轻度头盆不称经试产 4 小时产程进展缓慢者。

(6)绘制产程图:通过肛查或阴道检查,确定宫口扩张程度与胎先露下降程度,描记出宫口扩张曲线及胎头下降曲线,是产程图中重要的两项。产程图最能说明产程进展情况,并能指导产程的处理。

1)宫口扩张曲线:第一产程分为潜伏期和活跃期。①潜伏期是指从规律宫缩开始至宫口扩张 3cm,此期间扩张速度较慢,平均每 2～3 小时扩张 1cm,约需 8 小时,最大时限为 16 小时,超过 16 小时称潜伏期延长。②活跃期是指宫口扩张 3～10cm,此期间扩张速度明显加快,约需 4 小时,最大时限为 8 小时,超过 8 小时称活跃期延长。活跃期又划分 3 期。最初是加速期,是指宫口扩张 3～4cm,约需 1 小时 30 分钟;其次是最大加速期,是指宫口扩张

4～9cm,约需 2 小时;最后是减速期,是指宫口扩张 9～10cm,约需 30 分钟。

2)胎头下降曲线:坐骨棘平面是判断胎头高低的标志。胎头颅骨最低点平坐骨棘平面时,以"0"表达;在坐骨棘平面上 1cm 时,以"-1"表达;在坐骨棘平面下 1cm 时,以"+1"表达,余依此类推(图 2-1-5-1)。胎头于潜伏期下降不明显,于活跃期下降加快,平均每小时下降 0.86cm,可作为估计分娩难易的有效指标之一。

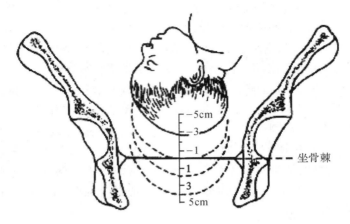

图 2-1-5-1 胎头高低的判断

(7)胎膜破裂:胎膜多在宫口近开全时自然破裂,一旦发现破膜,立即听胎心,观察羊水量、色、性状及宫缩情况,记录破膜时间。

(8)其他:外阴部位应剃除阴毛,并用肥皂水和温开水清洗;初产妇、有难产史经产妇,应再次行骨盆外测量;有妊娠并发症、合并症者,应给予相应治疗等。

3. 一般护理

(1)提供舒适的环境:病房及待产室清洁整齐,光线柔和,床单干净平整。助产人员态度温和,说话声音低而温柔。

(2)活动与休息:临产后宫缩不强未破膜者,可在室内活动,可促进产程进展。若初产妇宫口近开全,经产妇宫口扩大 4cm,应卧床待产,尽量左侧卧位。为促进身体的舒适和放松,助产人员应协助产妇经常变换体位。

(3)补充热量与水分:鼓励产妇在宫缩间歇期少量多次进食高热量、易于消化的食物,并摄入足量水分。不能进食者,必要时静脉输液,以保证精力和体力充沛。

(4)排空膀胱:鼓励产妇 2～4 小时排尿 1 次,排尿困难者必要时予以导尿。

(5)灌肠:初产妇宫口扩张<4cm,经产妇<2cm 时应行温肥皂水灌肠,既能清除粪便避免分娩时排便污染,又能通过反射作用刺激宫缩加速产程进展。但胎膜早破、阴道流血、胎头未衔接、胎位异常、有剖宫产史、宫缩强(估计 1 小时内即将分娩)以及患严重心脏病等,均不宜灌肠。灌肠溶液为温度 39～42℃ 的 0.2％肥皂水 500～1000ml。灌肠前,助产人员首先要顾及产妇隐私,并向产妇解释灌肠的目的、过程。肛管插入之前,务必润滑其前端,在宫缩间歇期插入肛管。灌肠后,及时观察宫缩和胎心;产妇有便意时在助产士陪伴下上厕所;大小便后行会阴冲洗。

(6)卫生清洁:为产妇擦汗、更衣,更换床单、产垫等。维持身体清洁舒适。

4. 心理护理　临产后产妇常见的情绪是焦虑和恐惧。助产人员要善于运用语言和非语言的方式沟通,鼓励产妇诉说心中的感受并表示认同,然后给予针对性的心理疏导。待产过程中向产妇讲解分娩的过程、产程进展的状况,实施治疗,操作之前应做好解释工作,对产妇及家属提出的问题给予明确而肯定的回答,以消除产妇的疑虑,鼓励产妇树立自然分娩的信心。进入产房后,应专人守护,严密观察产程进展和胎心状况,及时反馈产程进展情况。对产程中可能出现的不适做好解释,消除产妇不正确的认识及不良情绪,多陪伴产妇,加强精神鼓励与心理的支持。宫缩时腹痛加重,助产人员应指导产妇做均匀的腹式呼吸,或双手轻揉下腹部,多抚触产妇,或指导产妇家属进行按摩以减轻疼痛。在宫缩间歇期,指导产妇全身肌肉放松、休息以保存体力。

六、第二产程的护理

【临床表现】

1. 破膜　宫口开全后,胎膜多已自然破裂,破膜后,宫缩常暂时停止,产妇略感舒适。若仍未破膜,常影响胎头下降,应行人工破膜,注意应无菌操作。

2. 宫缩紧而强　每次持续1分钟或以上,间歇期仅1～2分钟。

3. 产妇屏气　当胎头降至骨盆出口压迫骨盆底组织时,产妇有排便感,不自主地向下屏气。

4. 胎头拨露　随着产程的进展,会阴逐渐膨隆并变薄,肛门松弛,宫缩时胎头露出于阴道口,在宫缩间歇期,胎头又缩回阴道内,称胎头拨露。胎头露出部分不断增大。

5. 胎头着冠　当胎头双顶径越过骨盆出口,宫缩间歇时胎头也不再回缩,称胎头着冠(图2-1-6-1)。

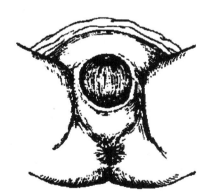

图2-1-6-1　胎头着冠

6. 胎头娩出　会阴极度扩张,产程继续进展,胎头枕骨于耻骨弓下露出,出现仰伸动作,接着出现胎头复位及外旋转,然后前肩和后肩相继娩出,胎体很快娩出,后羊水随之涌出。

经产妇的第二产程短,上述临床表现不易截然分开,有时仅需几次宫缩,即可完成胎头的娩出。

【护理诊断】

1. 有母儿受伤的危险　与分娩时产道扩张不充分、保护会阴不当、接生手法不正确有关。

2.焦虑恐惧 与分娩疼痛,缺乏顺利分娩的信心,担心自身与胎儿的健康有关。

3.疼痛 与宫缩及会阴伤口有关。

【护理要点】

1.病情监护 此期宫缩频而强,需监测胎儿有无急性缺氧,通常每5~10分钟听一次胎心,必要时用胎儿监护仪监测。若发现胎儿宫内窘迫,应立即做阴道检查,尽快结束分娩。

2.产程观察及处理

(1)指导产妇屏气:宫口开全后,指导产妇正确运用腹压。方法是让产妇双足蹬在产床上,两手握住产床上的把手,宫缩时先行深吸气屏住,然后如解大便样向下用力屏气增加腹压。宫缩间歇时,产妇全身肌肉放松、安静休息。宫缩再现时,再做同样的屏气动作,以加速产程进展。若发现第二产程延长,应及时查找原因,尽快采取措施结束分娩,避免胎头受压时间过长。

(2)接产准备。

1)送至产房:初产妇宫口开全、经产妇宫口扩张4cm且宫缩规律有力时,应将产妇送至分娩室做好接产准备工作。

2)消毒外阴:让产妇仰卧于产床上,两腿屈曲分开,露出外阴部,在臀下放一便盆或塑料布;为防止冲洗液流入阴道,用消毒干纱布球盖住阴道口;用消毒纱布球蘸肥皂水擦洗外阴部,顺序是小阴唇、大阴唇、阴阜、大腿内上1/3、会阴及肛门周围(图2-1-6-2);然后用温开水冲掉肥皂水,取下阴道口的纱布球;擦干外阴;最后以0.1%苯扎溴铵(新洁尔灭)溶液冲洗或涂以碘伏进行消毒;消毒后取下臀下的便盆或塑料布,铺以消毒巾于臀下。

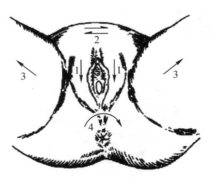

图2-1-6-2 外阴部擦洗顺序

3)接生者的消毒:接生者按无菌操作常规洗手、穿手术衣、戴手套后,铺好无菌接生单准备接生。

4)其他准备:备好新生儿吸痰管、衣物、会阴切开包和麻醉药品,预热辐射台、开放暖箱等。

(3)接生。

1)接生要领:保护会阴的同时,协助胎头俯屈,让胎头以最小径线(枕下前囟径)在宫缩间歇时缓慢地通过阴道口,是预防会阴撕裂的关键。同时,防止胎肩娩出时损伤会阴。

2)接生步骤:接生者站在产妇右侧,当胎头拨露使阴唇后联合紧张时,开始保护会阴。其方法是:在会阴部盖消毒巾,接产者右肘支在产床上,右手拇指与其余四指分开,利用大鱼际肌顶住会阴部。每当宫缩时应向上内方托压,同时左手应轻轻下压胎头枕部,协助胎头俯屈和使胎头缓慢下降。宫缩间歇时,保护会阴的右手稍放松,以免压迫过久引起会阴水肿。

当胎头枕部在耻骨弓下露出时,左手应按分娩机制协助胎头仰伸。此时若宫缩强,应嘱产妇张口哈气消除腹压作用,让产妇在宫缩间歇时稍向下屏气,使胎头缓慢娩出。胎头娩出后,右手仍应注意保护会阴,不要急于娩出胎肩,左手自鼻根向下颏挤压,挤出口鼻内的黏液和羊水,然后协助胎头复位及外旋转,使胎儿双肩径与骨盆出口前后径相一致。接产者的左手向下轻压胎儿颈部,使前肩从耻骨弓下先娩出,再托胎颈向上使后肩从会阴前缘缓慢娩出。双肩娩出后,保护会阴的右手方可放松,然后双手协助胎体及下肢相继以侧位娩出,并记录胎儿娩出时间(图 2-1-6-3)。胎头娩出若见有脐带绕颈一周且较松时,可用手将脐带顺胎肩推下或从胎头滑下。若脐带绕颈过紧或绕颈 2 周或以上,可先用两把血管钳将其一段夹住从中剪断脐带,注意勿伤及胎儿颈部。胎儿娩出后 1～2 分钟内断扎脐带,在距脐带根部10～15cm处,用两把血管钳钳夹,在两钳之间剪断脐带(图 2-1-6-4)。胎儿娩出后,在产妇臀下放一弯盘接血,以测量出血量。

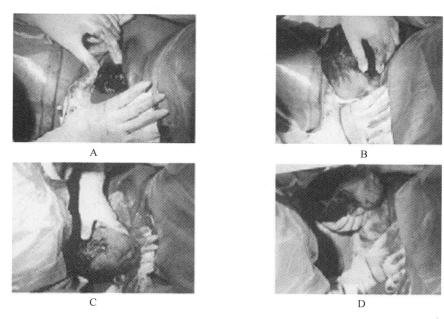

图 2-1-6-3　接生步骤

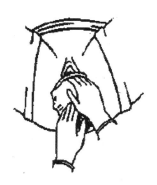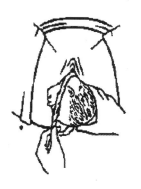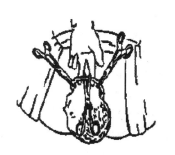

(A)将脐带顺肩部推上　　(B)将脐带从头上退下　　(C)两把血管钳夹中间剪断

图 2-1-6-4　脐带绕颈的处理

3）会阴切开指征：会阴过紧或胎儿过大，估计分娩时会阴撕裂不可避免者，或母儿有病理情况急需结束分娩者，应行会阴切开术。

4）会阴切开术：包括会阴侧切术及会阴正中切开术。①会阴左侧切开术：阴部神经阻滞及局部浸润麻醉生效后，术者于宫缩时以左手中、食两指伸入阴道内，撑起左侧阴道壁起到引导剪开方向并保护胎头不受损伤。右手用会阴侧切剪或钝头直剪自会阴后联合中线向左侧 45°方向切开会阴，会阴高度膨隆时应为 60°～70°。切口长约 4～5cm，注意阴道黏膜与皮肤切口长度一致。会阴切开后出血较多，不应过早切开。切开后用纱布压迫止血，必要时钳夹结扎止血。缝合最好在胎盘娩出后进行(图 2-1-6-5)。②会阴正中切开术：局部浸润麻醉后，术者于宫缩时沿会阴后联合中央垂直切开，长约 2cm，勿损伤肛门括约肌。此法有剪开组织少、出血量不多、术后局部组织肿胀及疼痛均轻微等优点，但切口有自然延长撕裂肛门括约肌的危险。故胎儿大、接产技术不熟练者不宜采用(图 2-1-6-6)。

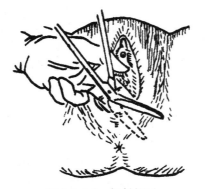 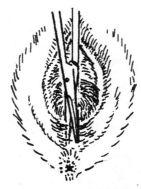

图 2-1-6-5　侧斜切开　　　　图 2-1-6-6　正中切开

3. 心理护理　面对第二产程产妇恐惧、急躁的心理特征，应给予产妇安慰和支持，用和蔼的态度、温和的语言、娴熟的技术赢得产妇的信赖，增加其安全感。

七、第三产程的护理

【临床表现】

胎儿娩出后，宫底降至脐平，产妇感到轻松。由于宫腔容积明显缩小，胎盘不能相应缩小，与子宫壁发生错位而剥离。剥离面有出血，形成胎盘后血肿。由于子宫继续收缩，剥离面积增大，致使胎盘完全剥离而排出(图 2-1-7-1)。

1. 胎盘剥离征象

(1)子宫收缩变硬，下段被扩张，宫体呈狭长形被推向上，宫底升高达脐上；

(2)露于阴道外口脐带自行延长；

(3)阴道少量流血；

(4)手掌尺测在产妇耻骨联合上方轻压子宫下段时，宫体上升而外露的脐带不再回缩。

2. 胎盘剥离及排出方式

(1)胎儿面娩出式：胎盘胎儿面先排出。胎盘从中央开始剥离，而后向周围剥离，其特点是胎盘先排出，随后见少量阴道流血，多见。

(2)母体面娩出式：胎盘母体面先排出。胎盘从边缘开始剥离，血液沿剥离面流出，其特

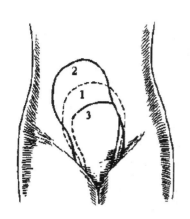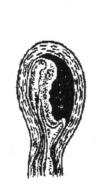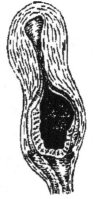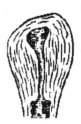

(1) 胎盘剥离开始　　　(2) 胎盘降至子宫下段　　　(3) 胎盘娩出后

图 2-1-7-1　胎盘剥离时子宫的形状

点是先有较多量阴道流血,胎盘后排出,少见。

【护理诊断】

1. 有组织灌注量不足的可能　与可能发生产后出血有关。

2. 疼痛　与宫缩、会阴损伤有关。

3. 有亲子依恋改变的危险　与产后疲惫、会阴伤口疼痛、新生儿性别与期望不符有关。

【护理要点】

1. 新生儿处理

(1)清理呼吸道:胎儿娩出后,立即用新生儿吸痰管或导尿管轻轻吸除新生儿咽部及鼻腔黏液和羊水,以免发生吸入性肺炎和新生儿窒息。当呼吸道黏液和羊水已吸净而仍未啼哭时,可用手轻拍新生儿足底。新生儿大声啼哭表示呼吸道已通畅。

(2)处理脐带:用75%乙醇或0.5%碘伏消毒脐带根部及周围皮肤直径约5cm;在距脐根部0.5cm处用粗丝线结扎第一道,再在结扎线外0.5cm处结扎第二道;在第二道结扎线外0.5cm处剪断脐带,挤出残余血液;用20%高锰酸钾液消毒脐带断面,药液切不可接触新生儿皮肤,以免发生皮肤灼伤,待脐带断面干后,以无菌纱布包盖好,再用脐带布包扎。目前多用气门芯、脐带夹、血管钳等方法取代双重结扎脐带法,据报道均获得脐带脱落快和减少脐带感染的良好效果。处理脐带时,应注意新生儿保暖。

(3)阿普加(Apgar)评分:用以判断有无新生儿窒息及窒息严重程度,以出生后1分钟内的心率、呼吸、肌张力、喉反射及皮肤颜色5项体征为依据,每项为0~2分(表2-1-7-1)。满分为10分,属正常新生儿。7分以上只需进行一般处理;4~7分为缺氧较严重,需清理呼吸道、人工呼吸、吸氧、用药等措施才能恢复;4分以下缺氧严重,需紧急抢救,行喉镜在直视下气管内插管并给氧。缺氧较严重和严重的新生儿,应在出生后5分钟、10分钟时分别评分,直至连续两次均≥8分为止。1分钟评分反映在宫内的情况,是出生当时的情况;而5分钟及以后评分则反映复苏效果,与预后关系密切。阿普加评分以呼吸为基础,皮肤颜色最灵敏,心率是最终消失的指标。临床恶化顺序为皮肤颜色→呼吸→肌张力→反射→心率。复苏有效顺序为心率→反射→皮肤颜色→呼吸→肌张力。肌张力恢复越快,预后越好。

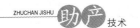

表 2-1-7-1　阿普加评分

体　　征	生后 1 分钟内应得分数		
	0 分	1 分	2 分
每分钟心率	0	<100 次	≥100 次
呼吸	0	浅慢,且不规则	佳,哭声响
肌张力	松弛	四肢稍屈曲	四肢屈曲,活动好
喉反射	无反射	有些动作	咳嗽、恶心
皮肤颜色	全身苍白	身体红,四肢青紫	全身粉红

(4)保暖:新生儿娩出后应立即用无菌巾擦干全身的羊水和血迹,尽快提供保暖环境,放入准备好的保暖处理台上进行所有的常规处理。

(5)记录:擦净新生儿足底胎脂,打足印及母亲的拇指印于新生儿病历上,经详细体格检查后,系以标明新生儿性别、体重、出生时间、母亲姓名和床号的手腕带和包被。

(6)早吸吮:30 分钟内进行早吸吮,将新生儿抱给母亲,新生儿在母亲怀中进行首次吸吮乳头。

2.母体护理

(1)产程观察及处理。

1)观察胎盘剥离征象:切忌在胎盘尚未完全剥离时用手按揉、下压宫底或牵拉脐带,以免引起胎盘部分剥离而出血或拉断脐带,甚至造成子宫内翻。

2)协助胎盘娩出:当确认胎盘已完全剥离时,以左手握住宫底,拇指置于子宫前壁,其余四指放于子宫后壁,并按压,同时右手轻拉脐带,协助娩出胎盘。当胎盘娩出至阴道口时,接产者用双手捧住胎盘,向一个方向旋转并缓慢向外牵拉,协助胎盘胎膜完整剥离排出(图 2-1-7-2)。若在胎膜排出过程中,发现胎膜部分断裂,可用血管钳夹住断裂上端的胎膜,再继续向原方向旋转,直至胎膜完全排出。胎盘胎膜排出后,按摩子宫刺激其收缩以减少出血,同时注意观察并测量出血量。如宫缩不佳,可注射缩宫素。如胎盘未剥离而出血多,应行徒手剥离胎盘术。如胎儿已娩出 30 分钟,胎盘仍未娩出,应注意排空膀胱,轻压子宫底,仍不能排出者,再行徒手剥离胎盘术(图 2-1-7-3)。

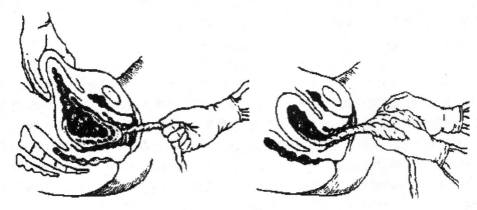

图 2-1-7-2　协助胎盘娩出

3)检查胎盘胎膜:将胎盘铺平,检查母体面胎盘小叶有无缺损。然后将胎盘提起,检查胎膜是否完整,同时注意胎盘胎儿面边缘有无血管断裂,及时发现副胎盘(图2-1-7-4)。若有副胎盘、部分胎盘残留或大部分胎膜残留时,应在无菌操作下徒手或器械进入宫腔取出残留组织。若仅有少许胎膜残留,可给予子宫收缩剂待其自然排出。

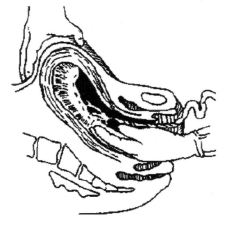

图 2-1-7-3　徒手剥离胎盘术　　　　　　　图 2-1-7-4　副胎盘

4)检查软产道:胎盘娩出后,应仔细检查会阴、小阴唇内侧、尿道口周围、阴道及宫颈有无裂伤。若有裂伤,应立即缝合,并清点纱布、器械。

5)测量产时出血量:包括弯盘或治疗碗中的实际出血量和无菌巾和纱布上浸染估计的出血量。

(2)病情监护。

1)产后留产房观察2小时,观察子宫收缩、宫底高度、阴道出血量、会阴或阴道血肿、膀胱充盈等情况,并监测生命体征。如阴道出血量不多,但宫缩不良、宫底升高者,提示宫腔内积血,应挤压宫底排出积血,腹壁上按摩子宫,并给予缩宫素。如产妇肛门坠胀,多为阴道后壁血肿,应行肛查,确诊后立即处理。

2)产房观察2小时后,若无异常,护送母儿入母婴同室,注意保暖、防护,携带母儿病历,与病房护士做好交接班。

(3)一般护理:整理产床,让产妇半卧位或平卧位,使产妇能舒适休息。给产妇喂适量流质饮食,补充一定能量和液体。帮助产妇排空膀胱。如有大、小便排出,须防止会阴部污染。分娩结束后,产房设备用物分类投放,用物和器械清洁、打包、消毒。

(4)心理护理:鼓励早吸吮,促进母子间的互动。对新生儿性别不满意者,应鼓励产妇接受新生儿。

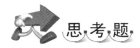

1.何谓分娩?何谓早产、足月产、过期产?

2.决定分娩的因素有哪些?

3.简述正常分娩子宫收缩的特点。

4.简述枕左前位的分娩机制。

5.产程如何分期？

6.简述胎头拨露和胎头着冠的定义。

7.正常接产的要领有哪些？

8.胎盘剥离有哪些征象？

9.简述产妇分娩后留产房观察的时间及内容。

10.阿普加评分包括哪几项？

【案例分析】

某产妇,28 岁,孕 2 产 0,因"停经 39 周,阵发性腹痛 3 小时"入院。该产妇末次月经 2012 年 4 月 12 日,停经约 6 周开始出现恶心、嗜睡等早孕反应,妊娠期间无发热、阴道流血等症状。今晨 4 点出现阵发性腹部疼痛,有少许血性分泌物,遂至医院门诊就诊。查体:一般状况好,骨盆外测量正常,估计胎儿体重 3400 克,胎心音 132 次/min,头先露 LOA,宫口开大 2 厘米,S=−1。以"孕 2 产 0 孕 39 周 LOA 临产"之诊断收住入院。

请问该产妇入院后如何处理及护理？

任务二　分娩期产妇管理

📖 学习目标

- **知识目标**

1.掌握产房布局及管理制度;

2.掌握产时服务新模式的要求;

3.掌握导乐的工作内容;

4.掌握分娩镇痛的时机和方式;

5.熟悉产房常用物品及常用药物;

6.熟悉分娩期用药原则;

7.了解分娩用药对母儿的影响。

- **能力目标**

1.能初步管理产房;

2.会初步导乐分娩技术;

3.能进行镇痛分娩术的配合及监护。

一、产房管理

【产房布局】

1.产房的位置　产房应设置在产科病房的一端,与待产室、新生儿处置室相连,与母婴室相邻近。周围环境须清洁安静,光线充足,空气流通,无污染源,相对独立,便于管理。

2. 产房内分区　产房内分区严格划分为无菌区、清洁区、污染区,区域之间要有明确标志。无菌区内设置正常分娩室、隔离分娩室、无菌物品存放间;清洁区内设置刷手间、待产室、隔离待产室、器械室、办公室;污染区内设置更衣室、产妇接受区、污物间、卫生间、车辆转换处。

(1)分娩室:使用面积不小于 30m²,每增加一张产床至少增加 12m² 使用面积。室内置有可分成两截、前截末端设有腿架的简易产床 1 张,平硬普通产床 1 张,有条件的医院可设置随意改变体位的多功能产床。产床不宜靠墙,床尾应朝向窗口,以便进行一般产科常见手术及急诊手术。门、窗、地面及墙壁的建筑和通道的要求应与手术室相同。必须设置隔离分娩室(床)。若开展责任制助产,可设置单间分娩室。应安装有降温、保暖设施。

(2)待产室:根据条件可设置多个待产室,待产室应靠近分娩室,内有卫生间。每室内可设待产床 2 张,每床使用面积不少于 6m²。

(3)洗手消毒间:应与分娩室相连,能容纳 2~3 人同时洗手。洗手、消毒设施与手术室类同。

【产房用物】

1. 常用设备及物品

(1)常用设备:产房中应常备产包、导尿包若干个,器械橱 1 架,超声多普勒胎儿听诊仪、胎儿电子监护仪、孕产妇心电监护仪、新生儿红外线辐射台各一台、血压计、胎心听诊器、听诊器、电动吸引器、外阴冲洗消毒设备(便盆、灌洗筒、有齿及无齿镊等)、注射器及针头、剪刀等数套。

(2)物品:消毒手套,纱布,棉球,棉签,婴儿磅,测量床,肛查指套,卫生纸等数套。

2. 难产常用器械及用物　手术器械(会阴切开缝合器械、各式产钳、头皮钳、穿颅器、脐带回纳器、胎膜穿刺器、阴道拉钩、无齿和有齿卵圆钳等),敷料,麻醉及吸氧设备,胎头吸引器、开放式新生儿抢救台、新生儿复苏设备(面罩、气管插管、喉镜)等急救用物。

3. 产科抢救必备设备　输血、输液器械,静脉切开包,导尿管,气管切开包,沙袋,舌钳,开口器,压舌板,氧气设备,吸痰器,心电监护仪等。

【产房常用药品】

1. 外用药　2.5%碘酊、75%乙醇、0.1%苯扎溴铵、0.5%碘伏、氯霉素眼药水、液体石蜡等。

2. 注射用药　麦角新碱、缩宫素、前列腺素制剂、垂体后叶素,异丙嗪、哌替啶、地西泮,维生素 K_1、维生素 C,氯丙嗪,硫酸镁,生理盐水,5%和 10%葡萄糖,50%葡萄糖,中、低分子右旋糖酐等。

3. 急救注射药　肾上腺素、地塞米松、纳洛酮、阿托品、盐酸罂粟碱、氨茶碱、呋塞米、西地兰、毒毛花苷 K、普鲁卡因,5%葡萄糖氯化钠、10%葡萄糖酸钙、5%碳酸氢钠、平衡液、代血浆、止血剂等。

【产房管理制度】

1. 保持服装整洁　产房工作人员须穿工作服,戴工作帽、口罩,进入产房须换鞋,非产房工作人员不得随意进入。

2. 服务态度　产房工作人员须态度和蔼、耐心、亲切,仔细观察产程,不得在工作时间闲谈,不得擅自离开工作岗位。

3. 室内及用物的清洁消毒　产房应保持清洁整齐,空气新鲜,温度(24~26℃)、湿度

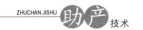

(50%～60%)适宜。每日湿性打扫1次,每周大扫除1次,定期空气消毒(要有记录)。产房中所有消毒用品、用具应定期消毒。每次接生后,须清理产床,更换床单,并整理好接生用品、用具。对可疑感染接生后用物要严格隔离消毒,以防交叉感染。

4.保证用物供应 产房中所有各种消毒用品、用具应定位标志存放,由专人负责保管和检查。对贵重仪器应防震、防尘、不外借,保证取用方便。经常备好各种用品、用具和药品,以备急用。吸氧设备、吸引器应每日检查,保障运转正常;药品需经常检查,以便补充短缺药品和及时更换过期失效药品。

【隔离产房的设备和制度】

对可疑传染病的产妇,应根据标准预防的原则实施消毒隔离,隔离待产、分娩,并按隔离技术规程进行护理和助产。隔离产房内设有紫外线消毒装置,其管理制度如下:

(1)分娩后所有物品均须严格按照消毒灭菌要求单独处理,防止交叉感染。

(2)用后的一次性用品及胎盘必须放入黄色塑料袋内,密闭运送,进行无害化处理。

(3)产房应严格进行终末消毒处理。

(4)工作人员如要护理其他产妇时,必须更换工作衣,严格消毒双手,以免交叉感染。

(5)分娩后的产妇,应送入产科隔离休息室。

(6)余同正常产妇管理。

二、产时服务新模式

【目的】

帮助母亲安全、幸福地将一个新生命带到世界上来,保障母婴安全,保护、支持和促进自然分娩。

【服务宗旨】

妊娠和分娩是一个正常的生理过程,但每个母亲和婴儿的健康与生命在此过程中面临着危险。产时服务要保护和支持这个生理过程顺利展开,密切监测危险因素,及早发现,及早处理,使母婴平安。因此,母亲安全、儿童优先就是我们的服务宗旨。

【产时服务新模式的要求】

(1)为孕产妇提供舒适、温馨、清洁、宁静、安全的待产及分娩环境。室内可采用暖色调、湿度适宜;墙壁可粘贴带着天使般微笑的婴儿画片,或者是可以传递母爱信息的宣传图板;室内环绕着舒缓、轻柔的音乐;为满足产妇体位的变化,有可自动调节的产床,专为产妇设计的步行车;有宽大、舒适的沙发椅供家属休息;有浴室设备供产妇洗浴,以及卫生良好的厕所;产妇身着棉质宽大舒适的服装;墙边的桌子上摆着鲜花、饮料和可口的食品;等等。

(2)由具备正确服务观念、良好心理及技术素质的助产人员,提供高质量、友善的服务。

(3)以孕妇为主体,向产妇及家属提供所有服务的信息,以便其知情选择。

(4)提供Doula(导乐)或其他分娩陪伴者,并与家属一起陪伴产妇完成分娩过程。

(5)鼓励男性积极参与分娩过程。丈夫在产程中应给予产妇心理和精神上的支持,这是其他人员所不能取代的,并且在促进夫妻感情上有一定的积极意义。

(6)医务人员提供专人全程服务。这种服务方式稳定产妇的情绪,与医护之间易于沟通,在产程开始之前了解产妇的需求,让她熟悉分娩室的环境,讲解有关分娩的知识及调节呼吸的方法等。

（7）提供生理、心理、体力、精神全方位的支持,鼓励孕产妇建立自然分娩的信心。

（8）陪伴孕产妇在待产时自由活动,并鼓励选择分娩体位。产程中产妇可以采取自由体位,采用自己感觉最舒适的体位,可利用家具或让产程陪伴者帮忙。

（9）在整个产程中多鼓励产妇进食,进流食或半流食。产妇在宫缩时往往要通过过度换气来缓解疼痛,常使口腔出现异味、口唇干裂,要准备温度适宜的水或饮料,用小壶或吸管饮用,湿润嘴唇,同时补充热量。

（10）严密观察产程进展,监测母婴状况,及早发现异常,及早处理。

（11）对每一位产妇提供分娩镇痛服务,最大限度地减轻分娩疼痛,提高分娩期母婴安全率。分娩镇痛应该对产程无影响或可加速产程,对母婴无害,能达到全产程镇痛,方法简便、起效快、作用可靠,镇痛过程中产妇需清醒并能配合。

三、导乐陪伴分娩

Doula 是一个希腊词,意即女性看护者。在分娩期导乐陪伴分娩是指一个有生育经验的妇女在产前、产时及产后给孕产妇以持续的生理上的支持帮助及精神上的安慰鼓励,使其顺利完成分娩过程。

【导乐的基本要求】

（1）有生育经验或接生经验,对分娩有正确认识;

（2）良好的生理、心理素质;

（3）富有同情心、爱心、责任心、耐心,态度和蔼可亲、善解人意;

（4）有鼓励、帮助别人排解焦虑紧张的能力;

（5）接受过人际交流技术及产程有关知识的培训。

【导乐的工作内容】

导乐陪伴人员最好在第一产程早期接触产妇,与产妇交流、沟通,并予产妇以适当的支持与帮助。最晚必须在产妇宫口开到 2～3cm 时即开始陪伴。

1. 第一产程早期

（1）鼓励尽可能多走动,使胎头下降,缩短产程。

（2）鼓励洗温水澡或淋浴,以放松身体,缓解疼痛,亦可用热毛巾湿敷腰部、腹部。

（3）多变换体位:站、蹲、走,避免取平卧位。

（4）多喝饮料,勤排尿,每小时提醒产妇排尿一次。

（5）不断解释说明疼痛的原因、产程的紧张情况,并予以不断鼓励,应用呼吸按摩、挤压减轻疼痛。

（6）用手抱住产妇,或握住产妇手,用温毛巾擦脸,按摩背部。

（7）提醒产妇睁开眼睛,观察周围环境,以分散对疼痛的注意力。

2. 第一产程晚期　此时宫缩更强,间隔更短,产妇会出现脸发红、阴道血性分泌、腿及胳膊抖动或恶心等症状,导乐更应全身心地给予支持和鼓励。配合医生用镇痛药及心理镇痛。

3. 第二产程　无屏气感时,坚持活动（立、走、蹲）,有屏气感时,指导向下屏气的方法。协助产妇多喝水。鼓励产妇自然分娩。

4. 产后　分娩结束后,可让产妇和新生儿多接触,并与丈夫一起回忆分娩经过,夫妇共享分娩感受。

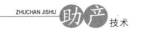

四、分娩镇痛

分娩疼痛主要来自子宫收缩、宫颈扩张、盆底组织受压、阴道扩张、会阴拉长等。剧烈的疼痛可以导致体内一系列神经内分泌反应,使产妇发生血管收缩、胎盘血流减少、酸中毒等,对产妇及胎儿产生相应影响,因此,良好的分娩镇痛非常有意义。分娩镇痛时,须将神经阻滞范围控制在胸 11～骶 4 之间。

【分娩镇痛时机】

一般宫口开大 3～5cm 开始用药,过早用药可能抑制必要的疼痛反射而影响产程,太迟常不能达到满意镇痛效果。

【分娩镇痛的必备要求】

对产妇及胎儿不良作用小;药物起效快,作用可靠,便于给药;避免运动阻滞,不影响宫缩和产妇运动;产妇清醒,能配合分娩过程。

【分娩镇痛药物】

分娩镇痛药物主要有:强镇痛药哌替啶,局麻药利多卡因、布比卡因,全麻药氧化亚氮、氟烷、恩氟烷等,均能通过胎盘进入胎儿体内。多数镇痛药均有直接抑制胎儿呼吸中枢和循环中枢的作用,也能使产妇缺氧、发生低血压和高碳酸血症而影响胎儿。给药途径有吸入、全身给药或局部用药等,以局部用药为首选,其中硬膜外镇痛被认为是最有效分娩镇痛方法,其镇痛效果理想,但其起效相对较慢,且可能出现对宫缩的感觉消失、低血压、尿潴留、寒战、腹肌收缩无力等副作用。

哌替啶属麻醉性镇静药,能提高痛域,抑制痛觉,但镇痛常不完全,且对胎儿有呼吸抑制作用。阻滞麻醉药利多卡因、布比卡因镇痛确切,并能保持产妇清醒,不易对胎儿产生呼吸抑制作用,以硬膜外麻醉镇痛效果最好。吸入镇痛是指吸入亚麻醉剂量药物,如氧化亚氮经流量挥发器给予,但需与恩氟烷合用,应用时需防止产妇缺氧或过度通气,优点是起效快、苏醒快。

【分娩镇痛的方式】

1. 连续硬膜外镇痛 指经硬膜外途径连续输入稀释局麻药和脂溶性阿片类镇痛药。其优点为镇痛平面恒定,能减少对运动的阻滞,增加镇痛效果,降低低血压发生率以及局麻药的血药浓度和全身浓度,减少感染和导管移位引起高平面阻滞,母婴耐受良好;缺点是产程中镇痛需求发生变化时,难以及时调整给药量。常用药物为哌替啶、利多卡因、芬太尼。

2. 产妇自控硬膜外镇痛 自行给药,能减少用药剂量,从而减轻相应的副反应。

3. 腰麻—硬膜外联合阻滞 优点是镇痛起效快,用药剂量少,运动阻滞较轻。适用于提供持续运动及满意的第一产程镇痛。当第二产程宫缩强烈时,一般需要联合应用局麻药和镇痛药。

4. 微导管连续蛛网膜下腔麻醉镇痛 用 28G 导管将舒芬太尼和布比卡因按比例注入蛛网膜下腔镇痛。

5. 可行走的硬膜外镇痛 能减轻硬膜外镇痛的运动阻滞程度,产妇在产程早期能下床活动,有助于减少长时间神经阻滞及器械引产机会。

以上镇痛方法均适用于第一、二产程。

【镇痛分娩术的配合及监护】

1. 分娩镇痛前准备

（1）了解孕妇本次妊娠经过，用药史及药物过敏史，分娩及分娩镇痛的知识。产科医生评估孕妇，无凝血功能障碍、出血性疾病、胎盘早剥、头盆不称、严重心肺疾病，无神经系统及脊柱异常，无穿刺部位皮肤或全身性感染等产科及麻醉禁忌。

（2）向孕妇及家属做好宣教工作，麻醉师详细讲解分娩镇痛方法及药物的安全性，使其充分知情了解分娩镇痛的作用、方法，孕妇自愿接受并签订知情同意书。

2. 分娩镇痛术配合

（1）做好心理护理，向孕妇解释麻醉经过，麻醉穿刺时注意事项，消除紧张心理，以取得配合。

（2）建立静脉通道，持续低流量给氧，胎心监护20～30分钟，心电监护监测生命体征，排空膀胱。

（3）穿刺过程中，协助麻醉师摆好体位，关心孕妇，注意其主诉及全身反应。

3. 分娩镇痛产程中监护

（1）持续给氧、心电监护，麻醉师监测30分钟后，继续监测心率、血压、呼吸、血氧饱和度，每10～30分钟记录一次，如出现低血压或高血压孕妇血压下降20％，及时通知医生，必要时用升压药。

（2）注意主诉及全身情况，观察有无瘙痒、皮疹、恶心、呕吐等不良反应。

（3）观察麻醉效果，定时作VAS（视觉模拟评分法）疼痛等级评估和运动功能缺失（下肢）评估，有异常及时通知麻醉师。

（4）持续胎心监护，严密观察宫缩、宫口扩张、先露下降及胎心变化情况，如发现宫缩减弱，通知产科医生，予催产素加强宫缩，做好用药监护。如有头盆不称、滞产、胎儿窘迫等需要剖宫产结束妊娠时，可以继续加药镇痛。

（5）鼓励进富营养易消化流质或半流饮食，必要时静脉输入等渗液体，以保持血容量。协助翻身，采取舒适体位，定时排空膀胱。

（6）第二产程指导孕妇正确运用腹压，减少或暂停镇痛用药，等胎儿娩出后再打开镇痛泵，继续镇痛。

4. 分娩镇痛后护理

（1）产后2小时协助麻醉师拔针，消毒并用无菌小纱布覆盖穿刺点。

（2）产后4～6小时进高热量半流饮食，卧床休息为主，下床排尿时注意动作宜慢，减少体位性低血压发生。

五、分娩期用药

【药物对胎儿的危害性】

美国药物和食品管理局（FDA）颁布的药物对胎儿危险性的危害等级分A，B，C，D，X等5级。

A级：在对照研究中，妊娠3个月内的孕妇中未见到对胎儿危害的迹象，并且也无对其后6个月胎儿的危害性证据。

B级：在动物繁殖性研究中，未见对胎儿的影响，未进行孕妇的对照研究。或在动物繁

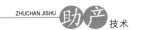

殖性研究中表现有副作用,但在人类的孕妇中未得到证实,也无对妊娠中、晚期胎儿危害性的证据。

C级:在动物研究中证实有致畸或杀死胚胎的副作用,但未在孕妇中进行对照研究,或无动物与孕妇平行地进行研究。此类药物只有在权衡了对孕妇的好处大于对胎儿的危害之后方可应用。

D级:有对人类胎儿危害性的明确证据,如孕妇有严重疾病或受到死亡威胁急需用药时,权衡利弊,方可考虑用药。

X级:在动物或人的研究表明它可使胎儿异常,本类药物禁用于妊娠或可能妊娠的患者。

【分娩期用药原则】

1.适应证 尽管分娩期已过了胚胎期致畸的危险,但大部分药物在妊娠28周后均可通过胎盘进入羊水或胎儿体内,会有程度不同的影响,因此用药必需严格掌握适应证,切不可滥用。非必要的药物不用,必要的药物尽量选用B类药。如母亲病情需要又无B类药可选,则权衡利弊后选用C类药。

2.减少不必要的干预及医源性疾病 常用的催引产药物不能作为常规使用,大部分孕妇可自然分娩,母胎在分娩动因启动后有极好的适应能力,不必要的催引产可造成宫缩过强、不协调,甚至产伤、胎儿宫内缺氧、新生儿窒息等。又如不必要的静脉点滴,大量葡萄糖可造成母胎高血糖损害等。

3.严格掌握用药剂量 分娩时常发生一些严重的母体并发症,如高血压危象、糖尿病酮症酸中毒、感染、产后出血等,药物治疗时应掌握好药物剂量,许多药物常用量使用时无害,但超量使用却会有副作用,如抗感染药物、镇静药物、麻醉药物、心血管系统药物、宫缩剂等。但也不能因药物副作用而用量过小,反使效果差而反复少量使用造成蓄积中毒,如子痫时硫酸镁、镇静剂使用不当等。

4.切勿讳疾忌药 母亲合并症及妊娠并发症可在分娩期加重,有效地控制病情,是分娩期母婴安全的重要措施。不管是阴道分娩还是剖宫产,均要注意这些疾病的治疗,使母亲在平稳状态下分娩。如子痫有严重心、肺、脑合并症时不应急于分娩,要尽快稳定重要生命器官,以减少手术中及术后并发症及降低死亡率。

5.注意新生儿近远期损害 如使用麻醉镇静剂时,应做好新生儿窒息抢救准备,需让儿科医生了解分娩期用药情况。

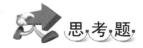思考题

1.产时服务新模式的要求有哪些?
2.产房管理制度有哪些?
3.导乐的工作内容有哪些?
4.简述分娩镇痛的时机和方式。
5.分娩期用药的原则有哪些?

任务三　正常新生儿的评价及监护

学习目标

- **知识目标**
  1. 掌握新生儿全面体检内容；
  2. 掌握正常新生儿护理措施；
  3. 熟悉新生儿出生前的准备；
  4. 熟悉新生儿娩出后检查内容；
  5. 了解新生儿胎龄评分方法。
- **能力目标**
  1. 能进行新生儿体检并记录；
  2. 能进行正常新生儿的护理。

一、新生儿评价

胎儿娩出至出生后满 28 天的这段时间，称为新生儿期。新生儿期是新生儿适应外界的过渡时期，尤其生后第 1 周内，应根据新生儿的解剖和生理特点，对其精心护理。

妊娠满 37 周至不满 42 周，身长达到或超过 45cm，体重达到或超过 2500g 出生的胎儿，称为足月新生儿。

【新生儿出生前的准备】

1. 了解病史　包括产妇的既往病史、孕产史、本次妊娠情况、产前用药史、家族史、手术史等。了解相关的检查结果，如 B 超提示的情况等。根据以上病史，预测新生儿可能发生的问题，如窒息、贫血等，并做好相应的抢救准备。

2. 准备急救器械及物品　如复苏气囊、气管插管、喉镜、氧气及急救药品，异常情况出现时有医生在场负责抢救。

3. 准备好新生儿的体检物品　环境、器械，如红外线辐射暖台、听诊器、测量尺及婴儿磅秤等。

【新生儿胎龄评价】

(1)根据母亲末次月经计算，根据早孕反应、出现胎动时间推算，根据子宫底高度、B 超检查测算。

(2)采用新生儿体表特征与神经肌肉反射相结合的评分法判断胎龄。

【新生儿娩出后检查】

1. 阿普加（Apgar）评分　用以判断有无新生儿窒息及窒息严重程度，以出生后 1 分钟内的心率、呼吸、肌张力、喉反射及皮肤颜色 5 项体征为依据，每项为 0～2 分，若满分为 10分，属正常新生儿。

2. 先天畸形的检查　包括无脑儿、脑脊膜膨出、腭裂、唇裂、胸壁缺损、膈疝、脐膨出、膀

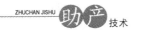

胱外翻、脊柱异常、肢体畸形、外生殖器畸形、肛门闭锁等。

3. 产伤的检查 包括软组织损伤(头颅血肿、结膜下出血、先露部位的局限水肿、颊面部的淤点淤斑、视网膜出血等)、神经损伤(面神经麻痹、臂丛神经麻痹、膈神经麻痹、桡神经麻痹等)、骨折(股骨骨折、肱骨骨折、骨骺分离等)及内脏损伤(肝脾破裂、肾上腺出血等)。

4. 胎盘、脐带、羊水的检查

(1)胎盘检查:非常重要,胎盘重量应是胎儿体重的 1/6。胎盘过重可发生在巨大儿、重症 Rh 血型不合型溶血水肿的婴儿等。胎盘过轻常提示胎盘功能不良。

(2)脐带检查:妊娠足月胎儿的脐带长 30~100cm,平均约 55cm。脐带过长可造成胎儿宫内窘迫,脐带过短则可能在第二产程胎儿下降时引起脐带牵拉、伸张反射及缺氧。脐带过细则造成母婴营养交换障碍。单脐动脉常伴有先天畸形,多为泌尿系统畸形。

(3)羊水检查:羊水过少常有肾脏发育异常及胎盘功能不良;羊水过多可能伴有食道闭锁。羊水胎粪污染则提示宫内缺氧。

5. 症状的检查 新生儿娩出后应对其症状加以观察。如有呕吐,可能为咽下羊水、食管闭锁、高位肠梗阻等;呼吸急促困难可能为呼吸窘迫综合征;呼吸缓慢则可能为中枢抑制;局部肢体软瘫可能为神经损伤或骨折所致的假性麻痹;烦躁可能是宫内慢性缺氧所致的神经系统症状;黄疸可能是血型不合型溶血。

【新生儿全面体格检查】

1. 一般情况 观察婴儿安静状态下的面色是否红润、呼吸类型是否为腹膈式呼吸,对外界反应是否正常,哭声是否柔和而响亮,是否过度兴奋或活动减少,以判断神经系统及代谢异常是否存在。

2. 测量体重、身长、头围、体温、血压、呼吸、脉搏

3. 皮肤黏膜 注意皮肤黏膜的变化。正常婴儿皮肤颜色应为粉红色,手足发绀可能为冷刺激造成的周围血管收缩;黄疸在 24 小时内出现常为溶血症;苍白可能与贫血、血容量不足、休克有关;过于红润可能为红细胞增多症;先露部位、面部、球结膜少量出血,多为产道挤压所致;中毒性红斑则在洗浴后多见,并很快消失。

4. 头面部及颈部 观察头颅大小,有无血肿、水肿,囟门大小及紧张度,骨缝是否重叠及分开;检查眼裂是否过宽,有无对视、角膜白斑、球结膜出血、巩膜黄染;外耳道是否通畅、有无分泌物;鼻腔是否通畅;颈部是否斜颈、颈蹼。

5. 胸部 是否有畸形,乳头位置是否正常,呼吸及心率是否正常。

6. 腹部 腹部外形是否正常,脐部是否有膨出,肝脾大小,腹部是否有包块。

7. 脊柱及四肢 是否有脊柱变形、肿胀,脊柱裂,注意四肢的位置、肌张力,注意髋关节是否可以外展、外伸,筛选出先天性髋关节脱位。

8. 肛门及外生殖器 检查是否肛门闭锁、尿道下裂、两性畸形、睾丸未降及腹股沟疝。

9. 神经系统 检查吸吮反射、觅食反射、握持反射、拥抱反射等。

二、正常新生儿的护理

【出生时护理】

清理呼吸道、处理脐带、保暖、新生儿标记等内容同"任务一 正常分娩产妇的护理"。

【一般护理】

1.提供良好的环境　室温保持在 20～24℃、相对湿度 55％～65％为宜。母婴室阳光充足、空气新鲜。

2.保暖　维持体温在 36～37℃,每日测体温 2 次。如高于 37.5℃或低于 36℃,应每 4 小时测量一次。冬季注意保暖,夏季防止中暑。若环境温度过高,应松解衣服、更换过厚的盖被、补充足够的水分,防止新生儿因散热增加导致脱水、血液浓缩而发热(脱水热)。如环境温度过低,可采取放置温箱、远红外辐射床等有效的保暖措施。使用热水袋时要防止烫伤。接触新生儿的手、仪器、物品等均应预热,避免过分暴露新生儿。

3.保持呼吸道通畅　新生儿应左、右交替侧卧,有利于分泌物、呕吐物的排出。哺乳后将新生儿竖起并轻拍背部,取侧卧位、头偏向一侧,以防溢乳误吸而发生窒息。同时,避免衣被阻挡口鼻、压迫胸部及分泌物阻塞呼吸道。

4.提供安全措施　新生儿出生后在病历上盖上其右脚印及其母亲右拇指手印,手(脚)上系上手(脚)圈,正确写上母亲姓名、新生儿性别、出生时间、住院号、床号。新生儿床上禁放锐角玩具、过烫的热水袋等危险物品。新生儿床应铺有床垫并配有床围。

【脐部护理】

(1)出生后 24 小时内密切观察脐部有无渗血或出血,如有渗血,可压迫止血,如出血较多,需重新结扎。

(2)保持脐带残端局部清洁干燥。尿布使用时注意勿让其超越脐部,以免尿粪污染脐部。每日沐浴后用 75％酒精消毒脐带残端及脐轮周围,无菌纱布覆盖包扎。脐部有分泌物,可用酒精消毒后涂 1％甲紫使其干燥。如有脓性分泌物,先用 3％过氧化氢溶液清洗后涂碘伏。

(3)脐带一般在出生后 3～7 天脱落。

(4)脐带脱落处有肉芽形成,可用 2％～5％硝酸银点灼后用生理盐水棉球擦拭,注意勿灼伤正常组织。

(5)脐部红肿、分泌物有臭味,提示脐部感染,除局部清洁消毒处理外,应同时按医嘱全身使用抗生素。

【皮肤护理】

(1)保持皮肤的清洁完整性,分娩后 6 小时内或第一次沐浴时用消毒植物油拭去皱褶处过多的胎脂。剪去过长的指甲,以防发生甲沟炎及抓伤。体温稳定后,每日沐浴一次。

(2)新生儿衣物和尿布宜用清洁、吸水性强的软棉布制作。衣着多少视季节气候而定,并保持清洁、干燥、平整、宽松。尿布、衣物在第一次使用前,均应进行热开水泡洗或太阳暴晒等处理,以后每次以温水单独手洗,一般不用洗涤剂。

【臀部护理】

为防止发生红臀(尿布疹),应及时更换尿布,大便后用温开水洗净臀部,拭净后涂 5％鞣酸软膏,包兜不可过紧或过松,不宜垫橡皮或塑料布。如发现红臀,除勤换尿布,保持臀部清洁、干燥外,局部可用 25 瓦灯泡或红外线照射(距臀部 30cm 左右),每次 10～20 分钟,每日 2 次,注意防止皮肤烫伤。如臀部皮肤破溃、糜烂、表皮脱落,可用消毒植物油或鱼肝油涂敷患处,并口服维生素 C 等。

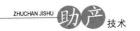

【眼、耳、口、鼻的护理】

眼部如有分泌物,可用生理盐水或3%硼酸棉球由内眦向外轻轻拭净,再滴0.25%氯霉素眼药水或涂金霉素眼药膏,每日2次。新生儿口腔黏膜柔软,不宜擦洗,以免损伤、感染。如发生鹅口疮,可于哺乳后半小时,用过氧化氢溶液棉签拭洗后涂制霉菌素混悬液(10万U/ml),或口服制霉菌素5万U,每8小时1次。如耳鼻有污物,可用温开水棉签轻轻揩净。

【心理护理】

(1)居室常播放轻柔的音乐,新生儿床周配置亮丽的床围,床的上方变换悬挂色彩鲜艳的玩具。

(2)母婴同室,促进情感建立。指导、鼓励父母及家庭成员与新生儿进行情感交流,经常用充满爱心与情感的语言对新生儿讲话,与新生儿面对面、眼对眼的接触、交流,鼓励产妇多抚摸和拥抱新生儿,通过抚摸皮肤、目光交流、言语沟通培养母子亲情。鼓励母亲在生理状况许可的情况下主动、积极地参与护理新生儿的活动,让产妇尽早更多地接触孩子。

【预防感染】

(1)每一房间应备有洗手设备或消毒溶液,医护人员或探访者在接触新生儿前洗净或消毒双手,避免交叉感染。

(2)工作人员必须身体健康,有感染性疾病或带菌(病毒)者应暂时调离接触新生儿的岗位。

(3)新生儿患有传染性疾病,如脓疱疮、脐部感染、流行性腹泻时,必须立即采取相应的消毒隔离措施,以免疾病蔓延。

【出院时护理】

出院前全面检查婴儿,核对姓名、住院号等。接种好卡介苗及乙肝疫苗,完成新生儿筛查内容。指导家长护理及喂养婴儿。

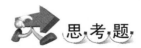思考题

1.新生儿全面体检的内容有哪些?

2.如何对新生儿进行脐部护理?

3.如何对新生儿进行皮肤护理?

4.如何对新生儿进行臀部护理?

【案例分析】

一出生3天的女婴,出生时体重3100g,身长50cm,一般情况良好,哭声响亮,皮肤红润,1分钟Apgar评分10分,现体重为2900g,产妇发现女婴乳腺增大,皮肤黄染。

请问应如何处理该女婴出现的问题?

任务四 异常分娩产妇的护理

⭐ 学习目标

- **知识目标**
  1. 掌握滞产、潜伏期延长、活跃期延长、第二产程延长、第二产程停滞、急产的概念;
  2. 掌握各种异常分娩的临床表现、预防及护理措施;
  3. 熟悉各种异常分娩的发病原因。
- **能力目标**
  能识别异常产程并配合处理和护理。

影响分娩的主要因素包括产力、产道、胎儿及精神心理因素。这些因素在分娩过程中相互影响。其中任何一个或一个以上因素异常或各因素之间不能相适应,就有可能使分娩进展受到阻碍,称为异常分娩,俗称难产。本部分内容以产力、产道、胎儿异常及其护理分述之。

一、产力异常产妇的护理

在分娩四因素中,产力作为分娩的动力,是一个积极因素,也是可变因素,在分娩过程中需要随时加以纠正。只有有效的产力,才能使宫口扩张和胎先露下降。产妇的精神心理因素可以直接影响产力,对分娩疼痛的恐惧、对胎儿期盼和待产环境不适应等由此引发的焦虑、不安等不良情绪可对产力产生明显的影响。因此,提倡导乐分娩,保持产妇良好的精神心理状态,能够对产力产生积极的作用。

产力是分娩的动力,指将胎儿及其附属物从子宫逼出的力量。产力主要来自子宫收缩力,在第一产程末及第二产程,还有腹肌、膈肌和肛提肌的收缩力也参与其中。产力异常主要指子宫收缩力异常,包括子宫收缩的节律性、对称性、极性异常或强度、频率的改变,即宫缩的协调性和强度的异常。临床上将子宫收缩力异常分为子宫收缩乏力(简称宫缩乏力)和子宫收缩过强(简称宫缩过强)两大类,而每类又可分为协调性和不协调性宫缩异常两种类型。

【子宫收缩乏力】

(一)原因

1. 头盆不称或胎位异常 胎儿先露部下降受阻,不能紧贴子宫下段及宫颈内口,不能引起反射性子宫收缩,导致继发性宫缩乏力。

2. 子宫因素 子宫壁过度膨胀、肌纤维过度伸展(如多胎妊娠、巨大儿、羊水过多等)使肌纤维失去正常收缩能力;经产妇、子宫肌纤维变性、结缔组织增生影响子宫收缩;子宫发育不良或畸形(如双角子宫)、子宫肌瘤等也能引起宫缩乏力。

3. 精神因素 产妇对分娩阵痛的恐惧、与家人分开待产的焦虑等精神过度紧张情绪导致大脑皮质功能紊乱,睡眠缺乏、临产后进食不足及大声喊叫过度消耗体力均可导致收缩

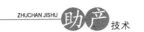

乏力。

4.内分泌失调 临产后产妇体内雌激素、缩宫素、前列腺素合成与释放减少,使缩宫素受体量少;子宫平滑肌细胞 Ca^{2+} 浓度降低、肌浆蛋白 ATP 酶不足,均可影响肌细胞收缩,导致宫缩乏力。

5.药物影响 临产后使用大剂量镇静剂、镇痛剂及麻醉药(如吗啡、氯丙嗪、硫酸镁、哌替啶等)可使宫缩受到抑制。宫颈未成熟时引产也很难引起有效的子宫收缩。

6.其他 膀胱过度充盈影响胎先露下降,第一产程过早使用腹压,急、慢性疾病致全身衰竭等,均可引起继发性宫缩乏力。

(二)分类与临床表现

1.根据宫缩的特性可分为协调性和不协调性宫缩乏力

(1)协调性(低张性)宫缩乏力:特点为子宫收缩的节律性、对称性和极性存在,但宫缩持续时间短而间歇时间长且不规律,宫缩<2 次/10min,每次子宫收缩力量弱,宫腔内压力<15mmHg,宫缩最强时按压子宫底肌壁仍可出现凹陷,宫缩所产生的压力不足以使子宫颈以正常的速度扩张,造成产程延长或滞产。此种宫缩乏力多属继发性宫缩乏力,临产早期宫缩正常,于第一产程活跃期后期或第二产程时宫缩减弱,常见于中骨盆与骨盆出口平面狭窄,胎先露下降受阻,持续性枕横位或枕后位等。此种宫缩乏力较少造成子宫胎盘缺血和胎儿窘迫。

(2)不协调性(高张性)宫缩乏力:特点为子宫收缩失去正常的节律性、对称性和极性,甚至极性倒置。由于宫缩的兴奋点不是来自两侧宫角,而是来自子宫下段的一处或多处,不同兴奋点引发的宫缩,使其节律不协调,宫腔压力虽可达 20mmHg,但宫缩时宫底部不强,子宫下段强,宫缩间歇期子宫壁也不能完全松弛,这种宫缩不能使宫颈口如期扩张和胎先露如期下降,属无效宫缩。此种宫缩乏力多属原发性宫缩乏力,常见于初产妇,往往有头盆不称或胎位异常,产妇自觉下腹持续疼痛,拒按,烦躁不安,大声喊叫,严重者出现脱水、电解质紊乱、肠胀气、尿潴留;由于持续宫内压不间断地升高,可影响胎儿—胎盘循环,造成胎儿宫内窘迫。产科检查:下腹压痛、子宫紧张、胎位触不清、胎心不规律,宫口扩张早期缓慢或停滞,胎先露下降延缓或停滞,潜伏期延长。

2.根据发生的时间可分为原发性和继发性宫缩乏力

(1)原发性宫缩乏力:指产程一开始就出现子宫收缩乏力,多为不协调性子宫收缩乏力,子宫颈口不能正常地扩张,胎先露不能下降,临床上常表现为潜伏期延长,活跃早期延长或停滞,需与假临产鉴别。鉴别的方法是给予强镇静剂,如肌肉注射哌替啶100mg,用药后宫缩停止者为假临产;不能使宫缩停止者为原发性宫缩乏力。

(2)继发性宫缩乏力:指产程开始宫缩正常,进展到某一阶段后出现宫缩减弱,多表现为协调性宫缩乏力,常见于骨盆狭窄或持续性胎位异常。

3.产程进展异常

产程图是产程监护和识别难产的重要手段,宫缩乏力导致产程曲线异常,常见的有以下几种(图 2-4-1-1)。这些产程异常可以单独存在,也可以合并存在。

(1)潜伏期延长:从临产规律宫缩开始至宫口扩张 3cm 称潜伏期,初产妇潜伏期正常约需 8 小时,最大时限 16 小时,如超过 16 小时称为潜伏期延长。

(2)活跃期延长:从宫口扩张 3cm 开始至宫口开全称活跃期。初产妇活跃期约需 4 小时,最大时限 8 小时,如超过 8 小时,而宫口扩张速度初产妇<1.2cm/h,经产妇<1.5 cm/h,称为活跃期延长。

(3)活跃期停滞:进入活跃期后,宫口不再扩张达 2 小时以上,称为活跃期停滞。

(4)第二产程延长:第二产程初产妇超过 2 小时、经产妇超过 1 小时尚未分娩,称为第二产程延长。

(5)第二产程停滞:第二产程达 1 小时胎头下降无进展,称为第二产程停滞。

(6)胎头下降延缓:活跃晚期及第二产程,胎头下降速度初产妇<1.0cm/h,经产妇<2.0cm/h,称为胎头下降延缓。

(7)胎头下降停滞:活跃晚期胎头停留在原处不再下降达 1 小时以上,称为胎头下降停滞。

(8)滞产:总产程超过 24 小时。

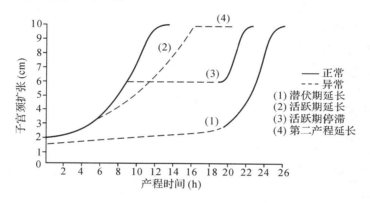

图 2-4-1-1　异常的宫颈扩张曲线

(三)对母儿的影响

1. 对产妇的影响　宫缩乏力导致产程延长,产妇休息不好,进食少,产妇精神与体力消耗较大,可出现疲乏无力、肠胀气、排尿困难等,加重宫缩乏力,严重时可引起脱水、酸中毒、低钾血症。由于第二产程延长,膀胱被压迫于胎先露和耻骨联合之间,可致组织缺血、水肿、坏死,产后形成膀胱阴道瘘或尿道阴道瘘。由于产程长,肛查及阴道检查次数增多,增加感染机会。宫缩乏力延续到产后,影响胎盘剥离、娩出和子宫血窦关闭,易致产后出血。手术产机会增加,产褥期并发症相应增多。

2. 对胎儿的影响　协调性宫缩乏力易影响胎头内旋转,使产程延长,手术产率增加,胎儿产伤增多;不协调性宫缩乏力造成长时间宫内压力增高,使子宫胎盘缺血,易致胎儿窘迫,甚至胎死宫内、新生儿窒息或死亡。

(四)预防

(1)加强产前教育,解除产妇对分娩的顾虑和恐惧心理,开设康乐待产室(让其爱人及家属陪伴)和家庭化病房,开展导乐分娩,帮助产妇消除紧张情绪,可预防精神紧张所致的宫缩乏力。

(2)分娩前鼓励进食,临产后重视第一产程的护理,给以足够的营养和水分,保证充分休息,及时排空膀胱和直肠,必要时可行温肥皂水灌肠及导尿。避免过度使用镇静药物。

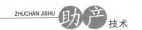

(3)认真记录产程图,观察产程进展,注意检查有无头盆不称、胎位异常等异常情况,一旦产程延长,应及时查明原因,恰当处理。

(五)处理原则

1.协调性宫缩乏力 一旦出现协调性宫缩乏力,首先应查找原因,检查有无头盆不称、胎位异常、产道狭窄等因素,阴道检查了解宫颈扩张和先露下降情况。如发现有头盆不称,估计不能经阴道分娩者,应及时行剖宫产术;如判断无头盆不称和胎位异常,估计能经阴道分娩者,可采取措施加强宫缩。

2.不协调性宫缩乏力 停止一切操作,首先是恢复子宫收缩的节律性、对称性和极性,变不协调为协调。在宫缩恢复为协调性之前,禁用缩宫素。

(六)护理诊断

1.疼痛 与子宫收缩不协调,子宫肌纤维在收缩间歇期不能完全放松有关。

2.疲乏 与产程延长,产妇体力消耗大有关。

3.有体液不足的危险 与产程长,进食少有关。

4.焦虑 与知识缺乏,担心母儿健康有关。

(七)护理要点

1.协同性子宫收缩乏力

(1)第一产程。

1)一般护理。

指导产妇休息及进食:鼓励产妇进易消化、高热量食物;补充水和电解质,必要时遵医嘱静脉滴注10%葡萄糖液500~1000ml内加维生素C2g;伴有酸中毒时应补充5%碳酸氢钠;低钾血症时应予氯化钾缓慢静脉滴注;补充钙剂可提高肌球蛋白及腺苷酶活性,增强宫缩;产程时间较长,过度疲劳或烦躁不安者可给镇静剂以利产妇休息。

保持膀胱和直肠的空虚状态:初产妇,宫口扩张<4cm,胎膜未破者,可用温肥皂水灌肠;应鼓励产妇2~4小时排尿1次,自行排尿困难者,可诱导排尿及导尿。

2)协助加强子宫收缩:经一般处理后,子宫收缩力仍弱,确诊为协调性宫缩乏力,产程无明显进展,并排除骨盆狭窄、胎儿窘迫及剖宫产史者,可选用以下方法加强宫缩:

人工破膜:①指征:宫口扩张≥3cm、无头盆不称、胎头已衔接者,排除脐带先露后,行人工破膜。破膜后,胎头直接紧贴子宫下段及宫颈内口,引起反射性子宫收缩,加速产程进展。②破膜时机:应选择在宫缩间歇、下次宫缩将开始时刺破胎膜。破膜后手指应停留在阴道内,经过1~2次宫缩,待胎头稍下降些后再将手取出。③破膜效果:Bishop提出用宫颈成熟度评分法,估计人工破膜加强宫缩措施的效果(表2-4-1-1),该评分法满分为13分,若产妇得分≤3分,人工破膜均失败,应改为其他方法。4~6分者成功率约为50%,7~9分者成功率约为80%,>9分均成功。

缩宫素静脉滴注:①指征:适用于协调性宫缩乏力、宫口扩张3cm、胎心良好、胎位正常、头盆相称者。②用法:先用生理盐水或5%葡萄糖液500ml静脉滴注,调节至4~5滴/min,然后加入缩宫素2.5U,摇匀,使每滴糖液含缩宫素0.33mU,初始滴速为1~2mU/min。③监护:缩宫素静滴时需专人监护,每10分钟观察1次宫缩、胎心、血压和脉搏情况并记录,根据宫缩强弱随时调节滴速。如宫缩不强可逐渐加快滴速,但一般不超过10~15mU/min

(30～45 滴/min)。以维持宫缩时宫腔压力达 50～60mmHg,宫缩间隔 2～3 分钟,持续 40～60 秒为宜。对于不敏感者,可酌情增加缩宫素剂量。评估宫缩强度的方法有 3 种:触诊子宫、电子监护、应用 Montevideo 单位(MU)表示(置羊水中压力导管测子宫收缩强度 mmHg 数×10min 内宫缩次数,比如 10 分钟有 3 次宫缩,每次压力为 50mmHg,就等于 150MU。一般临产时子宫收缩强度为 80～120MU,活跃期宫缩强度为 200～250MU,应用缩宫素促进宫缩时必须达到 250～300MU 才能引起有效宫缩)。如 10 分钟内宫缩超过 5 次、宫缩达到持续 1 分钟以上或出现胎心异常,应立即停止静滴缩宫素。如出现血压升高,应减慢滴速。外源性缩宫素在体内半衰期较短,停药后能迅速好转。缩宫素有抗利尿的作用,使水的重吸收增加,可出现尿少,应警惕水中毒的发生。

　　地西泮静脉推注:地西泮能使宫颈平滑肌松弛,软化宫颈,促进宫口扩张,适用于宫口扩张缓慢及宫颈水肿时。常用剂量为 10mg,间隔 4～6 小时可重复使用,与缩宫素静滴联合使用效果更佳。

　　针灸:针刺合谷、三阴交、太冲、关元、中极等穴位以及刺激乳头也有加强宫缩的效果,可辅助上述方法使用。

　　经上述处理,如产程仍无进展或出现胎儿宫内窘迫时,应及时改行剖宫产。

表 2-4-1-1　Bishop 宫颈成熟度评分法

指　标	分　数			
	0	1	2	3
宫口开大(cm)	0	1～2	3～4	5～6
宫颈管消退(%)(未消退为 2～3cm)	0～30	40～50	60～70	80～100
先露位置(坐骨棘水平＝0)	－3	－2	－1～0	＋1～＋2
宫颈硬度	硬	中	软	
宫口位置	后	中	前	

　　3)治疗配合。

　　提供减轻疼痛的支持措施:如背部按摩、鼓励深呼吸、腹部画线式按摩以分散注意力减轻疼痛。

　　预防感染:注意外阴清洁,破膜 12 小时以上应给予抗生素。

　　4)心理护理:助产人员应鼓励产妇表达其内心的感受,耐心地向产妇及家属解释有关异常分娩的原因以及可能对母儿造成的影响,让产妇了解目前产程进展及其处理方式,取得其理解和配合,减轻其焦虑,促使难产转化为顺产。

　　(2)第二产程:①如无头盆不称,于第二产程期间出现宫缩乏力时,也应加强宫缩,可予缩宫素静滴。②当胎头双顶径已达坐骨棘水平或以下者,可等待自然分娩或行会阴后-侧切开以行胎头吸引术或产钳术助产。③如胎头双顶径未达坐骨棘水平,出现第二产程延长或停滞,或伴有胎儿宫内窘迫,应立即行剖宫产结束分娩,助产人员应及时做好相应手术准备和新生儿抢救的准备。

　　(3)第三产程:①防治产后出血,当胎儿前肩娩出后,立即静脉推注、肌注或向子宫体注射缩宫素 10U;也可静脉推注麦角新碱 0.2mg,同时给予缩宫素 10～20U 静脉滴注,使宫缩

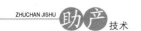

增强,促使胎盘剥离与娩出及子宫血窦关闭;也可于胎儿胎盘娩出后将米索前列醇 200μg 含化或 200～400μg 置入肛内。②总产程长、破膜时间长、肛查或阴道检查次数多者,应给予抗生素预防感染。③注意:胎儿前肩娩出前,禁止肌肉注射缩宫素。

2.不协调性子宫收缩乏力 关心、安慰、鼓励产妇,给予强镇静剂哌替啶 100mg、吗啡 10～15mg 肌注或地西泮 10mg 静脉推注,使产妇充分休息,醒后多能恢复为协调性宫缩。如经上述处理,不协调性宫缩未能得到纠正,或出现胎儿宫内窘迫、发现有头盆不称等情况时,应行剖宫产术。若不协调性宫缩已被控制,宫缩仍较弱,可按协调性宫缩乏力处理。

【子宫收缩过强】

(一)临床表现

1.协调性子宫收缩过强 子宫收缩的节律性、对称性和极性均正常,仅子宫收缩力量过强、过频,宫内压>50mmHg,宫缩周期短,持续时间过长而间歇时间过短,10 分钟内有 5 次或 5 次以上宫缩。当头盆相称、产道无明显阻力时,宫口在短时间内迅速开全,产程可在短时间内结束,如总产程<3 小时,称急产,多见于经产妇。如伴有头盆不称、胎位异常或瘢痕子宫,则有可能出现病理缩复环或发生子宫破裂。

2.不协调性子宫收缩过强

(1)强直性子宫收缩:大多由外界因素引起,如临产后宫缩剂使用不当或对缩宫素极其敏感、胎盘早剥血液浸润子宫肌层等,使子宫强力收缩,无明显间歇或间歇期极短,宫颈内口以上部分的子宫肌层出现强直性痉挛性收缩。产妇表现为烦躁不安,持续性腹痛,拒按,胎位触不清,胎心听不清,胎儿可因长时间缺氧而发生窘迫或胎死宫内。有时可出现病理缩复环、肉眼血尿等先兆子宫破裂征象。

(2)子宫痉挛性狭窄环:子宫局部肌肉呈痉挛性不协调性收缩形成的环状狭窄,持续不放松,称为子宫痉挛性狭窄环。痉挛性狭窄环可以发生在宫颈、宫体的任何部位,多在子宫上下段交界处,也可在胎体的某一狭窄部位,如胎颈、胎儿腰部等,多因产妇精神紧张、过度疲劳或不恰当地应用宫缩剂及粗暴的阴道内操作所致(图 2-4-1-2)。产妇表现为持续性腹痛,烦躁不安,宫颈扩张缓慢,先露下降停滞,胎心时快时慢。阴道检查在宫腔内触及较硬而无弹性的狭窄环,且不随宫缩上升,可与先兆子宫破裂的病理性缩复环鉴别。

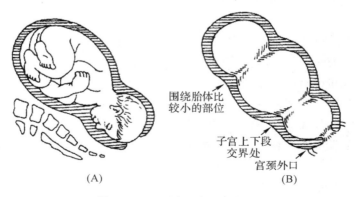

(A)　　　　　　　　　　　(B)

图 2-4-1-2　子宫痉挛性狭窄环

（二）对母儿的影响

1. 对产妇的影响 宫缩过强、过频,产程过短,可致产妇宫颈、阴道及会阴等来不及充分扩张而撕裂。如先露下降受阻,可发生先兆子宫破裂或子宫破裂。产程过短,接生时常措手不及,来不及消毒,造成感染。产后子宫肌纤维缩复不良,可致胎盘滞留或产后出血。

2. 对胎儿及新生儿的影响 过强过频的宫缩使胎盘血循环受阻,致胎儿宫内窘迫、新生儿窒息甚至死亡。胎儿娩出过快,胎头在产道内受到的压力突然解除,可致新生儿颅内出血。由于来不及接生,新生儿坠地可致骨折、外伤及感染。如产道阻力过大引起子宫破裂,胎儿在短时间内死亡。

（三）处理原则

1. 协调性子宫收缩过强 识别急产高危人群,正确处理,预防并发症。

2. 不协调性子宫收缩过强 首先查找原因,抑制异常宫缩。若不能抑制或出现胎儿宫内窘迫,应及时剖宫产。

（四）护理诊断

1. 疼痛 与宫缩过频过强有关。

2. 有母儿受伤的危险 与产程过快有关。

3. 焦虑 与疼痛、担心母儿安危有关。

（五）护理要点

1. 协调性子宫收缩过强

（1）有急产史者:应在预产期前1~2周住院待产,勿远离病房,有产兆者左侧卧位休息,不要过早屏气。助产人员应提早做好接产及新生儿窒息抢救准备。临产后禁止灌肠,产程中密切注意胎心变化,及时处理胎儿窘迫,胎儿娩出时嘱产妇不要用力屏气,胎头娩出时注意保护会阴,尽可能做会阴侧切术,以防止会阴严重撕裂,但不得强力抵压胎头,以免造成子宫破裂或新生儿颅内出血。产后仔细检查软产道,及时发现裂伤并予缝合。新生儿应予维生素 K_1 10mg 肌肉注射,预防新生儿颅内出血。如急产来不及消毒及新生儿坠地者,应重新无菌处理脐带,予抗生素预防感染,并尽早给母儿分别肌注破伤风抗毒素 1500U。

（2）出现难产者:如产道阻力大或存在头盆不称,可能导致子宫破裂或先兆子宫破裂,应立即采取措施,迅速抑制宫缩,尽快结束分娩。如胎儿存活,应立即行剖宫产;如胎儿已死亡,宫颈口已充分扩张,先露较低,无子宫破裂征象,在全麻下行毁胎术。估计阴道分娩有困难,或有子宫先兆破裂征象,需立即行剖宫产术结束分娩。

2. 不协调性子宫收缩过强

（1）强直性子宫收缩:确诊强直性子宫收缩需及时给予宫缩抑制剂,如 25％硫酸镁 20ml 加入 25％葡萄糖注射液 20ml 内缓慢静脉推注（不少于 5 分钟）,或肾上腺素 1mg 加于 5％葡萄糖注射液 250ml 内静脉滴注。如正在使用宫缩剂者应立即停药并予宫缩抑制剂。如属于梗阻性原因,应立即行剖宫产术。如胎死宫内,可用乙醚吸入麻醉,如仍不能缓解强直性宫缩,应行剖宫产术。

（2）子宫痉挛性狭窄环:应仔细寻找导致痉挛性狭窄环的原因并及时纠正。应立即停止阴道操作及停用缩宫素。若无胎儿窘迫征象,给予镇静剂,如哌替啶 100mg、吗啡 10mg 肌注,也可用宫缩抑制剂如沙丁胺醇 4.8mg 口服,25％硫酸镁 20ml 加入 25％葡萄糖注射液

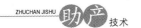

20ml内缓慢静推,等待异常宫缩自然消失。当痉挛性狭窄环松解后,宫口开全者可经阴道助产或等待自然分娩。如经上述处理,痉挛性狭窄环不能缓解,宫口未开全,先露较高,或伴有胎儿窘迫征象,均需立即行剖宫产术结束分娩。如胎死宫内,宫口已开全,可行乙醚麻醉,经阴道分娩。

二、产道异常产妇的护理

产道异常包括骨产道异常及软产道异常,临床上以骨产道异常多见。产道异常可使胎儿娩出受阻,因此在难产中应引起重视。

【骨产道异常】

骨盆径线过短或形态异常,使骨盆腔小于先露部可以通过的限度,阻碍先露下降,影响分娩顺利进行,称狭窄骨盆。狭窄骨盆可以为一条或多条径线狭窄,也可以为一个或多个平面狭窄。当一条径线狭窄时,要观察同一个平面其他径线的大小,再结合整个骨盆大小与形态进行综合分析,作出正确判断。

1. 狭窄骨盆的类型

(1)骨盆入口平面狭窄(扁平骨盆):根据骶耻外径和入口平面前后径的长度,将骨盆入口平面狭窄分为三级(表2-4-2-1),其中Ⅰ级绝大多数可经阴道自然分娩,Ⅱ级需经试产后才能决定是否可以经阴道分娩,Ⅲ级则必须以剖宫产结束分娩。我国女性扁平骨盆常见以下两种类型:

表 2-4-2-1 骨盆入口平面正常与异常各径线值

狭窄级别	程度	骶耻外径(cm)	入口前后径(cm)
	正常	18.0~20.0	11.0
Ⅰ级	临界性狭窄	18.0	10.0
Ⅱ级	相对性狭窄	16.5~17.5	8.5~9.5
Ⅲ级	绝对性狭窄	≤16.0	≤8.0

1)单纯扁平骨盆:骨盆入口呈横扁圆形,骶骨岬向前下突,入口前后径缩短而横径正常(图2-4-2-1)。

2)佝偻病性扁平骨盆:多因幼年时患佝偻病,使骨骼软化,致骨盆变形。表现为骨盆入口呈横的肾形,骶岬前突,骨盆入口前后径明显缩短。骶骨下段失去正常弧度,变直向后翘;尾骨呈钩状突向骨盆出口平面。由于髂骨外翻,髂棘间径大于髂嵴间径;因坐骨结节外翻,耻骨弓角度增大,骨盆出口横径变宽,整个骨盆变浅,下部宽大(图2-4-2-2)。

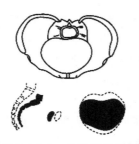

图 2-4-2-1 单纯扁平骨盆

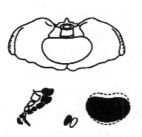

图 2-4-2-2 佝偻病性扁平骨盆

扁平骨盆孕妇于妊娠末期或临产后,胎头矢状缝不能衔接于骨盆入口斜径上,只能衔接于横径上,即以枕横位入盆。胎头经侧屈使其两顶部依次入盆,呈不均倾势入盆。若以前顶骨先入盆,则矢状缝偏后,称为前不均倾;若以后顶骨先入盆,则矢状缝偏前,称为后不均倾,临床上多见(图 2-4-2-3)。当胎头双顶径均通过骨盆入口平面后,仍有经阴道分娩的可能。

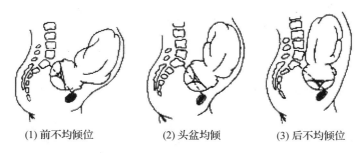

(1) 前不均倾位　　　　(2) 头盆均倾　　　　(3) 后不均倾位

图 2-4-2-3　前不均倾位与后不均倾位

(2)中骨盆及出口平面狭窄:根据坐骨棘间径和坐骨结节间径的长度,将中骨盆及出口平面狭窄分为三级(表 2-4-2-2)

表 2-4-2-2　中骨盆及出口平面正常与异常各径线值

狭窄级别	程度	坐骨棘间径(cm)	坐骨结节间径(cm)
	正常	10.0	8.5~9.5
Ⅰ级	临界性狭窄	10.0	7.5
Ⅱ级	相对性狭窄	8.5~9.5	6.0~7.0
Ⅲ级	绝对性狭窄	≤8.0	≤5.5

我国女性中骨盆及出口平面狭窄常见以下两种类型:

1)漏斗骨盆:骨盆入口平面各径线正常,两侧骨盆壁逐渐向内倾斜状似漏斗。其特点是:中骨盆及骨盆出口平面均明显狭窄,使坐骨棘间径、坐骨结节间径缩短,耻骨弓角度<90°(图 2-4-2-4)。坐骨结节间径与后矢状径之和<15cm,常见于男型骨盆。单纯骨盆出口狭窄临床上较少见,多与中骨盆平面狭窄同时存在。当耻骨弓角度变小,坐骨结节间径狭窄,胎头不能利用耻骨弓下三角空隙,而被迫后移,利用后三角间隙娩出。当坐骨结节间径与后矢状径之和<15cm 时,足月胎儿无法经阴道娩出。

2)横径狭窄骨盆:此类骨盆临床上也较少见,与类人猿型骨盆类似。骨盆的入口、中骨盆和出口平面横径均缩短,前后径略长,坐骨切迹宽,骨盆腔较深。外测量时,骶耻外径正常,但髂棘间径和髂嵴间径均缩短(图 2-4-2-5)。中骨盆及出口平面狭窄,在产程早期无头盆不称征象,当胎头下降到中骨盆或骨盆出口平面时,因不能顺利完成内旋转动作而呈持续性枕横位或枕后位造成难产。

(3)骨盆的三个平面均狭窄(均小骨盆):骨盆的形态属女型骨盆,但骨盆三个平面均狭窄,各径线均小于正常值 2cm 或更多,称为均小骨盆(图 2-4-2-6)。多见于身材矮小,体形匀称的女性。如胎儿较小,胎位正常,宫缩良好,可借助胎头的极度俯屈和变形,仍有经阴道分娩的可能。

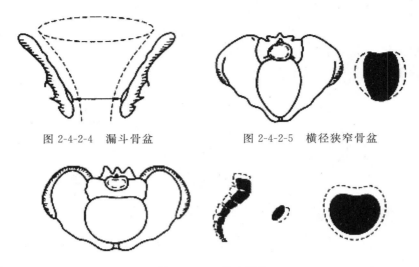

图 2-4-2-4　漏斗骨盆　　　　　　图 2-4-2-5　横径狭窄骨盆

图 2-4-2-6　均小骨盆

（4）畸形骨盆：骨盆外形失去正常形态和对称性。如因缺钙、磷、维生素 D 及紫外线照射不足，使成人期骨质矿化障碍导致的骨软化症骨盆（图 2-4-2-7）；一侧髂骨翼与髋骨发育不良以及下肢和髋关节疾病、脊柱病变、骨盆外伤等所致的偏斜骨盆（图 2-4-2-8）。严重骨盆畸形使骨盆形态不规则，骨盆腔狭窄，大部分难以完成分娩，需行剖宫产。

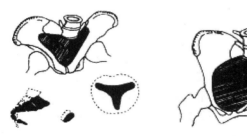

图 2-4-2-7　骨软化症骨盆　　　　图 2-4-2-8　偏斜骨盆

2. 骨产道狭窄的诊断

（1）病史：应了解孕妇幼年时是否患过小儿麻痹症、佝偻病、脊柱和髋关节疾病以及外伤史等；经产妇还应了解有无难产史及其原因，新生儿大小，存活与否，有无产伤等。

（2）体格检查：测量身长，孕妇身高＜145cm 应警惕均小骨盆。观察孕妇体型，身材矮壮者往往骨骼粗大，骨盆外测量的各个径线可能正常，但内径可能狭窄，此时应测量孕妇的手腕围以了解骨质厚薄对骨盆内径的影响；脊柱侧弯、后凸等也可影响骨盆的正常形态，导致骨盆畸形；米氏菱形窝的形态是否对称、上下三角的形态是否正常等都有助于判断骨盆是否正常。观察孕妇的步态，跛行、脊髓灰质炎后遗症可使骨盆产生倾斜性畸形。

（3）腹部检查：观察腹部外形，查看有无悬垂腹，尺侧宫高及腹围，借助 B 型超声观察胎先露部与骨盆关系，同时可测量胎头双顶径、胸径、腹径等径线预测胎儿体重，判断能否通过产道。骨盆入口平面狭窄常因头盆不称，胎头不易入盆而表现为胎位异常，如臀先露、肩先露，临近预产期，胎头仍高浮或腹部检查跨耻征阳性。中骨盆狭窄影响已入盆的胎头内旋转，导致持续性枕后位、枕横位。

(4)评估头盆关系:若临产后胎头仍未入盆则应充分估计头盆是否相称,常用跨耻征检查。方法:产妇排空膀胱,仰卧,两腿伸直;检查者将手置于耻骨联合上方,将浮动的胎头向骨盆腔方向推压。若胎头低于耻骨联合前表面,表示胎头可以入盆,头盆相称,称跨耻征阴性;若胎头与耻骨联合前表面在同一平面,表示可疑头盆不称,即跨耻征可疑阳性;若胎头高于耻骨联合前表面,表示头盆明显不称,称跨耻征阳性(图2-4-2-9)。对于跨耻征阳性的孕妇,应让其取两腿屈曲半卧位,再次检查跨耻征,若转为阴性,提示为骨盆倾斜度异常,而不是头盆不称。

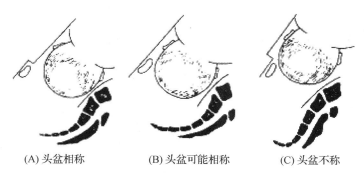

(A) 头盆相称　　　　　(B) 头盆可能相称　　　　　(C) 头盆不称

图 2-4-2-9　检查头盆相称程度

(5)骨盆测量。

1)骨盆外测量:可间接地反映真骨盆的形态和大小。骨盆外测量各径线都较正常值小2cm或以上,为均小骨盆;骶耻外径<18cm为扁平骨盆;坐骨结节间径<8cm,耻骨弓角度<90°为漏斗骨盆;骨盆两侧斜径(即一侧髂前上棘至对侧髂后上棘之间的距离)及同侧直径(从髂前上棘至同侧髂后上棘间的距离),如两者相差>1cm为偏斜骨盆。

2)骨盆内测量:骨盆外测量异常或身材矮壮、骨骼粗大者,应进行骨盆内测量。若对角径<11.5cm,骶岬前突为骨盆入口平面狭窄,属扁平骨盆;中骨盆平面狭窄和骨盆出口平面狭窄常同时存在,应测量骶骨弧度、坐骨棘间径、坐骨切迹宽度(即骶棘韧带宽度)。若坐骨棘间径<10cm,坐骨切迹宽度<2横指,为中骨盆平面狭窄。若坐骨结节间径<8cm,应测量后矢状径及检查骶尾关节活动度来判断骨盆出口平面的狭窄程度。若坐骨结节间径与后矢状径之和<15cm,为骨盆出口平面狭窄。

3. 骨盆狭窄对母儿的影响

(1)对产妇的影响:骨盆中度或重度狭窄,若在临产前未能及时发现或估计不足,临产后又疏于观察,子宫收缩逐渐增强,但先露下降受阻,使子宫下段被动牵拉变薄,如不及时处理可导致先兆子宫破裂或子宫破裂,危及产妇生命。骨盆入口平面狭窄,影响胎头入盆,易致胎位异常,继而引发宫缩乏力、产程延长或停滞;中骨盆平面狭窄,影响胎头内旋转,易出现持续性枕后位、枕横位,胎头长时间嵌顿于产道内,压迫软组织引起局部缺血、水肿、坏死、脱落,产后形成生殖道瘘。头盆不称易引起胎膜早破,加之手术助产,增加感染机会。

(2)对胎儿及新生儿的影响:头盆不称易发生胎膜早破,脐带脱垂,导致胎儿窘迫甚至死亡;产程延长,胎头受压过久,极度变形容易引起颅内出血;骨盆狭窄,手术助产机会增加,易发生新生儿产伤及感染,使围生儿死亡率增高。

4. 狭窄骨盆分娩的处理原则　明确骨盆狭窄的类型及程度,根据胎儿大小、胎位、产力、胎儿宫内状况、产程进展情况、产妇精神心理状态,结合年龄、产次、既往史综合分析,选择合理的分娩方式。

(1)骨盆入口平面狭窄。

1)绝对性骨盆狭窄(明显头盆不称):骶耻外径≤16cm,入口前后径≤8cm,胎头跨耻征阳性者。足月活胎不能入盆,不能经阴道分娩,应在临产后行剖宫产术结束分娩。

2)相对性骨盆狭窄(轻度头盆不称):骶耻外径16.5～17.5cm,入口前后径≤8.5～9.5cm,胎头跨耻征可疑阳性。足月活胎体重<3000g,胎心及宫缩均正常,可在严密监护下试产。让产妇取半卧位,两腿弯曲,或平卧位,将两腿屈曲尽量贴近腹壁,以减小骨盆的倾斜度,利于胎头入盆(图2-4-2-10)。骨盆入口平面狭窄的试产,应以宫口开大3～4cm,胎膜已破为试产开始,未破膜者可在宫口开大3cm时人工破膜。经2～4小时试产,如胎头下降入盆,产程有进展,可经阴道分娩,为试产成功;相反,如产力正常,胎头不入盆,产程无进展,为试产失败,应考虑剖宫产。

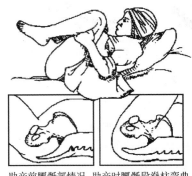

助产前腰骶部情况　助产时腰骶段脊柱弯曲度减小,耻骨联合抬高

图 2-4-2-10　减小骨盆倾斜度

骨盆入口临界性狭窄,胎头常以矢状缝在骨盆入口横径衔接,多取后不均倾势,即后顶骨先入盆,胎头可利用骶骨凹的弧度向后退让,而顺利入盆。如为前不均倾势,胎头受阻于耻骨联合上方,可出现跨耻征阳性,胎头不能入盆。如胎头双颅骨均通过骨盆入口平面,多能较顺利经阴道分娩。

(2)中骨盆及骨盆出口平面狭窄:多表现为活跃期或第二产程延长或停滞、继发性宫缩乏力、持续性枕横位、枕后位等。由于中骨盆平面狭窄,产程异常出现较晚,可使产程延长,产妇极度疲劳、衰竭,胎儿窘迫等,对母儿影响较大。如宫口开全,胎头双顶径达坐骨棘水平或更低,可经阴道徒手旋转胎头为枕前位,待其自然分娩或阴道助产。如出现胎头双顶径未达坐骨棘水平,或手法纠正胎位失败或出现胎儿宫内窘迫征象,应及早行剖宫产结束分娩。

临床上常测骨盆出口横径与后矢状径之和估计出口大小。如两者之和>15cm,且胎儿体重<3000g,多数产妇可充分利用出口后三角形经阴道分娩。应指导产妇坐姿或蹲位,以纠正骨盆倾斜度,增加骨盆出口平面的径线,对帮助先露下降有一定效果。若两径线之和<15cm,应做好剖宫产术前准备,不可试产。如产前未能及时发现,产程中发现异常时胎头多已达盆底,此时行剖宫产手术极为困难,对母儿均可造成极大伤害,故对骨盆出口平面狭窄的处理,关键在于产前及时诊断,一旦确定骨盆出口平面狭窄,应及时选择剖宫产术。

5.护理诊断

(1)有胎儿受伤的危险:与产道、产程异常,胎儿宫内缺氧有关。

(2)有感染危险:与胎膜早破,手术操作有关。

(3)潜在并发症:子宫破裂、产后出血、胎儿宫内窘迫。

6.护理要点

(1)心理护理:鼓励产妇说出内心的顾虑,向产妇及家属耐心说明目前产程的进展情况,阐明产道异常可能对母儿带来的影响,让产妇和家属积极参与分娩方式的选择和产程管理,解除焦虑,向其解释相关的检查结果和拟定的治疗方案,使他们对医护人员充满信任,积极配合治疗。

(2)试产护理:试产时需有专人守护,注意监测宫缩强弱、胎心音变化及先露部下降情况,应在胎儿电子监护仪的监护下进行;破膜后立即听胎心,并注意羊水性状,必要时行阴道检查了解产程进展、有无脐带脱垂和胎头高浮。如发现宫缩过强,产程进展不顺利或有子宫先兆破裂征象、胎儿宫内窘迫征象出现,应立即停止试产,通知医生并迅速做好剖宫产术准备;试产中少做肛查、禁灌肠,不宜使用止痛、镇静剂,尤其不可使用对胎儿呼吸有抑制作用的药物,因在试产中随时都有改行剖宫产的可能;胎膜已破者,应注意外阴清洁,遵医嘱用抗生素预防感染,并适当缩短试产时间。

(3)治疗配合。

1)手术准备:需阴道助产者,助产人员应及时准备好助产所需器械并配合医生做较大的会阴后-斜切开术;不宜从阴道分娩者,应迅速做好剖宫产术前准备。同时,需做好新生儿窒息抢救的准备并配合医生进行抢救。

2)预防产后出血及感染:胎儿娩出后,遵医嘱及时注射宫缩剂及抗生素,防止出血及感染。胎先露长时间压迫阴道或出现血尿,应及时导尿,并留置尿管,以防生殖道瘘管形成;留置尿管期间应定期更换尿袋,会阴护理1日2次,以保持尿管通畅和防止尿路感染。

3)胎儿在产道压迫时间过长或经手术助产的新生儿,应按产伤处理,严密观察有无颅内出血或其他损伤的症状。

(4)一般护理:保持环境安静,让产妇左侧卧位,充分休息;鼓励进食,补充营养及水分。

【软产道异常】

软产道异常包括外阴、阴道、宫颈、子宫下段异常。软产道异常所引起的难产在临床上较少见,容易被忽略,但分娩中如处理不当会造成母儿损伤。因此,孕期至少应做一次阴道检查及B超检查,以便及早发现软产道及盆腔器官的异常。

1.外阴异常护理

(1)协助处理会阴坚韧:多见初产妇,尤其35岁以上高龄初产妇更为多见。由于会阴体与盆底组织坚韧,会阴体伸展性差,使阴道口狭小。常在第二产程中出现胎头下降受阻,胎头娩出时常造成会阴体严重撕裂,分娩时应做预防性会阴后-侧切开。

(2)外阴水肿护理:常见于妊娠期高血压疾病、重度贫血、心脏病、肾炎以及慢性营养不良等孕妇,在其全身水肿的同时伴有严重的外阴水肿。外阴水肿使组织失去弹性,分娩时妨碍胎先露下降,容易造成损伤、感染、伤口愈合不良等。临产前局部可用50%硫酸镁湿热敷,以改善局部水肿;临产后会阴仍水肿不退者,可在严密消毒下进行多点针刺皮肤放液;产时行会阴后-侧切开术;产后加强会阴局部护理,预防感染。

（3）协助处理外阴瘢痕：见于外伤、药物腐蚀或炎症后遗症瘢痕挛缩，可使阴道口过于狭小，不能扩张，影响胎先露的下降和娩出。如瘢痕范围仅限于外阴，胎头达盆底，可行会阴后-侧切开术；如瘢痕范围过大，扩张困难，应行剖宫产术。

2. 阴道异常

（1）协助处理阴道横膈：阴道横膈多位于阴道上、中段，较坚韧。完全性阴道横膈不能受孕，不完全横膈在其中央或偏一侧有一小孔，易被误认为是宫颈外口。仔细检查，在小孔上方可触及逐渐开大的宫颈边缘，而小孔直径并不变大。阴道横膈可影响胎先露下降。当胎头下降使横膈被撑薄后，可自小孔处作 X 形切开，待分娩结束后，再修剪剩余的膈，用可吸收线间断或连续锁边缝合残端。如横膈高且坚厚，需行剖宫产术。

（2）协助处理阴道纵膈：阴道纵膈如伴有双子宫、双宫颈畸形，位于一侧宫内的胎儿下降通过该侧阴道时，纵膈被推向对侧，一般不阻碍分娩。当阴道纵膈发生于单宫颈时，纵膈位于胎先露的前方，先露继续下降，如纵膈薄可自行断裂，分娩无阻碍。如纵膈肥厚坚韧，阻碍胎先露下降，可于纵膈中间剪断，分娩结束后再修剪残余纵膈，用可吸收线间断或连续锁边缝合残端。如系臀位，胎儿可骑跨纵膈之上而阻碍先露部下降，应行剖宫产。

（3）协助处理阴道狭窄：多见于因分娩损伤、感染、腐蚀性药物等引起。在妊娠期可随妊娠进展而充血、软化。临产后，胎先露下降可能克服瘢痕阻力而完成分娩。瘢痕广泛而坚韧者，则采用剖宫产。

（4）协助处理阴道尖锐湿疣：妊娠期尖锐湿疣生长迅速，如阴道尖锐湿疣范围广，体积大，疣体根部弹性差，可阻碍分娩，容易发生撕裂、血肿及感染，并可能使新生儿患喉乳头状瘤，故以剖宫产为宜。

（5）协助处理阴道囊肿或肿瘤：如瘤体较大，阻碍先露下降，特别是有恶性肿瘤可疑者，应行剖宫产；若为单纯性阴道囊肿，可经阴道穿刺抽出囊液，使体积缩小，以利于娩出胎儿。原有病灶均待产后再做处理。

3. 宫颈异常

（1）协助处理宫颈外口黏合：多在分娩受阻时发现。宫颈管已消失而宫口迟迟不扩张，仍为一很小的孔，可在阴道检查时用手指稍加压力分离黏合的小孔，宫口即可在短时间内开全。

（2）协助处理宫颈水肿：多见于持续性枕后位、前不均倾位或滞产、宫口未开全前产妇过早出现便意感而增加腹压，使宫颈前唇长时间受压于胎头和耻骨联合之间，血液回流受阻而引起水肿，影响宫颈扩张。轻者可抬高产妇臀部，减轻胎头对宫颈压力，也可用 0.5% 利多卡因 5～10ml 于宫颈两侧注射或地西泮 10mg 缓慢静推，待宫口近开全，可用手将水肿的宫颈前唇上推，使其逐渐越过胎头，即可经阴道分娩。上推宫颈时动作应轻柔，以防宫颈裂伤和出血。如经上述处理无明显效果，宫口扩张缓慢或停滞，应行剖宫产。

（3）协助处理宫颈坚韧：常见于高龄初产妇，宫颈缺乏弹性或精神过度紧张使宫颈挛缩，宫颈坚韧不易扩张。可用 0.5% 利多卡因 5～10ml 宫颈两侧注射或地西泮 10mg 缓慢静推，若仍不能缓解，可改行剖宫产术。

（4）协助处理宫颈瘢痕：见于宫颈锥形切除术后、宫颈裂伤修补术后、宫颈深部电烙术后等所致的宫颈瘢痕，如宫缩很强，宫口仍不扩张，应早行剖宫产术。

（5）协助处理宫颈肿瘤：常见有宫颈肌瘤和宫颈癌。较大的子宫下段或宫颈肌瘤可占据盆腔,妨碍胎头入盆,应行剖宫产术。患宫颈癌时宫颈质地脆硬,缺少伸展性,如从阴道分娩,有导致宫颈撕裂、出血、感染和癌细胞扩散的危险,应行剖宫产术。产后根据癌肿的期别、大小、有无扩散等进一步处理。

4.协助处理子宫下段异常　随着剖产率的增加,手术后并发症也随之升高,子宫下段切开感染,瘢痕较大,血管闭塞,血运障碍,子宫下段组织较硬,遇到梗阻性难产可发生子宫下段破裂。分娩时要严密观察有无病理缩复环及血尿出现,如有异常需及时处理。

三、胎位异常产妇的护理

胎位异常是造成难产的常见原因之一。胎位异常包括臀位、横位、头位异常及复合先露等,其中以头位异常占绝大多数,占 6％～7％,常见头位异常有持续性枕横位、枕后位、颜面位、高直位和前不均倾位等。臀位异常约占 3％～4％。横位及复合位异常极少见。

【臀位】

臀位是异常胎位中最常见的一种,占妊娠足月分娩总数的 3％～4％,多见于经产妇。臀位以骶骨为指示点,分为六种:骶左前、骶左横、骶左后、骶右前、骶右横、骶右后。因为胎头比胎臀大,分娩时后出胎头无明显变形,易造成娩出困难。同时,由于胎先露衔接不良,易发生脐带脱垂,使臀位分娩的难产率、围生儿死亡率较头位明显增高。

1.原因

(1)胎儿在宫腔内活动范围过大:羊水过多、经产妇腹壁过于松弛、早产儿羊水量相对偏多等,胎儿易在宫腔内自由活动而形成臀位。

(2)胎儿在宫腔内活动范围受限:子宫畸形(如单角子宫、双角子宫)、双胎、羊水过少、胎儿畸形(如无脑儿、脑积水等)容易发生臀位。胎儿活动空间狭窄,臀位不易转成头位。胎盘附着在宫底及宫角,臀位的发生几率较高。

(3)胎头衔接受阻:骨盆狭窄、前置胎盘、盆腔肿瘤阻塞产道及巨大儿相对性头盆不称等。

2.分类　根据胎儿两下肢所取的姿势,可分为三种类型:

(1)单臀先露(腿直臀先露):胎儿双髋关节屈曲,双膝关节伸直,以臀部为先露。此类最多见。

(2)完全臀先露(混合臀先露):胎儿双髋关节和双膝关节均屈曲,犹如盘膝而坐,以臀部和双足为先露。此类较多见。

(3)不完全臀先露(足先露或膝先露):以一足或双足、一膝或双膝、一足一膝为先露。但膝先露是暂时的,多数在产程开始后转成足先露。此类较少见。

3.诊断

(1)临床表现:孕妇常感肋下有圆而硬的胎头。先露不能紧贴子宫下段和宫颈内口,常致宫缩乏力、宫口扩张缓慢、产程延长。

(2)腹部检查:子宫呈纵椭圆形,胎体纵轴与母体纵轴平行,在宫底部触及圆而硬、有浮球感的胎头;若先露未衔接,在耻骨联合上方,可触到不规则、软而宽的胎臀;胎心音在脐左(或右)上方听得最清晰。衔接后胎臀位于耻骨联合之下,胎心在脐周或脐下最明显。

(3)肛查或阴道检查:肛查可触及软而不规则的胎臀或胎足、胎膝。若胎臀位置高,肛查不清时应行阴道检查。阴道检查除了解宫口扩张和胎先露情况外,还应注意有无脐带先露;

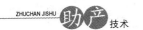

若胎膜已破,应查清有无脐带脱垂,并能直接触及胎臀、外生殖器及肛门,此时应和颜面区别:如为胎臀,可触及肛门与坐骨结节连在一条直线上,手指放入肛门内有环状括约肌收缩感,取出手指可见有胎粪;如为颜面,口与两颧骨突出点呈三角形,手指放入口内可触及齿龈和弓状的下颌骨(图 2-4-3-1)。如触及胎足,应与胎手鉴别:胎手指长,指端不平齐;胎足趾短而平齐,足端呈直斜线,有足跟(图 2-4-3-2)。

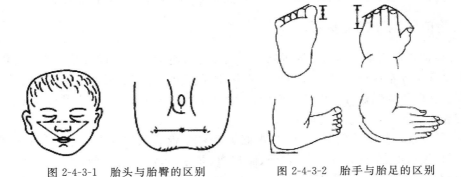

图 2-4-3-1　胎头与胎臀的区别　　　　　图 2-4-3-2　胎手与胎足的区别

(4)B 型超声检查:可准确探测臀位的类型,并估计胎儿大小、胎头姿势等,有助于决定分娩方式。

4.对母儿的影响

(1)对母体的影响:由于先露形状不规则,不能紧贴宫颈和子宫下段从而引起有效的反射性宫缩,产程中易致宫缩乏力、产程延长,使产后出血及产褥感染的机会增多,产伤和手术产率增加,如宫口未开全即强行牵拉,可致宫颈撕裂甚至延及子宫下段。

(2)对围生儿的影响:围生儿发病率与死亡率均增高。因先露高低不平,前羊水囊受力不均,易致胎膜早破,脐带脱垂的发生率是头位的 10 倍,脐带受压可致胎儿窘迫甚至死亡。胎膜早破引起早产儿和低出生体重儿增多,羊膜腔内感染机会增加。因胎儿臀部小于胎头,分娩时先露部不能充分扩张产道,易致后出胎头困难,导致新生儿窒息及颅内出血。此外,新生儿产伤的发生率较高,如臂丛神经损伤、骨折、关节脱位、脊柱损伤、胸锁乳突肌损伤所致斜颈等。

5.分娩机制

在胎儿身体的各部分中,胎头最大,胎肩次之,胎臀最小。头先露时,胎头可充分扩张产道,一旦胎头娩出,身体的各个部分随即娩出。而臀先露时,较小且软的胎臀不足以使产道充分扩张,径线最大的胎头最后娩出,容易发生胎头娩出困难。所以,在臀位助产时必须了解胎儿各部娩出的机制。以骶右前位为例加以阐述。

(1)胎臀娩出:临产后,胎臀以粗隆间径衔接于骨盆入口右斜径,骶骨位于右前方。胎臀逐渐下降,前髋下降稍快故位置较低,抵达盆底遇到阻力后发生内旋转,前髋向母体右前方旋转 45°,使前髋位于母体耻骨联合后方,此时粗隆间径和母体骨盆出口前后径一致,骶骨位于母体骨盆的右侧。胎臀继续下降,胎体为适应产道的弯曲而稍侧屈,后髋先从会阴体前缘娩出,随即胎体稍伸直,使前髋自耻骨弓下娩出,继之娩出双腿双足。当胎臀和双下肢娩出后,胎体行外旋转,使胎背转向前方或右前方。

(2)胎肩娩出:胎体外旋转时,胎儿双肩径衔接于骨盆入口右斜径或横径,并沿此径线逐渐下降,当双肩达盆底时,前肩向右旋转45°至耻骨弓下,使双肩径与骨盆出口前后径一致,同时胎体侧屈使后肩及后上肢从会阴前缘娩出,继之前肩及前上肢从耻骨弓下娩出。

(3)胎头娩出:当胎肩通过会阴时,胎头矢状缝衔接于骨盆入口左斜径或横径,并沿此径线下降,同时胎头俯屈。当枕骨到达骨盆底时,胎头枕骨向母体左前方旋转45°,使枕骨朝向母体的耻骨联合后方。胎头继续下降,当枕骨下凹到达耻骨弓下时,以此为支点,胎头继续俯屈,使颏、面、额部自会阴前缘相继娩出,随后枕部自耻骨弓下娩出。

6.处理

(1)妊娠期:妊娠30周前,臀先露多能自行转为头先露。如妊娠30周后仍为臀先露,应予以矫正。常用的矫正方法有以下几种:

1)膝胸卧位:让孕妇排空膀胱,松解裤带,双膝跪于床上,身体前俯,胸部尽量贴近床面,大腿与床面垂直(图2-4-3-3)。每天2次,每次15分钟,1周后复查。这种姿势主要是借助胎儿重力,使胎臀退出骨盆腔,胎头与胎背所形成的弧形顺着宫底弧面滑动而完成胎位矫正。膝胸卧位前半小时口服沙丁胺醇4.8mg或利托君10mg,使子宫处于松弛状态,则矫正胎位成功率更高。此方法适用于妊娠28~32周。

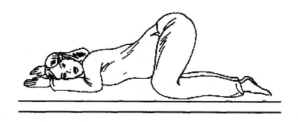

图2-4-3-3 膝胸卧位

2)激光照射或艾灸至阴穴:至阴穴位于足小趾外侧,距趾甲角1分处。近年多采用激光照射至阴穴,也可用艾灸条,每日1次,每次15~20分钟,5次为一个疗程。

3)外转胎位术:经上述矫正方法无效者,于妊娠32~34周可行外转胎位术。国内外学者对此手术的争议较多,因外转胎位术有发生脐带缠绕、胎盘早剥等严重并发症的可能,故采用时需慎重。外转胎位术仅适用于单胎臀位及横位,胎心良好;胎膜未破,有适量羊水者。术前半小时口服沙丁胺醇4.8mg使子宫肌肉及腹壁松弛,操作时最好在B型超声及胎儿电子监测下进行。嘱孕妇排尿后取仰卧位,双下肢屈曲稍外展,暴露腹壁。查清胎位,听胎心。操作步骤:①松动胎先露部:用两手插入先露部下方向上提拉,使之松动。②转胎:两手分别握持胎头及胎臀,一手将胎头保持俯屈姿势沿腹侧方向,轻轻向骨盆入口推移,另一手握持胎臀将其轻轻上推,与推头动作相配合,操作应交替进行,保持已转动的位置,并随时听胎心,直到转胎成功(图2-4-3-4)。③术后处理:转为头先露后,听取胎心率、观察胎动,若无异常,将两个毛巾卷分别置胎头两侧,用布单或腹带固定,包扎松紧适度,术后观察30分钟,1周后复查。胎头入盆后解除固定。

臀位孕妇应于预产期前1~2周提前入院待产,以防意外情况出现。

(2)分娩期:应根据产妇年龄、产次、骨盆类型、胎儿大小、胎儿是否存活、臀先露的类型以及有无妊娠合并症等综合分析,选择分娩方式。

1)选择剖宫产的指征:骨盆狭窄、软产道异常、预计胎儿体重>3500g、有难产史、胎儿宫内窘迫、脐带脱垂、严重妊娠并发症与合并症,如妊娠期高血压疾病、前置胎盘、胎盘早剥、心脏病等;不完全臀先露或胎头过度仰伸、高龄初产、宫缩乏力经加强宫缩后无改善者均应行剖宫产结束分娩。

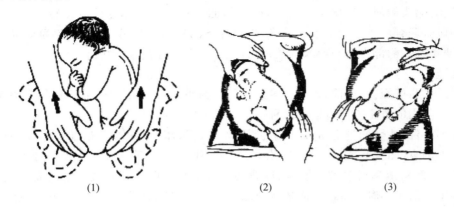

(1)　　　　　(2)　　　　　(3)

图 2-4-3-4　外转胎位术

2)决定经阴道分娩的处理。

第一产程:产妇左侧卧位,不宜站立走动,给予充足的水分和能量,以保持良好的体力。临产后禁止灌肠,少肛查,避免胎膜破裂;一旦破膜,应抬高臀部并应立即听胎心,如胎心改变,应行阴道检查判断有无脐带脱垂。如疑有脐带脱垂,胎心尚好,宫口未开全,为抢救胎儿需立即行剖宫产术。如无脐带脱垂,可严密观察胎心及产程进展。当宫口扩张至 4~5cm 时,胎足即可脱出阴道口。为使产道充分扩张,此时应开始"堵"外阴。即消毒外阴后,在宫缩时,用无菌巾以手掌堵住阴道口,阻止胎足脱出并使胎臀下降以迫使产道充分扩张,利于后出胎头的顺利娩出(图 2-4-3-5)。在"堵"的过程中应每隔 10~15 分钟听胎心一次,并注意宫口是否开全。待胎臀下降形成完全臀先露,使会阴膨隆,接生者于宫缩时感到手掌有较大冲击力,提示宫口已开全,应做好接产和新生儿抢救的准备。如宫口已开全再堵易引起胎儿窘迫和子宫破裂。如宫缩乏力导致产程进展缓慢,排除头盆不称后,可静脉滴注缩宫素以加强宫缩。

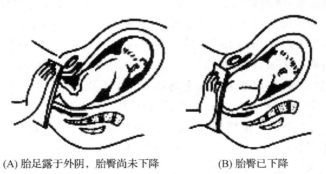

(A)胎足露于外阴,胎臀尚未下降　　　(B)胎臀已下降

图 2-4-3-5　臀位堵外阴

第二产程:接产前,应先导尿排空膀胱。初产妇行会阴后-侧切开术。有三种分娩方式:①自然分娩:胎儿不需任何牵拉而自然娩出,临床极少见,仅见于经产妇、骨盆宽大、胎儿较小、宫缩强者。②臀位助产术:最常见的臀位分娩方式。当胎臀自然娩出至脐部后,由助产

者协助娩出胎肩及胎头。在胎儿脐部娩出后,一般应在2～3分钟娩出胎头。有主张用单叶产钳协助娩出后出胎头,效果佳。③臀牵引术:即胎儿全部由助产人员牵拉娩出,此种手术对胎儿损伤大,一般情况下应禁止使用。

第三产程:胎儿娩出后立即肌注缩宫素或麦角新碱,促使胎盘娩出,防止产后出血。胎盘娩出后,及时检查并缝合产道损伤,产后给予抗生素预防感染。

7. 护理诊断

(1)恐惧:与惧怕难产、担心胎儿安危有关。

(2)有感染的危险:与胎膜早破、产程延长、检查及手术操作增多有关。

(3)有胎儿受伤的危险:与胎位异常、脐带脱垂、产程延长及手术助产等有关。

8. 护理要点

(1)心理护理:鼓励产妇说出内心的顾虑,向产妇及家属耐心说明臀位可能对母儿带来的影响,向其解释目前的治疗方案,减轻或消除产妇的恐惧心理,使其配合治疗。

(2)一般护理:保持环境安静,让产妇左侧卧位,充分休息;鼓励进食,补充营养及水分。

(3)协助纠正胎位:向孕妇说明胸膝卧位的原理、姿势、准备、时间及注意事项,协助孕妇摆好体位。外转胎位术前需向孕妇做好解释工作,充分说明其利弊,明确臀先露类型,完全臀先露转位成功率高,不完全臀先露次之,单臀先露成功率低;外转胎位术操作应动作轻柔,间断进行,操作中需严密观察胎心、胎动变化,如术中或术后发现胎动频繁剧烈或胎心率异常,应停止转动并退回原位观察半小时。胎位矫正成功后需指导孕妇用腹带稍加固定,以防胎位再次转为臀位。

(4)做好剖宫产术准备:对于拟行剖宫产术者,护理人员需及时做好剖宫产术前准备,注意术中配合和术后护理,同时做好新生儿窒息抢救的准备。

(5)阴道分娩的护理:拟从阴道分娩者,第一产程嘱产妇侧卧,少做肛查、禁灌肠,避免胎膜早破、脐带脱垂;勤听胎心,必要时阴道检查,及时发现脐带脱垂;宫缩乏力者遵医嘱加强宫缩;宫口未开全而见胎足脱出者需用手掌垫无菌巾"堵"阴道口,以充分扩张软产道。第二产程助产人员应及时做好导尿、会阴后-侧切开手术及抢救新生儿的准备以及相应护理,助产者须严格按照臀位助产操作规程帮助胎儿娩出,积极抢救新生儿;第三产程须注意子宫收缩、胎盘剥离及阴道出血情况,分娩结束后需详细记录产程。

【附】臀位助产法

1. 娩出臀与下肢

(1)单臀先露:单臀先露时胎儿双侧髋关节屈曲,臀部为先露,形态规则。伸直的下肢增大了躯干的周径,并可保护脐带免于受压,双上肢交叉于胸前,胎头俯屈,伸直的下肢压于上肢之上。随宫缩加强,臀部将宫颈和阴道充分扩张,助产时不必堵阴道口,而立足于"扶"的手法,即当臀部暴露于阴道口时,可行会阴后-侧切开,助产者双手扶持逐渐娩出的胎臀、躯干及下肢,随胎体下降,握持点逐渐上移,使胎儿保持下肢伸直的姿势,防止其脱出阴道外(图2-4-3-6)。

(2)完全臀先露:当胎儿下肢及臀部自然娩出至脐部,用消毒巾裹住胎臀,双手握住胎儿髋关节,拇指放置在骶部,其余四指握持髋部,保持胎儿背部向上方向,使胎儿成俯卧姿势,双肩径与骨盆入口斜径或横径一致,以便通过骨盆入口(图2-4-3-7),当肩胛下角露出后,将胎背转向母体侧方,胎儿前肩即下降至耻骨联合下。

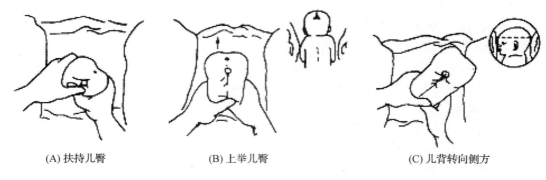

(A) 扶持儿臀　　　　　　　(B) 上举儿臀　　　　　　　(C) 儿背转向侧方

图 2-4-3-6　单臀先露助产法

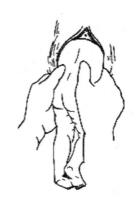

图 2-4-3-7　胎儿双肩径通过骨盆入口

2. 娩出上肢与胎肩

(1)滑脱法:术者右手握持胎儿双足,向前上方提,使左肩显露于会阴,再用左手示、中指伸入阴道,由胎儿后肩沿上臂至肘关节处,协助后臂及肘关节沿胸前滑出阴道,然后将胎体放低,前肩自然由耻骨弓下娩出(图 2-4-3-8)。

(2)旋转胎体法:术者双手握住胎臀,两手拇指在背侧,另四指在腹侧(不可按压胎腹),将胎背按逆时针旋转,同时稍向下牵拉,使右肩及右臂从耻骨弓下自然娩出(图 2-4-3-9),然后再将胎背顺时针旋转,使左肩及左臂娩出。

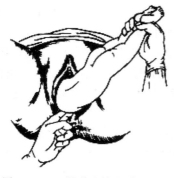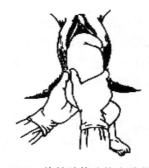

图 2-4-3-8　滑脱法娩出胎儿上肢　　　　图 2-4-3-9　旋转胎体法娩出胎儿上肢

3.娩出胎头　先将胎背转向正前方,使胎头矢状缝与骨盆出口前后径一致,将胎体骑跨在术者左前臂上,左手中指伸入胎儿口内压住下颌,示指和无名指扶于两侧上颌骨,右手中指抵住胎儿枕部,使示指和无名指置于胎儿双肩及锁骨上(不可放于锁骨上窝,以免损伤臂丛神经),使胎头俯屈。两手协同,沿产轴向下牵引胎头(图 2-4-3-10)。当胎头枕部达耻骨联合之下时,即可以其为支点,术者将胎体上举,上提胎头,使胎儿之颏、口、鼻、眼、额及顶部相继娩出(图 2-4-3-11)。

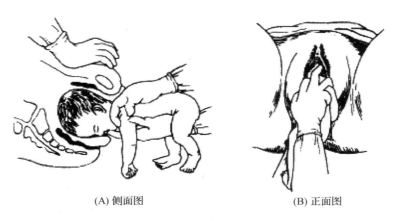

(A) 侧面图　　　　　　　　　(B) 正面图

图 2-4-3-10　胎头牵出法

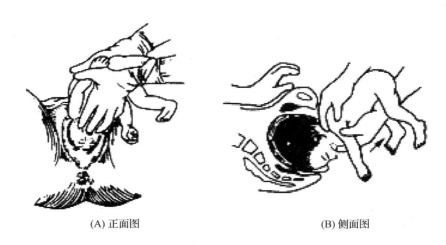

(A) 正面图　　　　　　　　　(B) 侧面图

图 2-4-3-11　胎头即将娩出

【持续性枕横位、枕后位】

正常头位分娩时,大部分胎头以枕前位衔接,仅有少数以枕横位或枕后位衔接。下降过程中,胎头枕部在强有力的宫缩作用下多能向前旋转 90°或 135°,转成枕前位分娩。只有少数约 5％～10％胎头枕骨持续不能转向前方,直至分娩后期仍位于母体骨盆的侧方或后方,致使分娩发生困难者,称为持续性枕横位、持续性枕后位(图 2-4-3-12)。国外报道发生率约为 5％。

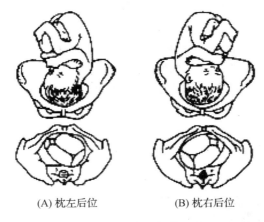

(A) 枕左后位　　　　　　(B) 枕右后位

图 2-4-3-12　持续性枕后位

1. 原因

(1)骨盆异常:男型骨盆或类人猿型骨盆,骨盆入口前半部较狭窄,不适合胎头枕部衔接,后半部较宽,胎头易以枕横位或枕后位衔接。这类骨盆常伴有中骨盆及出口平面狭窄,影响胎头在中骨盆平面向前旋转,为适应骨盆形态而形成持续性枕后位或枕横位;扁平骨盆和均小骨盆的入口前后径较小,横径相对宽大,胎头常以枕横位衔接,由于胎头俯屈不良,内旋转困难,使胎头呈持续性枕横位。

(2)胎头俯屈不良:持续性枕后位、枕横位胎头俯屈不良,以枕额径(11.3cm)通过产道较枕下前囟径(9.5cm)增加 1.8cm,影响胎头在骨盆腔内旋转。当胎头以枕后位衔接时,由于胎背和母体脊柱靠近,不利于胎头俯屈,胎头前囟成为胎头下降的最低部位,而骨盆的形态特点又决定了胎儿最低点常转向骨盆前方,当前囟转至前方或侧方时,胎头枕部转至后方或侧方,即导致胎持续性枕后位或枕横位。

(3)子宫收缩乏力:宫缩乏力时胎头下降与旋转的动力不足,胎头易停滞于原来的位置,形成持续性枕横位或枕后位,而持续性枕横位或枕后位使胎头下降受阻,又易导致继发性宫缩乏力,两者互为因果。

(4)头盆不称:妨碍胎头下降及内旋转,而呈持续性枕横位或枕后位。

(5)其他:前置胎盘、膀胱充盈、子宫下段肌瘤等均可妨碍胎头的内旋转而出现持续性枕横位或枕后位。

2. 诊断

(1)临床表现:临产后胎头衔接较晚且俯屈不良,胎先露不能紧贴子宫下段及宫颈内口,常继发宫缩乏力和宫口扩张缓慢;由于胎头枕部持续位于骨盆后方压迫到直肠,产妇自觉肛门坠胀有便意,致使宫口尚未开全就过早使用腹压,容易使宫颈前唇水肿和产妇疲劳,常发生在活跃期晚期或第二产程延长。如在阴道口已见到胎发,但历经多次宫缩时屏气却不见胎头继续顺利下降,此时应考虑到可能是持续性枕后位。

(2)腹部检查:宫底可触及胎臀,胎背在母体侧方或后方,在其对侧可明显触及胎儿肢体。胎心在母体偏外侧或胎儿肢体的一方最清晰。

(3)肛查或阴道检查:枕后位时肛查可感觉盆腔后部空虚。如胎头矢状缝位于骨盆左斜径上,前囟在骨盆右前方,后囟在骨盆左后方则为枕左后位,反之为枕右后位。胎头矢状缝位于骨盆横径上,后囟在骨盆左侧方,则为枕左横位,反之为枕右横位。如胎儿头皮水肿,颅骨重叠,囟门触摸不清时,可行阴道检查,了解耳屏的位置及耳廓的朝向来判断胎位,如耳廓朝向骨盆后方,为枕后位;如耳廓朝向骨盆侧方,耳屏在耻骨联合后方或骶骨前方触及,为枕横位。

(4)B型超声检查:根据胎头枕部、颜面和脊柱所处位置,能准确探清胎头位置。

3. 分娩机制

在分娩良好的产力推动下,大部分枕横位或枕后位胎头会向前旋转成枕前位,按正常的分娩机制分娩,如不能转成枕前位,其分娩机制如下:

(1)枕后位:胎头枕部到达中骨盆后向后行45°内旋转,使矢状缝和骨盆前后径一致,胎儿枕部朝向骶骨呈正枕后位(图2-4-3-13)。其分娩方式有二:

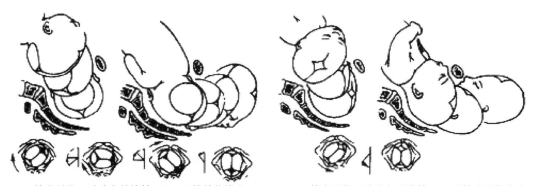

(A) 枕右后位,胎头向前旋转135°,呈枕前位娩出　　　(B) 枕右后位,胎头向后旋转45°,呈枕直后位娩出

图 2-4-3-13　枕后位分娩机制

1)胎头俯屈良好:胎头继续下降,前囟先露抵达耻骨联合下时,以前囟为支点,胎头继续俯屈使顶部及枕部自会阴前缘娩出。继而胎头仰伸,相继由耻骨联合下缘娩出额、鼻、口、颏(图2-4-3-14)。此为枕后位经阴道分娩最常见的方式。

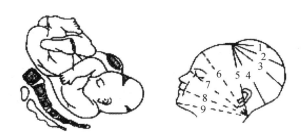

图 2-4-3-14　正枕后位胎头以前囟为支点娩出

2)胎头俯屈不良:当鼻根出现在耻骨联合下时,以鼻根为支点,胎头先俯屈,从会阴前缘娩出前囟、顶部及枕部,然后胎头仰伸,使鼻、口、颏相继由耻骨联合下娩出(图2-4-3-15)。由于胎头以较大的枕额周径旋转,胎儿娩出更加困难,多需手术助产。

(2)枕横位:部分枕横位胎头在下降过程中无内旋转动作,或枕后位的胎头枕部仅向前旋转45°成为持续性枕横位,虽然也能经阴道分娩,但多数需要用手法或借助胎头吸引器将

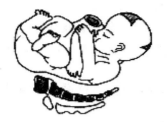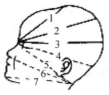

图 2-4-3-15　正枕后位胎头以鼻根为支点娩出

胎头转成枕前位娩出。

4. 对母儿的影响

(1)对母体影响:持续性枕横位或枕后位时,易致继发性宫缩乏力使产程延长,常以剖宫产及阴道助产结束分娩,增加了软产道损伤、产后出血及感染机会。由于胎头长时间压迫软产道,可发生软组织缺血、坏死、脱落,形成生殖道瘘。

(2)对胎儿的影响:第二产程延长,手术助产机会多,常出现胎儿宫内窘迫、新生儿窒息及新生儿颅内出血,围生儿死亡率均明显增高。

5. 处理

当骨产道无异常,胎儿不大时,可以试产。试产时应严密观察产程,注意胎头下降和宫口扩张、宫缩强度和胎心变化等情况。

(1)第一产程。

1)潜伏期:以支持疗法为主,保证产妇充分营养和休息。如精神紧张,睡眠欠佳,宫缩乏力,可予肌肉注射哌替啶或地西泮,产妇充分休息后,宫缩常可好转。让产妇向胎腹的方向侧卧,有助于胎头枕部转向前方。经上述处理后宫缩仍乏力者,应尽早滴注缩宫素。

2)活跃期:宫口开大 3~4cm 时,如产程停滞,排除明显头盆不称后可予人工破膜,使胎头下降紧贴宫颈,加强宫缩,促进胎头内旋转。如宫缩欠佳,可予静脉滴注缩宫素。在宫口开全之前,嘱产妇不可过早屏气用力,以防宫颈水肿影响产程进展。如宫口扩张>1cm/h,伴胎先露下降,多能经阴道分娩;如经上述处理后宫口扩张速度<1cm/h 或无进展,或试产中出现胎儿窘迫征象均应行剖宫产术结束分娩。

(2)第二产程:如第二产程进展缓慢,初产妇已近 2 小时,经产妇已近 1 小时,应行阴道检查。当胎头双顶径已达坐骨棘平面或更低时,且无漏斗形骨盆狭窄,可试行徒手旋转胎头成枕前位,使矢状缝与骨盆出口前后径一致,若旋转成功,胎头继续下降,可等待自然分娩或行阴道助产(低位产钳术或胎头吸引术)。如向前旋转困难,也可向后转成正枕后位,再以产钳助产,此时需做较大的会阴后-侧切开,以免造成会阴裂伤。如胎头位置较高,疑有头盆不称,或徒手旋转胎位失败,应改行剖宫产术。

阴道助产注意事项:①会阴切开时切口应足够大,以防会阴严重撕裂。②由于枕后位时胎头俯屈不良,先露部为前囟,胎头吸引器的负压作用于此易致新生儿颅内出血,故枕后位一般用产钳助产。③枕横位如不能徒手转成枕前位,则应以胎头吸引器助产为宜,因为产钳包扣的作用会使胎头径线加大,并且产钳在旋转胎头时在产道内的旋转弧度较难控制,容易损伤产道,而胎头吸引器放置简便,容易旋转,可以一边旋转一边牵引,较易成功。

(3)第三产程:因产程延长,容易发生宫缩乏力性产后出血,在胎儿娩出后应立即肌肉注射或静脉注射宫缩剂,以促进子宫收缩和胎盘娩出;有软产道裂伤者需及时修补;凡手术助产,软产道撕裂,产程较长,产程中多次内诊者,产后应予抗生素预防感染;新生儿应重点监护。手术助产者及有软产道裂伤者,产后应予抗生素预防感染。

6. 护理诊断

(1)有母儿受伤的危险:与产程延长、手术产有关。

(2)焦虑:与担心母儿安全有关。

(3)知识缺乏:与缺乏头位难产相关知识有关。

7. 护理要点

(1)试产的护理:头位分娩的产妇,如时间充裕、精力充沛,大多数枕后位及枕横位会转成枕前位,因此应在严密观察产程的同时不断给予产妇精神上的鼓励与支持,增强其信心。助产人员还应耐心指导产妇改变体位,促进胎位旋转;宫口开全之前鼓励产妇宫缩时张口哈气,不要过早屏气,防止宫颈水肿;通过腹部、背部抚摸或腰骶部按摩帮助产妇减轻疼痛;鼓励产妇每 2 小时排尿一次,防止膀胱充盈阻碍胎头下降。

(2)阴道分娩的护理:需阴道助产者,助产人员需及时做好导尿、会阴后-侧切开术、产钳术或胎头吸引术的准备,同时做好新生儿抢救的准备;助产人员需严格按照分娩机制完成助产过程。产后应仔细检查软产道,发现裂伤及时缝合;检查新生儿是否存在损伤,并及时处理。

(3)剖宫产的护理:对于拟行剖宫产术者,助产人员需及时做好剖宫产术前准备,同时做好新生儿窒息抢救的准备。

【横位】

横位是以肩为先露的胎位,又称肩先露。胎体横卧于母体骨盆入口上方,胎体纵轴和母体纵轴垂直。肩先露的指示点为肩胛骨。横位占足月分娩总数的 0.25%,是对母儿最不利的胎位。除死胎和部分早产儿可以折叠娩出外,足月活胎不可能经阴道娩出。临产时如处理不及时,可能造成子宫破裂,威胁母儿生命。

1. 原因 早产儿、前置胎盘、羊水过多、骨盆狭窄、子宫异常或子宫肿瘤影响胎头入盆、多产妇所致腹壁松弛,据统计产次在 4 次及以上,肩先露发生率升高 10 倍。

2. 分类 根据胎头位置在母体的左侧或右侧及胎肩朝向母体的前方或后方,可分为肩左前、肩左后、肩右前、肩右后四种胎位。

3. 诊断

(1)临床表现:肩先露不能紧贴子宫下段及宫颈内口,容易出现宫缩乏力;胎肩对宫颈压力不均,容易发生胎膜早破。破膜后羊水迅速流出,胎儿上肢或脐带易随之脱出,导致胎儿窘迫甚至死亡。随着宫缩不断加强,胎肩及一部分胸廓被挤入盆腔内,胎体折叠弯曲,颈部被拉长,先露侧胎上肢脱出阴道口外,但胎头及胎臀仍被阻于骨盆入口的上方,形成忽略性(嵌顿性)肩先露(图 2-4-3-16)。随着子宫收缩的继续增强,子宫上段越来越厚,下段被动牵拉越来越薄,由于子宫上下段肌壁厚薄相差悬殊,形成环状凹陷,并随宫缩逐渐升高,甚至可达脐上,形成病理缩复环,是子宫破裂的先兆,若不及时处理,将发生子宫破裂。

(2)腹部检查:子宫轮廓呈横椭圆形,宫底高度低于妊娠周数,子宫横径宽。四步触诊时感觉宫底和耻骨联合上方空虚(图 2-4-3-17),于腹部两侧触及胎儿的头臀两极,肩前位时胎背朝向母体腹壁,触之宽大平坦,肩后位时,胎儿肢体朝向母体腹壁,触及不规则的小肢体。听诊胎心在脐周两侧最清楚。

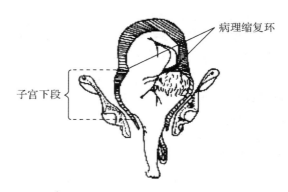

图 2-4-3-16　忽略性肩先露

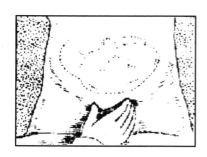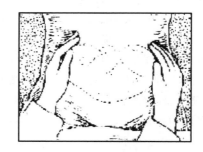

图 2-4-3-17　横位腹部检查

（3）肛查或阴道检查：胎膜未破者，先露浮动于骨盆入口上方，肛查不易触及胎先露部。如胎膜已破，宫口已扩张，阴道检查可触及胎儿肩胛骨或肩峰、肋骨、锁骨和腋窝。腋窝尖端指向胎儿肩部及头端，据此可判断胎头在母体的左侧或右侧；根据肩胛骨朝向母体的前方或后方可确定肩前位或肩后位。如胎头在母体左侧，肩胛骨朝向后方，则为肩左后位。如胎手已脱出阴道外，可用握手法确定是胎儿左手或右手，因检查者只能与胎儿同侧的手相握。例如，肩右前位时左手脱出，检查者用左手与胎儿左手相握（图 2-4-3-18）。

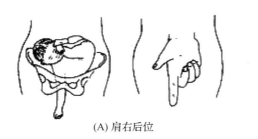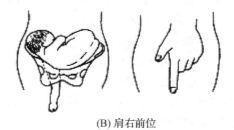

（A）肩右后位　　　　　　　　　　　　　（B）肩右前位

图 2-4-3-18　握手法判断胎方位

（4）影像学检查：B 型超声检查可明确诊断。

4. 对母儿的危害

（1）对母亲的危害：由于先露不规则，不能紧贴宫颈及子宫下段，易发生胎膜早破、宫缩乏力；忽略性肩先露可引发先兆子宫破裂或子宫破裂，危及产妇生命；产程延长、子宫破裂可致宫腔感染，甚至感染性休克而致产妇死亡。

(2)对胎儿及新生儿的危害:胎膜早破易致脐带脱垂,进而导致胎儿窘迫甚至死亡;忽略性肩先露胎体折叠,加之宫缩强,先兆子宫破裂或子宫破裂往往导致胎儿窘迫、甚至胎死宫内,新生儿窒息或死亡。

5.处理

(1)妊娠期:妊娠晚期发现肩先露时应尽量在妊娠期予以纠正,如采取膝胸卧位、激光照射或艾灸至阴穴。如上述方法无效,应试行外转胎位术。如不成功,应提前住院,择期剖宫产。

(2)分娩期:根据胎产次、胎儿大小、胎儿是否存活、宫口扩张程度、胎膜是否破裂、有无并发症等决定分娩方式。

1)足月活胎,伴有产科指征(如骨盆狭窄、前置胎盘、有难产史等),应于临产前行择期剖宫产术。

2)初产妇、足月活胎,临产后行剖宫产术。

3)经产妇、足月活胎,首选剖宫产术。如宫口开大 5cm 以上,破膜不久,羊水未流尽,可在乙醚麻醉下行内转胎位术,转成臀先露,待宫口开全后助产娩出。

4)双胎妊娠足月活胎,第二胎儿为肩先露,可行内转胎位术。

5)有先兆子宫破裂或子宫破裂征象,不论胎儿是否存活,均应立即行剖宫产术。术中如发现宫腔感染炎症,应将子宫一并切除。

6)胎儿已死亡,或有明显畸形,无先兆子宫破裂征象,可等待宫口开全后全麻下行断头术或碎胎术。术后应常规检查子宫下段、宫颈及阴道有无裂伤。如有裂伤应及时缝合。注意预防产后出血,给予抗生素预防感染。

6.护理诊断

(1)母儿受伤的危险:与横位临产有关。

(2)焦虑:与横位相关知识缺乏有关。

7.护理要点

(1)协助纠正胎位:同臀位。

(2)做好剖宫产术准备:对于拟行剖宫产术者,助产人员需及时做好剖宫产术前准备,注意术中配合和术后护理。同时做好新生儿窒息抢救的准备。

(3)预防子宫破裂:横位孕妇应嘱其提前入院待产,临产后严密观察产程,发现病理缩复环等先兆子宫破裂征象应立即通知医生,并做好手术准备,配合抢救。

(4)做好抢救新生儿的准备及配合。

【胎头高直位】

胎头以不屈不仰的姿势以枕额径衔接于骨盆入口,其矢状缝与骨盆入口前后径一致,前、后囟门分别位于骨盆入口前后径的两端,称为胎头高直位。国内报道发病率为 1.08%,国外资料报道为 0.06%～1.6%。胎头枕骨向前,靠近耻骨联合者称胎头高直前位,又称枕耻位;胎头枕骨向后靠近骶骨岬者称高直后位,又称枕骶位(图 2-4-3-19)。胎头高直位对母儿危害较大,应妥善处理。

1.原因 原因尚不完全清楚,可能与以下因素有关:

(1)头盆不称:这是发生胎头高直位最常见的原因。如扁平骨盆、均小骨盆及横径狭窄骨盆,特别是当胎头过大、过小及长圆形胎头时易发生胎头高直位。

(2)腹壁松弛及腹直肌分离:胎背易朝向母体前方,胎头高浮,宫缩时易形成胎头高直位。

(3)胎膜早破:胎膜突然破裂,羊水迅速流出,易使矢状缝固定于骨盆入口前后径上形成胎头高直位。

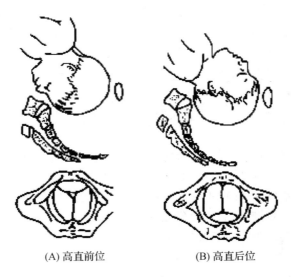

(A)高直前位   (B)高直后位

图 2-4-3-19   胎头高直位

2.诊断

(1)临床表现:高直前位时,胎头入盆困难,故活跃早期宫口扩张延缓或停滞;如胎头极度俯屈得以入盆,产程进展将顺利;如胎头不能衔接,表现活跃期停滞。高直后位时,胎头常高浮,难以入盆,活跃早期延缓或停滞,即使宫口开全,由于胎头高浮也易发生滞产、先兆子宫破裂或子宫破裂。

(2)腹部检查:胎头高直前位时,胎背靠近腹前壁,不易触及胎儿肢体,耻骨联合上方触及胎头较小,与胎儿大小不相称。胎心听诊位置稍高,在近腹中线处听诊最清楚。胎头高直后位时,腹部可触及多个胎儿肢体,有时在耻骨联合上方可触及胎儿的下颏部,胎心在下腹正中听到,胎心音清晰。

(3)阴道检查:胎头矢状缝与骨盆入口前后径一致,后囟在耻骨联合后面,前囟在骶骨前者,为高直前位,反之,为高直后位。由于胎头紧嵌于骨盆入口,常伴宫颈水肿和胎头水肿。产后检查发现头皮水肿多在顶部正中。

(4)B型超声检查:可探出胎头双顶径与骨盆入口横径一致,矢状缝与骨盆入口前后径一致。

3.分娩机制   胎头高直前位临产后,胎儿脊柱朝向母体腹壁,在宫缩作用下胎头可极度俯屈,以胎头枕骨在耻骨联合后方为支点,使前囟和额部先后沿骶岬下滑入盆衔接、下降,双顶径降至坐骨棘平面以下时,待胎头极度俯屈的姿势纠正后,胎头不需内旋转或转45°,以正枕前位或枕前位经阴道分娩。高直后位临产后,胎背与母体腰骶部贴近,较长的胎头矢状缝置于较短的骨盆入口前后径上,妨碍胎头俯屈及下降,胎头高浮不能入盆,即使入盆下降至盆底也难以向前旋转180°,故以枕前位娩出的可能性极小。

4. 处理 胎头高直前位,如骨盆正常,胎儿不大,产力好,可给予充分试产机会,加强宫缩促使胎头俯屈,胎头转为枕前位可经阴道自然分娩或阴道助产。若试产失败,即改行剖宫产术。胎头高直后位很难从阴道分娩,故一经确诊,应立即以剖宫产结束分娩。

【面先露】

胎头以面部为先露时称为面先露,产前检查不易发现,多在临产后发现。面先露以颏骨为指示点,有颏左前、颏左横、颏左后、颏右前、颏右横、颏右后六种胎位,以颏左前和颏右后多见。我国 15 所医院统计发病率为 0.8‰～2.7‰,国外资料为 1.7‰～2.0‰。经产妇多见于初产妇。

1. 原因 凡能引起胎头仰伸或妨碍俯屈的因素均可导致面先露,常见原因有:骨盆入口狭窄或头盆不称造成临产后胎头衔接受阻,阻碍胎头俯屈,导致胎头过度仰伸;腹壁松弛,或悬垂腹,胎背向前反曲,胎儿颈椎和胸椎仰伸形成面先露;脐带过短或脐带绕颈,使胎头俯屈困难;胎儿畸形,如无脑儿,因无顶骨,可自然形成面先露,先天性甲状腺肿大,胎头俯屈困难,也可导致面先露。

2. 诊断

(1)临床表现:胎头迟迟不能入盆,潜伏期延长、活跃期延长或停滞。

(2)腹部检查:因胎头极度仰伸入盆受阻,胎体伸直,子宫底位置较高。颏前位时,耻骨联合上方为过度伸展的颈部,胎头轮廓不清,在母体腹壁上触及胎儿肢体,胎心在胎儿肢体侧的下腹部听诊较清晰;颏后位时,耻骨联合上方可触及胎儿枕骨隆突与胎背之间有明显的凹沟,胎心较遥远且弱。

(3)肛查和阴道检查:肛查可触及高低不平,软硬不均的胎儿面部。当面部水肿、肛查不清时,需行阴道检查。阴道检查:可触及胎儿口、鼻、颧骨、眼眶(应与臀先露鉴别,详见臀位),并依据颏部所在位置确定其胎位。

(4)B型超声检查:可以探测到过度仰伸的胎头,确定胎头枕部及眼眶的位置,可以明确面先露并判定胎位。

3. 分娩机制

(1)颏前位:面先露时以前囟颏径适应产道的各个径线,该径线大于枕下前囟径,小于枕额径,如为颏前位,仍有阴道分娩之可能。分娩机制包括:仰伸,下降,内旋转,俯屈及外旋转(图 2-4-3-20)。颏右前位时,胎儿取仰伸姿势以前囟颏径衔接于骨盆入口左斜径上,下降至中骨盆平面,在盆底遇到阻力后,胎头进一步仰伸,将枕部推向胎背,颏部为最低点,颏部向左前方转 45°,使颏部达耻骨弓下,形成颏前位。当先露部达盆底,颏部抵住耻骨弓,胎头后部沿骶骨凹滑下,胎头逐渐俯屈,使口、鼻、眼、额、顶、枕部相继自会阴前缘娩出,再经复位及外旋转,使胎肩及胎体先后娩出。面先露时产程明显要比正常胎位分娩时间长。

(2)颏后位:如能向前内旋转 135°,可以颏前位娩出;如达盆底后仍不能转成颏前位,就成为持续性颏后位,足月活胎不能经阴道自然娩出。

(3)颏横位:多数可向前转 90°成为颏前位而娩出,如为持续性颏横位则不能自然娩出。

4. 对母儿的影响

(1)对母体的影响:颏前位时,先露不能紧贴子宫下段及宫颈内口,引起宫缩乏力,产程多延长;胎儿面部的骨质部变形能力差,通过产道时可能造成软产道撕裂。颏后位不能经阴道分娩,如果不及时发现、及时处理,可因分娩梗阻而导致子宫破裂,危及产妇生命。

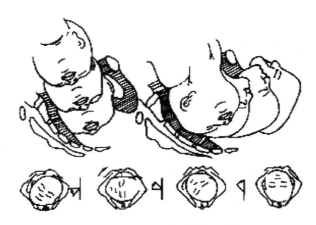

图 2-4-3-20 面先露分娩机制

（2）对胎儿的影响：面先露时，由于胎头受压过久，可引起颅内出血、胎儿窘迫、新生儿窒息。胎儿颜面受压变形，皮肤肿胀、青紫，尤以口唇为甚，可影响吸吮，严重时发生会厌水肿，影响吞咽及呼吸。新生儿可保持仰伸姿势达数日之久，需加强护理。

5.处理原则　颏前位，无头盆不称，胎儿不大，产力良好，有可能经阴道分娩。如出血继发性宫缩乏力、第二产程延长，可予产钳助产，但会阴后-侧切开要足够大。如存在头盆不称，或出现胎儿窘迫，应行剖宫产结束分娩。持续性颏后位，难以经阴道分娩，确诊后应即行剖宫术。颏横位如能转成颏前位，可经阴道分娩，持续性颏横位常出现产程延长和停滞，应剖宫产结束分娩。

【复合先露】

胎先露（胎头或胎臀）伴有肢体（上肢或下肢）同时进入骨盆入口者，称复合先露。临床以一手或一前臂沿胎头脱出最常见，多发生于早产者，发生率为 $0.8‰\sim1.66‰$。

1.原因　胎先露部不能完全充填骨盆入口及先露周围留有空隙时，均可发生复合先露，以经产妇、腹壁松弛者多见。临产后胎头高浮、骨盆狭窄、胎膜早破、早产、双胎、羊水过多等为常见原因。

2.诊断　多从阴道检查确诊。阴道检查胎头或臀旁触及胎儿肢体，如手或脚。但应注意和臀位、横位鉴别。

3.对母儿的影响　仅胎手露于胎头旁，或胎足露于胎臀旁者，多能顺利经阴道分娩。如破膜后胎儿上肢完全脱出，则能阻碍分娩。胎头和下肢同时入盆，伸直的下肢可阻碍胎头下降造成梗阻性难产，威胁母儿生命。胎儿可因脐带脱垂而死亡，也可因产程过长、缺氧造成胎儿窘迫，甚至死亡。

4.处理　发现复合先露后，应立即评估是否存在头盆不称。如有明显头盆不称，或伴有胎儿窘迫征象，应立即行剖宫产术。如无头盆不称，一般可经阴道分娩。如为头手复合先露，可让产妇向脱出肢体的对侧侧卧，当胎体借重力作用向对侧腹部移动时，胎手常可自然缩回。如胎头与手同时入盆，可待宫口近开全或开全后试从阴道上推肢体，将其回纳，再从腹部下压胎头，使胎头下降，以产钳助娩。如为胎头和下肢同时入盆，也应先从阴道上推胎儿肢体，使其回缩，如不成功，可改行剖宫产术。如先露为胎臀和胎手，则不影响分娩，按臀位分娩处理即可。

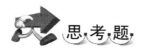思·考·题·

1.简述潜伏期延长、活跃期延长、活跃期停滞、第二产程延长、第二产程停滞、胎头下降延缓、胎头下降停滞、急产的定义。

2.简述协调性子宫收缩乏力的护理。

3.常见骨盆异常有哪几种类型？各有何特点？

4.简述狭窄骨盆的诊断、处理及护理。

5.简述臀位的分类,臀位的诊断及处理。

6.简述持续性枕横位、枕后位的诊断、处理及护理。

7.简述不协调性子宫收缩乏力的处理原则。

8.骨盆狭窄对母儿有哪些影响？

【病例分析】

王某,30岁,孕1产0,现宫内孕39^{+4}周,阵发性腹痛10小时于今日9时入院。查体:一般状况好,骨盆外测量正常,估计胎儿体重3400克,胎心音145次/min,宫缩30秒/4～5分,头先露,LOA,宫口开大3cm,S=0。于今日11时检查,胎心音150次/min,宫缩25秒/6～7分,宫口开大3cm,S=0,羊膜囊鼓出。

请问:(1)诊断;(2)依据;(3)首选的处理方法。

任务五　胎儿宫内窘迫的护理

📖学习目标

● **知识目标**

1.掌握胎儿宫内窘迫的护理;

2.掌握胎儿宫内窘迫的临床表现、治疗原则;

3.了解胎儿宫内窘迫的概念。

● **能力目标**

能识别胎儿宫内窘迫,并进行应急处理及抢救配合。

　　胎儿窘迫(fetal distress)是指胎儿在子宫内因急性或慢性缺氧危及胎儿健康和生命的综合症状。急性胎儿窘迫多发生在临产后,慢性胎儿窘迫多发生在妊娠期。胎儿宫内窘迫是胎儿围产期死亡及新生儿神经系统后遗症的常见原因。

【病因】

1.母体血氧含量不足　如母体患严重贫血、高烧、失血性休克、心脏病心力衰竭等。

2.子宫胎盘血运受阻　如子宫收缩过强、子宫过度膨胀(如双胎妊娠、羊水过多)。

3.胎盘功能低下　如过期妊娠、妊娠高血压综合征、前置胎盘、胎盘早剥等。

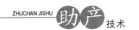

4.脐带循环障碍 如脐带脱垂、受压、打结、过短、绕颈等。

5.胎儿因素 胎儿有先天性心血管疾病,产程延长使胎头受压过久引起颅内出血,母儿血型不合引起的胎儿溶血,胎儿畸形等。

【病理生理】

胎儿轻度缺氧时,出现呼吸性酸中毒,使交感神经兴奋,肾上腺儿茶酚胺及肾上腺素分泌增多,血压上升,心率加快。重度缺氧时,迷走神经兴奋,心率由快变慢。无氧糖酵解增加,丙酮酸及乳酸等有机酸堆积,胎儿血 pH 值下降,出现混合性酸中毒。缺氧使细胞膜通透性增加,胎儿出现高钾血症和低钙血症。缺氧使肠蠕动亢进,肛门括约肌松弛,胎粪排出污染羊水,呼吸运动加深,出生后可出现新生儿吸入性肺炎。若在妊娠期慢性缺氧,可出现胎儿发育及营养异常。临产后易发生进一步缺氧。

【临床表现及诊断】

1.急性胎儿窘迫

(1)胎心率异常:这是胎儿窘迫的重要征象。缺氧早期,胎心率于无宫缩时变快,>160bpm;缺氧严重时胎心率<120 bpm。胎儿电子监护出现频繁晚减速、重度变异减速;胎心率<100 bpm,伴频繁晚减速提示胎儿缺氧严重,可随时宫内死亡。

(2)羊水胎粪污染:羊水污染分 3 度:Ⅰ度浅绿色,常见胎儿慢性缺氧;Ⅱ度深绿色或黄绿色,提示胎儿急性缺氧;Ⅲ度棕黄色,稠厚,提示胎儿严重缺氧。头先露时有诊断意义,但当胎先露固定,胎心率<100bpm,应在无菌条件下,于宫缩间歇期上推胎头,观察羊水性状。臀先露时,胎儿腹部受压可将胎粪挤出,故臀先露时羊水中出现胎粪不一定就是胎儿窘迫的征象。

(3)胎动异常活跃:这是胎儿缺氧时一种挣扎现象,随缺氧加重,胎动可减少,甚至停止。

(4)酸中毒:随着胎儿窘迫加重,胎儿头皮血血气分析,若 pH 值<7.2(正常值为7.25～7.35),PO_2<10mmHg(正常值为 15～30 mmHg),PCO_2>60mmHg(正常值为 35～55 mmHg),诊断胎儿酸中毒。

2.慢性胎儿宫内窘迫 主要发生在妊娠晚期,常延续到临产加重,多因妊娠期高血压疾病、慢性肾炎、糖尿病等所致。

(1)胎动减少或消失:胎动<10 次/12h,为胎儿缺氧的重要表现,临床常见胎动消失 24 小时后胎心消失。

(2)胎儿电子监护:无应激试验(NST)无反应型,缩宫素激惹试验(OCT)或 CST 出现频发晚期减速及变异减速,均提示胎儿有宫内窘迫的可能。

(3)胎儿生物物理评分:根据 B 超监测的胎动、胎儿呼吸运动、胎儿肌张力、羊水量及胎儿电子监护 NST 结果进行综合评分,每项 2 分;≤3 分为提示胎儿宫内窘迫,4～7 分为胎儿可疑缺氧。

(4)胎盘功能低下:24 小时尿雌三醇(E_3)值<10mg 或连续监测减少 30%～40%,尿雌激素/肌酐的比值<10,提示胎儿窘迫。

(5)羊水污染:羊膜镜检查见羊水呈浅绿色、深绿色及棕黄色。

【处理】

1.急性胎儿窘迫 采取果断措施,改善胎儿缺氧状态。

(1)一般处理:左侧卧位,面罩或鼻导管吸氧,10L/min,30min/次,间隔5min,纠正脱水及电解质紊乱。

（2）病因治疗：若为不协调性子宫收缩过强，停用缩宫素，用抑制子宫收缩药物特布他林、派替啶、硫酸镁。若为羊水过少，脐带受压，可行羊膜腔内输液。

（3）终止妊娠：①宫口未开全：应立即剖宫产。指征：胎心率＜120 bpm或＞180 bpm，伴羊水污染Ⅱ度；羊水污染Ⅲ度，伴羊水过少；缩宫素激惹试验（OCT）或CST出现频发晚期减速及重度变异减速；胎儿头皮血pH值＜7.2。②宫口开全：骨盆各径线正常，胎头双顶径已达坐骨棘水平以下，应尽快阴道分娩。

2. 慢性胎儿窘迫　根据病因、孕周、胎儿成熟度、缺氧程度决定。

（1）一般处理：左侧卧位，定时吸氧，每日2～3次，每次30分钟。积极治疗妊娠合并症和并发症。

（2）期待疗法：孕周小，胎儿娩出后存活率低，尽量保守治疗延长孕周，同时促胎肺成熟，争取胎儿成熟后终止妊娠。

（3）终止妊娠：妊娠近足月，胎动减少，OCT出现频繁晚期减速及重度变异减速，胎儿生物物理评分≤3分，均应剖宫产终止妊娠。

【护理诊断】

1. 胎儿有受伤的危险　与宫内缺氧有关。

2. 焦虑　与担心胎儿安危有关。

3. 预感性悲哀　与胎儿可能死亡有关。

【护理要点】

1. 病情监护

（1）急性胎儿窘迫：观察胎动变化及羊水性状，每10～15分钟听1次胎心并记录。遵医嘱进行胎心电子监护。

（2）慢性胎儿窘迫：加强孕期监护，协助检查胎盘功能，教会孕妇胎动计数和判断方法（嘱孕妇每日早、中、晚各计数1小时胎动，3小时胎动之和乘以4得到12小时的胎动计数。凡胎动＜10次/12h，或逐日下降50%而不能恢复者为异常情况，有异常及时报告）。

2. 治疗配合

（1）改善胎儿缺氧状况。

急性胎儿窘迫：①左侧卧位，吸氧。②缓解宫缩，立即停止滴注缩宫素。③遵医嘱用药。

慢性胎儿窘迫：遵医嘱应用宫缩抑制剂和促胎儿肺成熟的药物，争取胎盘供血改善，延长孕周。

（2）协助终止妊娠：胎儿缺氧严重或经处理无效者应迅速结束分娩。宫口开全，胎头双顶径已达坐骨棘平面或以下，协助行阴道手术助产；宫口未开全，估计在短时间内不能结束分娩者，迅速做好术前准备，协助医生尽快娩出胎儿，做好新生儿窒息的抢救准备。

3. 一般护理

（1）休息：嘱患者取左侧卧位。

（2）饮食：对于慢性胎儿窘迫的患者，在孕期应指导患者加强营养，进高蛋白、高热量、高维生素、富含铁的食物，以促进胎儿生长发育。

4. 心理护理　向患者提供相关信息，包括造成目前状况的病因、病情、治疗方案及患者需做的配合，对他们的疑虑给予适当的解释，减轻其焦虑，使其能够积极配合处理。若胎儿

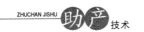

夭折,应帮助产妇及家属度过悲哀期。

5.健康教育

(1)向患者及家属介绍围生期保健知识,指导患妊娠期高血压疾病、心脏病、糖尿病的高危患者增加产前检查次数,酌情提前住院待产。

(2)指导患者学会自我监护,一般从孕 32 周开始自我胎动计数。一旦发现异常,立即到医院进一步检查,及早发现胎儿窘迫,及时处理,避免胎儿受到伤害。

1.胎儿窘迫常见原因有哪些?

2.简述羊水粪染的程度与胎儿窘迫的关系。

3.胎儿窘迫的诊断标准有哪些?

4.胎儿窘迫为什么会出现羊水粪染?

【病例分析】

某女,26 岁,孕 2 产 0,孕 39^{+2} 周,因"阵发性腹部疼痛 6 小时"住院分娩。腹部检查,骨盆外测量数值正常,胎方位 LOA,宫口开大 4cm 时,听诊胎心音 100 次/min;胎儿电子监护,胎心监测显示"晚期减速";检测胎儿头皮血,pH 值为 7.18。

请问:(1)诊断;(2)依据;(3)最恰当的处理。

任务六　新生儿窒息的护理

学习目标

- **知识目标**

    1.掌握新生儿窒息的护理;

    2.掌握新生儿窒息的临床表现、治疗原则;

    3.熟悉新生儿窒息的病因及概念。

- **能力目标**

    能识别新生儿窒息,并能进行应急处理及抢救配合。

新生儿出生后 1 分钟只有心跳而无呼吸或未建立规律呼吸的缺氧状态,称为新生儿窒息。

【病因】

1.胎儿窘迫　各种原因造成胎儿缺氧在出生前未得到纠正,胎儿娩出后即可表现为新生儿窒息。

2.呼吸中枢受到抑制或损害

(1)胎儿颅内出血及脑部长时间缺氧导致呼吸中枢受到损害。

（2）药物影响，在分娩过程中母体使用麻醉剂、镇静剂，抑制了呼吸中枢。

3.呼吸道阻塞 胎儿在通过产道时吸入胎粪、黏液、羊水，阻塞呼吸道，影响气体交换。

4.先天发育异常 早产、呼吸道畸形、肺发育不良，导致新生儿不能进行正常的气体交换。

【临床表现】

以 Apgar 评分为指标，分别于出生后 1 分钟、5 分钟、10 分钟进行（表 2-6-1）。

表 2-6-1　轻度窒息与重度窒息的鉴别

	轻度（青紫）窒息	重度（苍白）窒息
Apgar 评分	4～7 分	0～3 分
心跳	心跳规则，强且有力，80 bpm≤心率≤120bpm	心跳不规则，慢而弱，心率<80bpm
呼吸	呼吸表浅或不规律	无呼吸或仅有喘息样微弱呼吸
肌张力	肌张力好	肌张力松弛
喉反射	存在	消失
皮肤颜色	面部与全身皮肤呈青紫色	皮肤苍白，口唇暗紫

1 分钟评分是新生儿窒息程度的依据。5 分钟及以后评分是对复苏效果的判断，对估计预后很有意义，评分越低，酸中毒和低氧血症越严重，如 5 分钟评分<3 分，则新生儿死亡率及日后脑部后遗症发病率明显增加。

【处理】

按 A、B、C、D、E 复苏原则，必须强调：新生儿窒息复苏，不能等待出生 1 分钟评分来判断新生儿的状况，应及时复苏，以免延误抢救时机。新生儿窒息复苏可分为 4 个步骤：①快速评估、初步复苏；②正压通气和血氧饱和度检测；③正压人工呼吸加胸外按压；④给予药物。4 个步骤主要体现 4 个 30 秒，每一步骤的措施实施 30 秒后需评估新生儿（呼吸、心率、肤色），再决定下一步骤的措施。遵循评估—决策—实施—再评估—再决策—再实施的循环程序，直到复苏完成：呼吸、心率、皮肤是评估复苏效果的三大重要指标。

【护理诊断】

1.气体交换受损 与呼吸道阻塞有关。

2.有新生儿受伤的危险 与抢救操作、缺氧损害心脑脏器有关。

3.有感染的危险 与受凉、全身抵抗力下降、抢救操作有关。

4.体温过低 与环境温度低和新生儿缺氧有关。

5.预感性悲哀（母亲） 与新生儿的生命受到威胁有关。

【护理要点】

(一)抢救前准备

1.随时可用随手可及的全套复苏设备 保暖：预热辐射保温台处于功能状态、预热毛巾。清理呼吸道用物：吸痰管、低负压吸引器、胎粪吸引管。吸氧用物：氧气及导管、面罩、复苏气囊。气管插管用物：喉镜（电池、镜片）、气管导管、肩垫、固定胶布。评估用物：听诊器、秒表。

2.复苏常用的药物 肾上腺素、等渗晶体液、纳洛酮药物及针管、棉签、消毒液等。

3.两名经过复苏专门训练、配合默契的医务人员。

（二）抢救配合（复苏步骤）

1.步骤一　初步复苏

（1）最初评估。新生儿娩出后立即评估,是否足月？羊水是否清亮？是否有呼吸或哭声？肌张力是否好？肤色是否红润？只要有 1 项是"否",即启动复苏程序。

（2）复苏。

1）保暖:新生儿娩出断脐后即放于辐射台保温区内保暖（图 2-6-1）,拿走原盖在身上的湿毛巾。注意避免高温引发呼吸抑制。

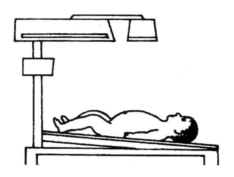

图 2-6-1　远红外辐射新生儿窒息抢救台

2）体位:置新生儿头轻度伸仰位（鼻吸气位）,新生儿仰卧,头略后仰,颈部适度仰伸;在其肩下垫布卷使肩抬高 2～2.5cm。

3）清理呼吸道。

常规处理:在新生儿肩娩出前助产士用手挤捏新生儿的面、颏部排出口鼻腔羊水及黏液;娩出后摆正体位,用吸球或吸管（孕 28～32 周选 6 号吸痰管,孕 32～36 周选 8 号吸痰管,＞37 孕周选 10 号吸痰管）,先口咽后鼻腔清理羊水及分泌物。注意:过度用力吸引可能导致喉痉挛和迷走神经性的心动过缓并使自主呼吸出现延迟,应限制吸管的深度和吸引时间（＜10 秒）,吸引器的负压不超过 100mmHg。

羊水胎粪污染时处理:当羊水有胎粪污染时,无论胎粪是稠或稀,头部一旦娩出,先吸引口咽后鼻,用大孔吸管（12 号或 14 号）或吸球吸胎粪。新生儿娩出后即评估新生儿有无活力:新生儿有活力时（有活力:强有力的呼吸、肌张力好、心率＞100 次/min）,继续初步复苏;如无活力,即采用气管插管胎粪吸引管进行气管内吸引。

4）擦干:清理完呼吸道,迅速擦干身上的羊水（数秒中内完成,毛巾最好预热）,擦用后的毛巾应取走。

5）触觉刺激呼吸:适当的刺激方法为用手拍打或手指弹患儿的足底或摩擦背部 2 次以诱发自主呼吸。

6）重新摆正体位。

7）评估:前述步骤要求 30 秒完成。评估心率、呼吸、肤色,耗时 6 秒,必要时监测血氧饱和度。

2.步骤二　呼吸支持

新生儿复苏有效:心率＞100 次/min、自主呼吸建立、皮肤黏膜转红,予支持护理;如未达到预期效果,进行下列处理。

(1)保暖:当呼吸正常,心率>100次/min,皮肤周围性青紫,给予保暖。

(2)常压给氧:当呼吸正常,心率>100次/min,皮肤为中心性青紫时,应常压给氧。短期给氧可采用吸氧管和面罩给氧(图2-6-2)。

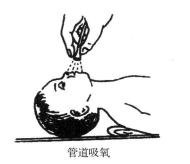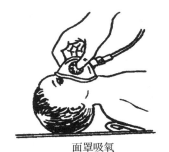

管道吸氧　　　　　　　　　　　　　面罩吸氧

图2-6-2　吸氧方法

(3)气囊面罩正压人工呼吸:如触觉刺激后无规律呼吸建立,或60次/min<心率<100次/min,或持续的中心性青紫,给予气囊面罩正压人工呼吸(图2-6-3B框)。

1)器械:气流充气式气囊或自动充气气囊、复苏面罩(足月儿及早产儿型号不同)。预先检查气囊是否连接良好、有无漏气。

2)正压人工呼吸方法:操作者位于头端或侧面,新生儿颈部适度仰伸,注意密封(面罩的安置应使其覆盖口、鼻,并使下巴下缘置于面罩边缘之内),指尖挤压气囊,通气频率40~60次/min,吸呼比率1:2,第一次呼吸需30~40cmH$_2$O压力,以后压力维持在15~20cmH$_2$O。确定人工呼吸方法的有效性:胸廓随着进气而扩张;双肺闻及呼吸音。异常情况分析:如正压人工呼吸达不到有效通气,需检查面罩和面部之间的密闭性(面罩型号应正好封住口鼻,但不能盖住眼睛或超过下颌);是否有气道阻塞(可调整头位,清除分泌物,使新生儿的口张开);气囊是否漏气。

(4)评估:正压通气30秒后,评估心率、呼吸、肤色,耗时6秒,监测血氧饱和度。

3.步骤三　呼吸、循环支持

复苏有效:心率≥100次/min,有自主呼吸,可逐步减少并停止正压人工呼吸。如未达到预期效果,进行下列处理。

(1)如自主呼吸不充分,或60次/min<心率<100次/min,须继续用气囊面罩或气管导管实施人工呼吸。新生儿复苏成功的关键是建立充分的正压人工呼吸,可用90%~100%氧快速恢复缺氧症状,如没有氧源可给新生儿用空气进行正压通气。注意持续气囊面罩人工呼吸(>2分钟)可产生胃充盈,应常规插入胃管持续胃肠减压,以防止胃扩张及胃内容物吸入;其放进长度为顶端在鼻梁,绕到耳缘,再到剑突;插入后抽出胃内容物,开口放置,并固定在面颊,直到复苏结束。

(2)如心率<60次/min,继续正压人工呼吸并开始胸外按压。胸外按压,是有节奏地按压胸骨,把压力传到心脏,心内压升高,血液被挤入动脉系统。当作用在胸骨上的压力撤除时,血液从静脉回流入心脏(图2-6-3C框)。

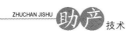

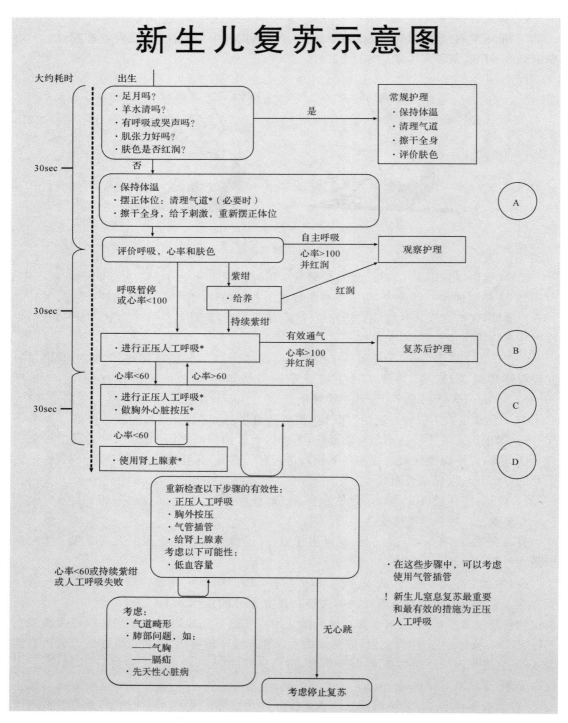

图 2-6-3　新生儿复苏流程图

1)胸外按压的体位和部位:取仰卧位,颈部轻度仰伸,并正压呼吸。按压者靠近患儿,但不影响人工呼吸。按压部位在胸骨的下 1/3,即两乳头假想连线中点下缘。同时按压胸骨的力度不可太大。

2)操作步骤:①方法:有双指法和拇指法(图 2-6-4)两种。②压力:按压深度为胸骨前后径 1/3。③速度:胸外按压和人工呼吸配合,按压 3 次,人工呼吸 1 次,耗时 2 秒,每分钟 120 个动作。④注意:手不能离开胸骨压迫区,以防错位或压迫过深损害脏器;按压速度及深度要衡定;按压同时要检查效果。⑤可能发生的损伤:肋骨骨折、气胸、肝破裂。

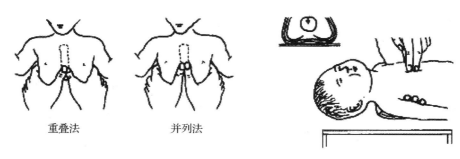

重叠法   并列法

图 2-6-4 胸外心脏按摩法

(3)评估:正压通气加胸外按压 30 秒后,评估心率、呼吸、肤色,耗时 6 秒。

4.步骤四 药物治疗

如 60 次/min<心率<100 次/min,继续正压通气;如心率<60 次/min,继续正压通气加胸外按压,并给予药物治疗(图 2-6-3D 框)。

(1)肾上腺素:为强心药,能加快心率,加强心肌收缩力。

1)用药指征:①正压人工呼吸及胸外按压 30 秒后,心率仍低于 60 次/min。②无心跳。

2)使用特点:① 静脉或气管套管内快速给药。② 静脉给药 0.1～0.3ml/kg(1:10000),气管内给药 0.3～1ml/kg(1:10000)。在正压呼吸和胸外按压的同时给药。

3)预期体征:30 秒内心率≥100 次/min。

4)随访观察:如心率仍低于 60 次/min,3～5 分钟可重复使用肾上腺素。

(2)扩容剂。

1)用药指征:①有急性出血依据,并有低血容量表现(失血量大于 20%时给氧后仍苍白);②心率正常但脉搏弱;③复苏效果欠佳;④血压下降。

2)扩容剂种类:全血、生理盐水溶液、乳酸林格液。

3)使用特点:静脉给药,10ml/kg,缓慢推入(>10 分钟)。

4)预期体征:血压上升、脉搏有力、苍白改善。

5)随访观察:如仍有低血容量表现,可重复使用。

(3)纳洛酮:麻醉药拮抗剂,用于多种麻醉药引起的呼吸抑制。一旦出现呼吸抑制,必须立即给予适当的人工呼吸,直到使用纳洛酮及其药效出现。

1)使用指征:严重呼吸抑制,其母分娩前 4 小时使用过麻醉剂。

2)使用特点:0.1mg/kg,静脉、肌肉、皮下或气管套管给药。

3)预期体征:自主呼吸建立。

4)随访观察:严密观察呼吸、心跳。若再出现呼吸抑制,可再给药。纳洛酮有效时间为

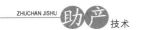

1～4 小时,而麻醉药的作用时间可能超过此限,必要时可重复给药。

(4)预防感染和新生儿颅内出血:给予抗生素、维生素 K、维生素 C 等药物。

(三)病情监护

复苏后新生儿进入新生儿监护室,复苏后的新生儿可能有多器官损害的危险,应继续监护,包括:①体温管理;②监护新生儿呼吸道是否通畅,注意观察面色、呼吸、心率;③早期发现并发症。继续监测维持内环境稳定,包括:氧饱和度、心率、血压、血球压积、血糖、血气分析及血电解质等。复苏后立即对新生儿进行血气分析有助于估计窒息的程度;及时对新生儿的脑、心、肺、肾及胃肠等器官进行功能监测,早期发现异常并适当干预,减少窒息所致的死亡和伤残。

(四)一般护理

窒息复苏后的新生儿置暖箱中保暖,维持肛温 36.5～37℃;保持安静,减少刺激;应延迟哺乳,以静脉补液维持营养。

(五)心理护理

向家属介绍新生儿窒息的相关医学知识。告知家长,该病可能引起缺氧缺血性脑病,发生神经系统严重的后遗症,如智力低下、听力下降、瘫痪等,以取得家长理解、配合。

(六)健康教育

对恢复出院的患儿应指导定期检查。对有后遗症的患儿,应指导家长学会康复护理的方法。

【附】 喉镜下经口气管插管

1.指征 需要气管内吸引清除胎粪时;气囊面罩人工呼吸无效或要延长时;经气管注入药物时;特殊复苏情况,如先天性膈疝或超低出生体重儿。

2.器械准备 喉镜(电池及灯泡正常工作);直镜片(足月儿用 1 号、早产儿用 0 号);气管导管(表 2-6-2);吸引器(压力定于 100mmHg);氧气管;面罩和气囊;肩垫、胶布、剪刀、听诊器。

表 2-6-2 气管导管型号及深度的选择表

管内径	新生儿体重(g)	妊娠周数(w)	插入深度(cm)(到上唇)
2.5mm	<1000	<28	6～7
3.0mm	1000～2000	28～34	7～8
3.5mm	2000～3000	34～38	8～9
3.5～4.5mm	>3000	>38	9～10

3.操作步骤 插管时患儿平卧位,颈部轻度仰伸;操作者站在患儿头侧,左手持喉镜,右手稳住患儿头,镜片顺舌面右侧滑入,将舌推向口腔的左侧将镜片头部伸到会厌软骨谷的位置,上抬镜片,暴露咽部。镜片顶端正确放置在会厌软骨谷,应在上方看到会厌软骨,下方看到打开的声门,还应看到声带;插管之前应吸出黏液,以利暴露视野,防止吸入;找到声门及声带后右手持管等待声带打开,将管子沿口腔右侧进入,推至管子上声带线达声带水平。右手将管子固定于儿唇,左手小心地退出喉镜镜片,再退出管芯(图 2-6-5)。整个操作要求在 20 秒内完成并常规做 1 次气管吸引。

4.判断气管导管管端位于气管中点的常用方法 声带线法(导管声带线与声带水平吻

合);胸骨上切迹摸管法:操作者或助手的小指尖垂直置于胸骨上切迹,当导管在气管内前进过程中,小指尖触摸到管端表示管端已达气管中点;体重法(表2-6-2)。头位改变会影响插入深度。

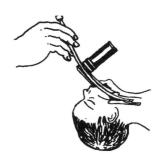

5.确定气管导管位置正确方法　胸廓起伏对称;听诊双肺呼吸音一致,尤其是腋下,且胃部无呼吸音;无胃部扩张;呼气时导管内有雾气;心率、肤色和新生儿反应好转。

6.插管　确定插管位置正确后,记住上唇处管子的长度,并将管子固定在患儿脸上。

图 2-6-5　气管插管

 思考题

1. 新生儿窒息的原因有哪些?
2. 简述轻度窒息与重度窒息的鉴别要点。
3. 新生儿窒息如何处理?
4. 复苏的先决条件是什么?

【病例分析】

某新生儿,出生1分钟时,助产士对其进行评估,发现心率80次/min,呼吸微弱而不规则,四肢肌张力松弛,喉反射消失,全身皮肤青紫,躯干红。

请问:(1)该新生儿 Apgar 评分应得多少?

(2)如何进行护理?

任务七　常用助产手术与护理

学习目标

● **知识目标**

1. 熟练掌握会阴侧切缝合术的基本功。
2. 掌握能进行后穹隆穿刺术、胎头吸引术、产钳术、臀位助产术、人工剥离胎盘术的适应证、禁忌证、物品准备、注意事项、配合及护理。
3. 熟悉剖宫产手术的适应证、禁忌证、注意事项及护理。

● **能力目标**

1. 能进行会阴侧切缝合术。
2. 能进行后穹隆穿刺术、胎头吸引术、产钳术、臀位助产术、人工剥离胎盘术的物品准备、配合及护理。

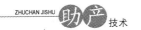

一、后穹隆穿刺术

后穹隆穿刺术是妇产科临床常用的辅助诊断方法。直肠子宫陷凹是腹腔的最低部位，当怀疑直肠子宫陷凹有积液、积脓、积血或直肠子宫陷凹的肿块性质不清，都可行此术借以明确诊断。后穹隆穿刺术也可用于某些疾病的治疗。

【适应证】

(1)凡是妇科检查发现直肠子宫陷凹饱满，疑有积液或 B 超探及直肠子宫陷凹内有液性暗区时，可做后穹隆穿刺抽取液体检查，以了解积液的性质，协助诊断。常用于异位妊娠的诊断。

(2)对个别盆腔脓肿或其他炎性积液者，也可经后穹隆穿刺放液冲洗或注入抗生素治疗。

(3)如盆腔肿块位于直肠子宫陷凹，可经阴道后穹隆穿刺直接抽吸肿块内容物做涂片，细胞学检查以明确性质。

(4)可在 B 型超声引导下经阴道后穹隆穿刺取卵，用于各种助孕技术。

【禁忌证】

(1)疑有肠管与子宫后壁粘连。

(2)高度怀疑恶性肿瘤。

(3)盆腔严重粘连，直肠子宫陷凹被较大肿块完全占据。

(4)异位妊娠准备采取非手术治疗时。

【用物准备】

卵圆钳 1 把，窥阴器 1 个，宫颈钳 1 把，弯盘 1 个，5～10ml 注射器 1 支，18 号穿刺针头 1 个，消毒毛巾 1 块，干纱布、棉球及碘伏棉球若干，标本瓶 1 个。

【手术步骤】

(1)嘱患者自解小便，取膀胱截石位。

(2)常规消毒外阴、阴道，铺孔巾。用窥阴器暴露宫颈及阴道后穹隆并消毒(图 2-7-1-1)。

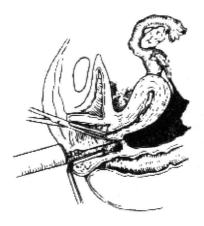

图 2-7-1-1　后穹隆穿刺术

(3)用宫颈钳夹持宫颈后唇，向前上方牵拉，充分暴露后穹隆重新消毒，干棉球擦干。

(4)用 10ml 注射器接上 22 号穿刺针头,检查针头无堵塞,在后穹隆中央距宫颈、阴道交界约 1cm 处平行进针 2～3cm,当穿过阴道壁失去阻力感时抽吸注射器。

(5)抽出液体后拔出针头,将抽出液先肉眼观察性状,再送检或培养。穿刺抽出暗红色不凝固的血液,即可确诊为腹腔内出血。若穿刺时误入静脉,则血色较鲜红,滴在纱布上有一圈红晕,放置 10 分钟即可凝结。

(6)拔出针头后观察有无渗血,若有渗血可用无菌纱布填塞压迫止血后,取出窥阴器。

【注意事项】

(1)穿刺部位在后穹隆正中,方向宜与子宫颈平行,不可偏离方向避免误刺入直肠,子宫后位时勿刺到宫体。

(2)穿刺深度以 2～3cm 为宜。

(3)阴道后穹隆穿刺未抽出血液,不能完全排除宫外孕。

(4)抽出液体均应涂片,行常规及细胞学检查。

【护理要点】

1. 治疗配合　术前用物准备;术中为医生提供所需物品;术后安置患者休息 1 小时。

2. 病情监护　观察患者有无面色苍白、血压下降及剧烈腹痛等提示脏器损伤、内出血等异常症状,并做好记录。

3. 心理护理　向患者介绍后穹隆穿刺的用途、方法、对诊断疾病的意义,鼓励患者合作,减轻心理压力。

4. 健康教育　嘱患者术后注意外阴、阴道清洁,预防感染。

二、会阴切开缝合术

会阴切开缝合术是产科常用手术之一,目的是避免严重会阴裂伤及减轻分娩时的阻力。常用方式有会阴侧斜切开术及会阴正中切开术两种(图 2-1-6-5、图 2-1-6-6)。

会阴正中切开出血少,易缝合,愈合好,但如切口下延,可造成会阴Ⅲ度裂伤。会阴侧斜切开术可充分扩大阴道口,不易出现会阴及盆底严重裂伤,临床上较常采用,但切口组织较多,缝合技术要求较高。

【适应证】

(1)分娩时可能引起会阴严重裂伤者,如会阴过紧、会阴体长、胎儿过大等。

(2)初产妇阴道助产术,如胎头吸引术、产钳术或臀位助产术。

(3)第二产程延长或缩短第二产程,如重度子痫前期、妊娠合并心脏病、胎儿宫内窘迫等。

(4)预防早产儿颅内出血。

【禁忌证】

(1)估计不能经阴道分娩,如梗阻性难产;不宜经阴道分娩,如生殖器疱疹等。

(2)会阴条件好或足月胎儿较小者等。

【用物准备】

10ml 注射器 1 支,长穿刺针头 1 个,会阴侧切剪刀 1 把,弯止血钳 3～4 把,带尾纱布 1 块,持针器 1 把,有齿镊 1 把,无齿镊 1 把,圆缝合针 2 个,三角缝合针 2 个,0.5% 普鲁卡因 20ml,1 号丝线 1 团,0、00、000 号铬肠线各 1 管,治疗巾 4 块,巾钳 4 把,治疗碗 1 个,纱布数块等。

【操作步骤】

1.产妇取膀胱截石位，外阴常规消毒、铺巾

2.麻醉 普鲁卡因过敏试验阴性者用 0.5％普鲁卡因行局部浸润麻醉（图 2-7-2-1）及（或）阴部神经阻滞麻醉（图 2-7-2-2）。

3.切开会阴

（1）会阴侧斜切开：一般采用会阴左侧斜切开术。术者左手食、中两指伸入阴道，置胎先露和阴道左侧后壁之间，撑起阴道壁，以保护胎儿并指示切口位置，右手持剪刀放在会阴后联合中线左侧成 45°角，会阴高度膨隆时可为 60°角，剪刀刃应与皮肤垂直，于宫缩时做一次全层切开，切口一般长 4～5cm。

（2）会阴正中切开：沿会阴后联合的中央向肛门方向垂直切开，长 2～3cm，注意不要伤及肛门括约肌。

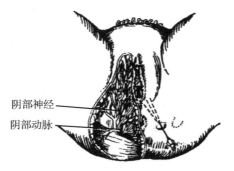 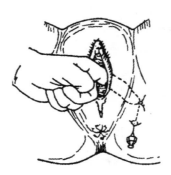

阴部神经

阴部动脉

图 2-7-2-1　皮下浸润麻醉　　　　　　图 2-7-2-2　神经阻滞麻醉

4.止血 出血处立即用纱布压迫止血，小动脉出血时应予结扎。

5.缝合会阴 待胎盘完整娩出后，检查产道其他部位有无撕裂，将阴道内放入一带尾纱布，以免宫腔血液外流妨碍手术视野。

（1）缝合阴道黏膜：用左手中、食指撑开阴道壁，自切口顶端上方 0.5～1cm 开始，用 0 或 00 号铬制肠线间断或连续缝合至处女膜外缘。

（2）缝合肌层和皮下组织：用同样肠线间断缝合肌层和皮下组织。

（3）缝合皮肤：最后用 1 号丝线间断缝合皮肤或用 000 可吸收性肠线连续皮内缝合法缝合皮肤（此法可不拆线）（图 2-7-2-3）。缝合完毕取出阴道内带尾纱布。

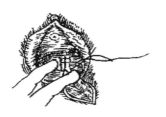 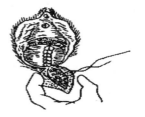 

缝合阴道黏膜　　　　　　　　缝合肌层　　　　　　　　皮肤缝合完毕

图 2-7-2-3　会阴切开缝合

6.常规做肛门检查　检查有无肠线穿透直肠黏膜。

【注意事项】

(1)剪开时剪刀刀刃应与皮肤垂直,一次全层剪开,黏膜、肌层与皮肤切口长度应一致。

(2)缝合时注意勿留死腔,层次清楚,切口对合整齐。缝合阴道黏膜时注意不能穿透直肠黏膜,如有缝线穿过直肠黏膜,应立即拆除,重新缝合,防止形成阴道直肠瘘。

(3)缝线不可过紧,以免组织水肿,缝线嵌入组织内,影响愈合。

【护理要点】

1.心理护理　术前向产妇解释会阴切开的目的,消除产妇的恐惧心理,取得产妇的配合。

2.病情监护

(1)术后为产妇洗手、擦脸、更衣,垫好卫生巾。定时查看宫缩及阴道流血情况,观察2小时无异常送回休息室。

(2)保持会阴清洁,嘱产妇多向健侧卧位,及时更换会阴垫。术后5天内用1∶1000苯扎溴铵溶液棉球擦洗外阴,2次/d,便后也应及时擦洗外阴。

(3)术后应每日检查患者伤口,注意有无感染征象。外阴伤口肿痛者可遵医嘱进行局部红外线照射或50%硫酸镁湿热敷或用95%乙醇湿敷。如伤口出现红、肿、热、硬结或针眼渗出脓性分泌物,立即配合医生进行处理。正常伤口3～5天拆线,并记录拆线的情况。

三、胎头吸引术

胎头吸引术是将胎头吸引器(vacuum extractor)置于胎头上,形成一定负压后吸住胎头,按胎头娩出机制,通过牵引协助胎头娩出的手术。其优点为易于掌握,对母儿危害小,可用以代替低位产钳。其缺点是:若负压不足,吸引器滑脱可造成胎儿伤害;如负压过大,牵引时间长,易损伤头皮,甚至发生颅内出血。目前临床常用的有金属直筒状、牛角形或扁圆形的胎头吸引器及硅胶喇叭形(图2-7-3-1)。

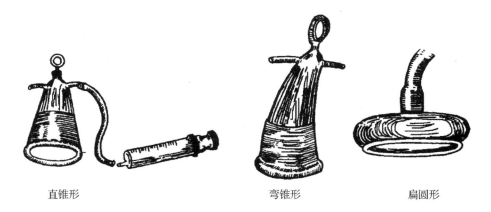

直锥形　　　　　　弯锥形　　　　　　扁圆形

图 2-7-3-1　胎头吸引器种类

【适应证】

(1)缩短第二产程。常用于产妇有妊娠期高血压疾病、心脏病等不宜在分娩时用力者、胎儿有宫内窘迫或宫缩乏力者。

(2)持续性枕横位或枕后位须做胎头旋转并牵引胎头助产者。

【手术条件】

(1)活胎,顶先露。

(2)头盆相称。

(3)胎头双顶径已达坐骨棘水平以下。

(4)宫口开全,且胎膜已破。

【用物准备】

胎头吸引器 1 个,50ml 注射器 1 支,止血钳 1 把,治疗巾 2 块,新生儿吸引器 1 台,一次性吸引管 1 根,吸氧面罩 1 个,无菌纱布数块,导尿包,消毒石蜡油,氧气,会阴切开缝合术的物品,抢救药品等。

【操作步骤】(图 2-7-3-2)

1.检查 检查吸引器有无损坏、漏气,并将橡皮管接在吸引器空心管柄上。

2.体位 产妇取膀胱截石位,外阴常规消毒,铺消毒巾,导尿排空膀胱。

3.阴道检查 明确是否符合手术条件。

4.会阴切开 初产妇或会阴较紧张者,行麻醉后做会阴侧斜切开术。

5.放置胎头吸引器 先将吸引器开口端周围涂好润滑油,术者用左手指撑开阴道后壁,右手持吸引器沿阴道后壁放入,然后用手指环形拨开阴道口四周,使整个胎头吸引器滑入阴道内,并使边缘与胎头贴紧。以手指沿吸引器检查一周,了解吸引器是否紧贴头皮,有无阴道壁及宫颈组织夹于吸引器及胎头之间,检查无误后调整吸引器牵引柄,使之与胎头矢状缝方向一致,作为旋转胎头的标记。

6.抽吸负压 术者将胎头吸引器顶住胎头,助手将注射器接上胎头吸引器的橡皮管,分次缓慢地抽出吸引器内空气 150～180ml,使吸引器内变成负压,相当于 27～40kPa (200～300mmHg),硅胶喇叭形吸引器抽空气 60～80ml 即可。用血管钳夹住橡皮管,取下注射器,等候 2～3 分钟,使吸引器与胎头吸牢。

7.牵引吸引器 如为枕前位,待宫缩时,让产妇向下屏气,术者手持牵引柄顺骨盆轴方向,按正常分娩机制进行牵引,使胎头俯屈、仰伸、娩出,同时注意保护好会阴。宫缩间歇期

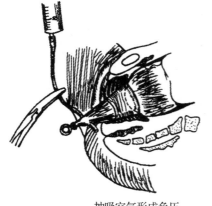
抽吸空气形成负压

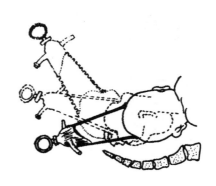
胎头牵引

图 2-7-3-2 胎头吸引

暂停牵引。当胎头为枕横位或枕后位时,可边旋转边牵引。

8.胎头娩出阴道口时,即可松开止血钳,解除吸引器负压,取下吸引器,相继娩出胎体。

【注意事项】

(1)严格掌握适应证,如早产儿、胎儿宫内窘迫者慎用。

(2)吸引器必须放置正确,应避开囟门。

(3)牵引时用力要均匀,按正常胎头分娩机制辅助牵引。切忌左右摇晃,切勿用力过大。

(4)牵引时如有漏气或脱落,应查找其原因。如系牵引方向错误、负压不够,可重新放置。放置一般不超过 2 次,牵引时间一般主张 10～15 分钟,否则应改用产钳助产。

(5)预防感染。由于阴道操作次数多,术后常规用抗生素。

【护理要点】

1.心理护理　向产妇介绍吸引器助产的目的,指导产妇配合医护人员完成分娩。

2.治疗配合　做好术前用物、患者及抢救新生儿窒息的各项准备,积极协助医师完成操作过程。胎儿娩出后及时清理呼吸道。

3.病情监护　观察新生儿有无产伤,如头皮损伤、头皮血肿及颅内出血等,有异常应及时配合医生处理。产后仔细检查软产道,如有裂伤应及时缝合。定时观察宫缩,避免发生产后出血。注意观察切口愈合情况,每天清洁外阴,术后按医嘱常规给予抗生素。

4.一般护理　嘱产妇产后注意加强营养,多进高能量、易消化、富含维生素及微量元素的饮食。

四、产钳术

产钳术(forceps operation)是用产钳牵引胎头,协助胎儿娩出的手术。目前临床常用的产钳为短弯型,分为左下叶和右上叶,每叶由钳匙、钳胫、钳锁、钳柄 4 部分组成(图 2-7-4-1)。

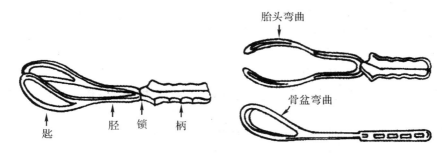

图 2-7-4-1　常用产钳结构

【适应证】

(1)同胎头吸引术。

(2)胎头吸引术失败者。

(3)臀位分娩后出胎头困难者。

(4)面先露(颏前位)娩出困难者。

【手术条件】

与胎头吸引术条件基本相同。

【用物准备】

高压灭菌的产钳,消毒石蜡油,会阴切开缝合术的用物,新生儿急救用物,导尿包等。

【操作步骤】(图 2-7-4-2)

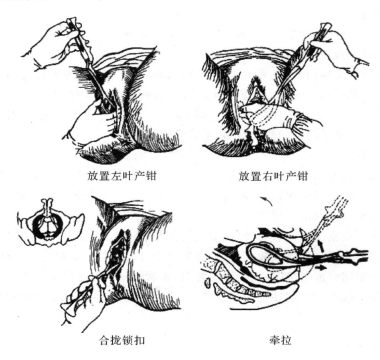

放置左叶产钳　　　　　放置右叶产钳

合拢锁扣　　　　　　　牵拉

图 2-7-4-2　产钳术

前 4 个步骤同胎头吸引术。

5. 放置产钳　术者以右手掌面四指伸入阴道左侧壁和胎头之间,左手持左叶钳柄,使钳叶下垂,钳盆弯朝前,将左钳叶沿右手掌与胎头之间缓缓插入,使钳叶置于胎头左侧,由助手将钳叶固定。继而放置右叶,术者右手持右叶钳柄,左手四指伸入阴道右侧壁与胎头之间,引导产钳右叶至胎头右侧,达产钳左叶对应位置。

6. 合拢产钳　一般情况下,右叶在上,左叶在下,将两钳叶柄平行交叉,扣合锁扣,钳柄对合。

7. 检查钳叶位置　产钳扣合后,伸手入阴道内,检查钳叶与胎头之间有无软组织或脐带夹入,两钳叶是否分别置于胎儿面颊部位,胎头矢状缝是否在两钳叶正中。

8. 牵引　在宫缩时术者握住钳柄先向外,后稍向下,沿产轴方向进行缓慢牵拉。当先露部着冠时,逐渐将钳柄上提,使胎头仰伸娩出,此时助手应注意保护会阴。

9. 取下产钳　当胎头被牵出后,即可取下产钳,松解钳锁,先取下上方的右叶,再取下位于下方的左叶,应顺胎头缓慢滑出。

【注意事项】

(1)术前必须查清胎方位,才能正确放置产钳,如放置不正确有可能导致胎儿或母体软组织损伤。

(2)牵拉产钳时用力要均匀,速度不宜过快,也不能将产钳左右摇晃。

(3)当胎头额部外露时立即停止用力,以免造成严重的会阴裂伤。

(4)胎盘娩出后,检查软产道有无裂伤,有裂伤给予缝合。

【护理要点】

同胎头吸引术。

五、臀位助产术

臀位分娩围产儿死亡率远高于头位分娩,臀位分娩分为自然分娩、臀位助娩和臀位牵引等,其中臀位牵引已被剖宫产取代,臀位助产需严格掌握适应证,可避免和减少并发症的发生。

【适应证】

(1)骨盆无明显畸形,估计胎儿体重<3500g。

(2)单臀或全臀(除外足先露),胎头无仰伸。

(3)双胎分娩中第二胎为臀位者。

(4)胎儿先天畸形。

【禁忌证】

(1)骨盆明显狭窄或畸形。

(2)胎儿体重在 3500g 以上。

(3)胎头仰伸,不全臀位。

(4)对胎臀高浮者,可能存在着骨盆狭窄或胎儿异常,不宜行臀牵引术。

(5)高龄初产,瘢痕子宫,母亲有严重妊娠合并症和妊娠并发症。

【并发症】

(1)容易出现胎膜早破,尤以足先露胎膜早破的发生率最高,约占臀位胎膜早破的80%。有学者认为,胎膜早破本身就存在着潜在的感染,应积极终止妊娠;也有学者主张在严密观察下,待具有一定的生命力之后,再娩出胎儿,以提高围产儿成活率。

(2)容易发生脐带脱垂,以足先露的发生率最高,约为 11.14%,单臀的发生率最低,导致胎儿窘迫、新生儿窒息。

(3)臀位助产或牵引术易致软产道裂伤和血肿。

1) 宫颈口没有开全,阴道及盆底没有充分扩张时,过早地助产或强行牵引,造成出肩和后出胎头困难,宫颈、阴道及会阴部严重裂伤,裂伤甚至扩展至子宫下段。

2)宫颈口已开全,急速牵引对宫颈的刺激可致宫颈痉挛,导致子宫下段或宫颈的裂伤。

3)堵臀时间过长,除可造成胎儿宫内窘迫外,还可因子宫下段过度扩张而造成子宫破裂。

4)压迫会阴体过久,或宫缩间歇时不放松,会阴部水肿、会阴侧切口过小,均可发生严重的会阴部裂伤。

(4)新生儿吸入性肺炎。臀位阴道产儿较头位分娩儿吸入性肺炎发生率高。

1)软产道没有充分扩张,致胎肩及胎头娩出困难,新生儿吸入羊水造成胎儿窘迫。

2)堵臀过分,宫缩过强,胎儿发生宫内窘迫。

3)胎儿下肢娩出或脐带部分娩出后没有注意保温,寒冷刺激胎儿过早呼吸。

(5)新生儿颅内出血。有胎儿宫内窘迫、后出头时强行牵拉者易并发新生儿颅内出血。

(6)新生儿神经肌肉的损伤。少数患者可因置于胎颈两侧的示、中两指暴力牵拉胎肩导致臂丛神经损伤和胸锁乳突肌断裂、血肿形成。

（7）新生儿骨折及脱臼。牵引手法不当、用力过猛可造成胎儿锁骨、肱骨和股骨骨折,引起颈椎脱臼和颌骨脱位。

【用物准备】

导尿管、消毒石蜡油、会阴切开缝合包、0.5%～1%普鲁卡因 5～10 毫升、注射器、7 号针头、新生儿窒息急救物品,其他同接生准备。

【操作步骤】

操作过程(见助产项目的"任务四 异常分娩产妇的护理"中"臀位"的内容)。

【注意事项】

（1）检查软产道有无损伤,切开者有无延长撕裂伤,并及时缝合。

（2）注意按臀位分娩机制顺利牵出胎儿臀、肩、头,动作规范、轻柔。新生儿无窒息及损伤,软产道无撕裂伤。

（3）对产妇语言亲切,有爱心,能取得患者信任和合作。

【护理要点】

选择适应证,注意观察并发症的发生,余护理同产钳术。

六、人工剥离胎盘术

人工剥离胎盘术是指用手剥离并取出滞留于子宫内胎盘的手术(图 2-7-6-1)。

【适应证】

（1）胎儿娩出后,胎盘部分剥离引起子宫出血,不到 30 分钟出血量已达 200ml 者。

（2）胎儿娩出后 30 分钟,经一般处理,胎盘仍未排出者。

（3）某些难产手术,胎儿娩出后,需立即娩出胎盘者。

【用物准备】

无菌手套 1 双,无菌纱布数块,大刮匙 1 把。

【麻醉】

一般不需要,个别患者可用哌替啶(也称度冷丁)止痛。

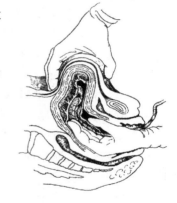

图 2-7-6-1 徒手剥离胎盘术

【操作步骤】

（1）产妇取膀胱截石位,排空膀胱。手术者须严格注意无菌操作,重新消毒外阴,更换手套。

（2）一手在腹壁紧握并下推子宫,另一手五指合拢成圆锥状,沿脐带伸入宫腔,摸到胎盘边缘。

（3）宫腔内的手掌展开,四指并拢,手背紧贴宫壁,进入胎盘与子宫壁之间,以手掌的尺侧缘作锯状向上钝性剥离。待整个胎盘剥离后,将胎盘握在手掌中取出。

（4）检查胎盘,如不完整,再探查子宫腔,或用大刮匙轻轻搔刮清除。

【注意事项】

（1）徒手剥离胎盘应一次完成,不可反复进出,增加感染机会。

（2）剥离时应摸清胎盘及子宫接触面,轻轻操作,防止穿破子宫壁。

（3）术后注射缩宫素。

【护理要点】

1.心理护理　产妇身旁需有专人留守观察,给予解释。

2.配合治疗　配合医生尽快完整娩出胎盘,给予抗生素防感染。

3.病情监护　术中严密观察产妇一般情况,及时做好输血准备。术后密切观察与感染有关的体征。余护理要点同胎头吸引术。

七、剖宫产术

剖宫产术(cesarean section)是经腹壁切开子宫取出胎儿的手术。该手术应用适当能使母婴安全。剖宫产术术式有:子宫下段剖宫产术、子宫体部剖宫产术、腹膜外剖宫产术、剖宫产子宫切除术四种。其中子宫下段剖宫产术在临床上已被广泛采用。

【适应证】

1.产道异常　骨盆狭窄、头盆不称,严重宫颈水肿不能扩张者,子宫或卵巢肿瘤阻塞产道者。

2.产力异常　如子宫收缩乏力经处理无效者。

3.胎位异常　颏后位、初产臀位、横位等。

4.妊娠合并症　重度子痫前期治疗无效,引产失败者。

5.胎儿宫内窘迫,胎盘功能严重减退,多胎妊娠、巨大胎儿等。

6.羊水过少

7.其他　如子宫先兆破裂,产前严重出血,高龄初产妇(35岁以上),有剖宫产史、产道畸形等。

【麻醉方式】

以持续硬脊膜外麻醉为主,个别产妇用全麻。

【用物准备】

25cm不锈钢盆1个,卵圆钳12把,解剖镊2把,弯盘1个,大无齿镊2把,小无齿镊2把,18cm止血钳16~18把,16cm止血钳10~12个,艾力斯钳8把,巾钳8把,持针器2~3把,吸引器头3个,阑尾拉钩2个,S状拉钩1个,压肠板1个,腹腔双头拉钩1个,刀片3个,手术刀柄3个,4m×6m双层大包布2块,双层剖腹单1块,3m×3m双层中包布1块,手术衣5~6件,治疗巾10块,纱布垫6~8块,纱布16~20块,手套10副,1、4、7、10线团各1个,铬制肠线2管,新生儿急救器械和急救药品,子宫收缩剂。

【护理要点】

1.术前准备

(1)向患者进行解释并安慰患者,使其消除恐惧心理。

(2)备皮:凡行择期剖宫产术前,嘱产妇沐浴、洗发、剪指(趾)甲。腹部和外阴部按一般妇科手术备皮范围准备。

(3)药物过敏试验:如普鲁卡因、青霉素等药物过敏试验。

(4)重新测量患者生命体征指标,复核各项辅助检查结果,如有异常及时报告医生。

(5)核实交叉配血情况,并做好输血准备。

(6)指导产妇练习术后在病床上翻身、饮水、用餐、双手保护切口咳嗽、吐痰技巧。

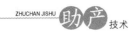

(7)术前 4 小时禁用呼吸抑制剂(如吗啡),以防止新生儿窒息。

(8)安放留置导尿管。

(9)按医嘱术前半小时注射基础性麻醉药物。

(10)在腹部消毒前须常规复查胎心率并记录。

(11)做好新生儿保暖和抢救准备,如新生儿急救器械、药品、氧气等。

(12)如为选择性剖宫产,未破膜者遵医嘱用肥皂水灌肠,术前晚间和手术日清晨各一次。

2.术后护理

(1)患者回病室后,平卧休息,麻醉未清醒患者,将头转向一侧,以防呕吐物误入气管而发生吸入性肺炎。术后 24 小时改换半卧位,2～3 天可坐起,以利恶露排出。协助患者翻身,鼓励患者早下床活动,避免肠粘连。

(2)严密观察并定时测血压、脉搏、呼吸。检查输液管、尿管的通畅及腹部切口等情况,并记录。术后 24 小时拔除尿管。

(3)减轻切口疼痛:指导患者在翻身、咳嗽时轻按腹部两侧以减轻疼痛,必要时按医嘱给予止痛药物,如哌替啶等。

(4)预防产后出血:术后 24 小时内要注意观察阴道流血及宫缩情况,流血多者即按医嘱给予缩宫药物。

(5)手术当日禁食,次日可进全流食,排气后进半流食或普通食物。

(6)预防感染:遵医嘱使用抗生素,擦洗外阴每日 2 次,避免上行感染。每日观察腹部切口有无渗血、血肿、红肿、硬结等。观察恶露性状及气味,子宫复旧情况,发现异常及时报告医生处理。

(7)做好乳房护理:热敷乳房,按需哺乳,指导产妇的哺乳姿势。

【健康教育】

1.注意外阴卫生　指导产妇保持外阴清洁,每日擦洗 1～2 次。

2.补充营养　术后每日应给予高热量、高蛋白、高纤维素的食物。

3.保健操　嘱产妇出院后坚持做产后保健操,积极参加适宜的体育锻炼,利于体力恢复。

4.产后复查　产后 6 周内禁止性生活。告知产妇于产后 42 天到门诊复查,了解各器官特别是生殖器官的恢复情况、乳房及泌乳情况。

5.避孕　指导产妇计划生育,并落实避孕措施,术后应至少避孕 2 年,方可妊娠,以免再次妊娠发生子宫破裂。

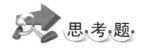

1.简述会阴切开缝合术的适应证及术后护理。

2.简述产钳术的适应证及注意事项。

3.如何行人工剥离胎盘术?

4.简述胎头吸引术的适应证。

【病例分析】

王某,30岁,孕39周,孕2产0,曾有1次人工流产及宫腔感染史。今晨7时头位阴道娩出一男活婴,体重3400g,当时阴道少量出血,胎儿娩出后40分钟胎盘未娩出,阴道出血量增多,共约600ml,血压110/80mmHg,脉搏110次/min。

请问:(1)诊断;(2)依据;(3)处理方法。

任务八　正常产褥产妇的护理

学习目标

- **知识目标**
  1. 掌握产褥期、子宫复旧、恶露等概念;
  2. 掌握产褥期妇女的护理措施;
  3. 熟悉产褥期妇女的身心健康。
- **能力目标**
  1. 能对产褥期妇女各系统的恢复进行观察及护理;
  2. 能准确熟练地填写产后观察记录、产后访视记录。

从胎盘娩出至产妇全身各器官除乳腺外恢复或接近正常未孕状态所需的一段时期,称产褥期,一般为6周。

一、产褥期母体变化

【生殖系统变化】

1. 子宫

产褥期变化最大的器官是子宫。胎盘娩出后的子宫逐渐恢复至未孕状态的过程称子宫复旧,主要表现为宫体肌纤维缩复和宫内膜再生。

(1)子宫体:胎盘娩出后,宫底在脐下1～2横指处,随后随着肌纤维的不断缩复,宫体逐渐缩小,质量逐渐减轻,产后4～5天达脐耻之间,产后1周子宫缩小至约妊娠12周大小,在耻骨联合上方可扣及,产后10日子宫降至骨盆腔内,6周后子宫恢复到正常非孕期大小。同时,胎盘娩出后,子宫腔胎盘附着面逐渐缩小,开放的螺旋动脉和静脉窦压缩变窄,在凝血功能影响下形成血栓,出血逐渐减少直至停止。其后创面表层坏死脱落,随恶露自阴道排出。残存的子宫内膜基底层逐渐再生新的功能层,整个子宫的新生内膜缓慢修复,约于产后第3周,除胎盘附着部位外,宫腔表面均由新生内膜修复。胎盘附着部位全部修复需至产后6周时,若在此期间胎盘附着面因复旧不良出现血栓脱落,可引起晚期产后出血。

(2)子宫颈:胎盘娩出后的宫颈极度松弛,随后宫口迅速复旧缩小,呈环状。产后1周后,宫颈外形和宫颈内口恢复至未孕状态。产后4周时宫颈完全恢复至非孕状态。因宫颈外口在分娩时多在宫颈3点及9点处发生轻度裂伤,故初产妇的宫颈外口由产前圆形(未产型),变为产后"一"字形横裂(已产型)。

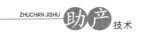

2. 阴道　分娩后阴道壁肌张力逐渐恢复,扩张的阴道腔亦缩窄,约在产后 3 周重新出现阴道黏膜皱襞,但阴道于产褥期结束时尚不能完全恢复至未孕时的紧张度。

3. 外阴　分娩后的外阴轻度水肿,于产后 2～3 日内自行消退。会阴部若有轻度撕裂或会阴切口缝合后,均能在 3～5 日内愈合。处女膜在分娩时撕裂形成残缺痕迹称处女膜痕。

4. 盆底组织　盆底肌及其筋膜因分娩过度扩张使弹性减弱,且常伴有肌纤维部分断裂。若能于产褥期坚持做产后健身操,盆底肌有可能恢复至接近未孕状态。若盆底肌及其筋膜发生严重断裂造成骨盆底松弛,加之于产褥期过早参加重体力劳动,可导致阴道壁膨出,甚至子宫脱垂。

【乳房的变化】

乳房的主要变化是泌乳,而泌乳是神经体液调节的结果。胎盘娩出后,乳房因体内呈低雌激素、高催乳激素水平而开始泌乳。尽管垂体催乳激素是泌乳的基础,但以后乳汁分泌很大程度依赖哺乳时的吸吮刺激。吸吮动作能反射性地引起神经垂体释放缩宫素,缩宫素使乳腺腺泡周围的肌上皮细胞收缩,增加乳腺管内压喷出乳汁,表明吸吮喷乳是保持乳腺不断泌乳的关键。不断排空乳房,也是维持乳汁分泌的一个重要条件。此外,乳汁分泌还与产妇营养、睡眠、情绪和健康状况密切相关。

产后 1 周内分泌的乳汁称初乳,因含胡萝卜素,呈淡黄色,含较多有形物质,故质稠,初乳中含蛋白质较成熟乳多,尤其是分泌型 IgA（sIgA）,脂肪和乳糖含量较成熟乳少,极易消化,是新生儿早期理想的天然食物。产后 7～14 日分泌的乳汁为过渡乳,蛋白质含量逐渐减少,脂肪和乳糖含量逐渐增多。产后 14 日以后分泌的乳汁为成熟乳,呈白色。初乳及成熟乳均含有大量免疫抗体。例如,sIgA 经新生儿摄入后,在胃肠道内不受胃酸及消化酶所破坏,大部分粘附于胃肠道黏膜,故母乳喂养的新生儿患肠道感染者甚少。由于多数药物可经母血渗入乳汁中,故产妇于哺乳期用药时,应考虑药物对新生儿有无不良影响。

【循环系统的变化】

产后 3 天,尤其是餐后 24 小时,产妇的体循环血容量增加 15%～25%,使产妇的心脏负担加重,原有心脏病的产妇,容易发生心力衰竭。产妇的血容量于产后 2～3 周恢复至非孕状态。产后脉搏多较慢,每分钟约 60～70 次,可能与胎盘循环停止及卧床休息有关。血压一般都正常。

【血液系统的变化】

产褥早期,血液仍处于高凝状态,有利于胎盘剥离面形成血栓,减少产后出血。纤维蛋白原、凝血酶、凝血酶原于产后 2～4 周内降至正常。红细胞计数和血红蛋白值逐渐增多。白细胞总数于产褥早期仍较高,中性粒细胞增多,淋巴细胞稍减少。血小板数增多。红细胞沉降率于产后 3～4 周降至正常。

【消化系统的变化】

产后胃液分泌减少,其中尤其是胃酸减少,使胃肠肌张力和蠕动减弱。胃酸分泌一般于产后 1～2 周恢复正常水平。产后腹壁与盆底肌肉松弛,肠蠕动减弱,如长期卧床,易发生便秘。

【泌尿系统的变化】

产后数日尿量增多,可达每日 3000ml,以排出妊娠期体内潴留过多的水分。第 1 周内偶可出现糖尿,为乳腺分泌的部分乳糖被吸收排出所致。膀胱可因产时受压而感到迟钝,或因膀胱三角区仍有水肿、充血或因会阴伤口疼痛,反射性地引起尿道括约肌痉挛,致排尿困难,严重者可出现尿潴留。妊娠期肾盂和输尿管的生理性扩张一般于产后 4～6 周恢复正常。

【内分泌系统的变化】

雌激素和孕激素在产后急剧下降,产后 1 周恢复至非孕水平。胎盘生乳素于产后 3～6 小时已不能测出,垂体催乳素则因哺乳于数日内降至 $60\mu g/L$,不哺乳者降至 $20\mu g/L$。腺垂体、甲状腺、肾上腺在产褥期缩小、功能减弱逐渐恢复至非孕水平。产后恢复排卵及月经初潮的时间因人而异,哺乳期月经恢复前有可能怀孕。

【腹壁的变化】

妊娠期出现的下腹部正中色素沉着在产褥期逐渐消退。紫红色的妊娠纹变化为白色。腹壁明显松弛,需 6～8 周恢复。

二、产褥期妇女的护理

【临床表现】

1. 生命体征 体温:产妇产后的体温多数在正常范围内。若产程延长致过度疲劳时,体温可在产后最初 24 小时内略升高,一般不超过 38℃。不哺乳者于产后 3～4 日因乳房血管、淋巴管极度充盈也可发热,体温可达 38.5℃,一般仅持续数小时,最多不超过 12 小时,体温即下降,不属病态。脉搏:产后的脉搏略缓慢,每分钟约为 60～70 次,与子宫胎盘循环停止及卧床休息等因素有关,约于产后 1 周恢复正常,不属病态。呼吸:产后腹压降低,膈肌下降,由妊娠期的胸式呼吸变为胸腹式呼吸,使呼吸深慢,每分钟 14～16 次。血压:血压于产褥期平稳,变化不大。妊高征产妇的血压于产后降低明显。

2. 产后宫缩痛 在产褥早期因宫缩引起下腹部阵发性剧烈疼痛称产后宫缩痛。子宫在疼痛时呈强直性收缩,于产后 1～2 日出现,持续 2～3 日自然消失,多见于经产妇。哺乳时反射性缩宫素分泌增多使疼痛加重。

3. 乳房胀痛或皲裂 产后哺乳延迟或没有及时排空乳房时,产妇可有乳房胀痛,触之有坚硬感,且疼痛加重。哺乳产妇特别是初产妇在产后最初几日容易出现乳头红、裂开,有时有出血,哺乳时疼痛。

4. 褥汗 产褥早期,皮肤排泄功能旺盛,排出大量汗液,以夜间睡眠和初醒时更明显,不属病态,于产后 1 周内自行好转。

5. 恶露 产后随子宫蜕膜(特别是胎盘附着处蜕膜)的脱落,含有血液、坏死蜕膜等组织经阴道排出,称恶露。恶露分为:

(1)血性恶露:色鲜红,含大量血液得名。量多,有时有小血块,有少量胎膜及坏死蜕膜组织,持续 3～4 天。

(2)浆液性恶露:色淡红,似浆液得名。含少量血液,但有较多的坏死蜕膜组织、宫颈黏液、阴道排液,且有细菌,持续 10 天左右。

(3)白色恶露:黏稠,色泽较白得名。含大量白细胞、坏死蜕膜组织、表皮细胞及细菌等。

正常恶露有血腥味,但无臭味,持续 4～6 周。血性恶露约持续 3 日,逐渐转为浆液恶露,约 2 周后变为白色恶露,约持续 3 周干净。上述变化是子宫出血量逐渐减少的结果。若子宫复旧不全或宫腔内残留胎盘、多量胎膜或合并感染时,恶露量增多,血性恶露持续时间延长并有臭味。

6. 食欲 产妇多食欲不佳,喜进流质、半流质等清淡饮食,一般 10 天左右恢复正常。但有的产妇产后食欲增加。

7. 小便增多和排尿困难 产后 2～3 天内多尿,易出现排尿困难、尿潴留,特别产后第 1 次尿,从而导致尿路感染。

8. 便秘 产后腹壁与盆底肌肉松弛,肠蠕动减弱,如长期卧床,易发生便秘。

9. 疲乏 产妇在最初几天表现有精神不振、自理能力降低、不愿接收新生儿,多因产程中不适和用力,以及产后睡眠不足。

10. 体重减轻 体重于产后即减轻约 6kg。产后第 1 周又下降约 4kg。

11. 下肢静脉血栓形成 临床少见,表现为下肢体表温度下降或感觉麻木,患侧肢体有肿胀感。

12. 产后心理障碍 产妇产后有压抑心理,表现为产妇在产后 2～3 天内易哭、易激惹、忧虑,有时喜怒无常等轻度或中度情绪反应,一般于几天后自然消失。另外还常见有依赖心理、忌口心理、惧哺心理、失望心理等。

【护理诊断】

1. 舒适改变 与褥汗、多尿、产后宫缩痛、会阴部伤口、乳房胀痛等有关。

2. 便秘和尿潴留 与产后肠蠕动减少、腹压降低、饮食不合理或活动少,以及会阴部伤口疼痛、不习惯床上排便等有关。

3. 母乳喂养无效 与产后疲劳、睡眠不足、技能不熟、知识和信心缺乏有关。

4. 焦虑 与心理调适缓慢、新家庭角色适应困难有关。

【护理要点】

1. 病情监护

(1)生命体征:产后 2 小时内极易发生严重并发症,故应在产室严密地观察产妇。产后 24 小时内均应密切观察血压、脉搏、体温、呼吸的变化,如体温高于 38℃,应及时向医生汇报。

(2)子宫复旧和恶露的观察护理。

1)产后 2 小时内,观察阴道流血量,最好用弯盘放于产妇臀下收集,并注意子宫收缩,若发现子宫收缩乏力,应按摩子宫并肌注子宫收缩剂。若阴道流血量虽不多,但子宫收缩不良、宫底上升者,提示宫腔内有积血,应挤压宫底排出积血,并给予子宫收缩剂。若产妇自觉肛门坠胀,多有阴道后壁血肿,应行肛查确诊后给予及时处理。检查膀胱是否充盈,如充盈,应及时排尿。若产后 2 小时一切正常,将产妇连同新生儿送回病室,仍需勤巡视。

2)每日应在同一时间手测宫底高度,以了解子宫逐日复旧过程。测量前应嘱产妇排尿,并先按摩子宫使其收缩后,再测耻骨联合上缘至宫底的距离。

3)每日观察恶露数量、颜色及气味。若子宫复旧不全,恶露增多、色红且持续时间延长时,应及早给予子宫收缩剂。若合并感染,恶露有腐臭味且有子宫压痛,应给予抗生素控制感染。

4)产妇产后可出现宫缩痛,哺乳时加剧,因婴儿吸吮时刺激乳头,可反射性地引起子宫收缩,症状多在 1～2 天后消失。若严重者,可针刺中极、关元、三阴交、足三里等穴位,必要时遵医嘱给予药物止痛。

（3）乳房的护理：推荐母乳喂养，正确指导哺乳。

1）常规护理：第一次哺乳前，应将乳房、乳头用温肥皂水及温开水洗净。以后每次哺乳前均用温开水擦洗乳房及乳头。母亲要洗手。每次哺乳必须吸尽双乳，乳汁过多不能吸尽时，应将余乳挤出。

2）哺乳时间及方法：于产后半小时内开始哺乳，此时乳房内乳量虽少，通过新生儿吸吮动作刺激泌乳。废弃定时哺乳，推荐按需哺乳，生后 24 小时内，每 1～3 小时哺乳一次。生后 2～7 日内是母体泌乳过程，哺乳次数应频繁些，母体下奶后一昼夜应哺乳 8～12 次。哺乳时间及频率取决于婴儿的需要和产妇奶胀的情况。哺乳时，母亲及新生儿均应选择最舒适位置，需将乳头和大部分乳晕含在新生儿口中，用一手扶托并挤压乳房，协助乳汁外溢，防止乳房堵住新生儿鼻孔。让新生儿吸空一侧乳房后，再吸吮另侧乳房。每次哺乳后，应将新生儿抱起轻拍背部 1～2 分钟，排出胃内空气以防吐奶。哺乳期以 10 个月至 1 年为宜。乳汁确实不足时，应及时补充按比例稀释的牛奶。

3）乳胀的护理：为防止乳房胀痛，产后应尽早哺乳，哺乳前热敷、按摩乳房，促使乳汁通畅。两次哺乳期间冷敷、佩戴乳罩，以减少乳房充血。婴儿吸吮力不足时，可延长哺乳时间，增加哺乳次数，也可借助吸奶器吸引。若发生乳房胀痛，多因乳腺管不通致使乳房形成硬结，可服维生素片或散结通乳中药，常用方剂为柴胡（炒）、当归、王不留行、木通、漏芦各 15g，水煎服。

4）乳汁不足的护理：指导哺乳方法、按时哺乳并将乳汁吸尽、适当调节饮食，可针刺穴位或服用中药，也可用猪蹄 2 只炖烂吃肉喝汤。此外，也可用成药催乳饮催乳。

5）退奶的护理：产妇因病不能哺乳，应尽早退奶。退奶方法有：①溴隐亭 2.5mg，每日 2 次，早晚与食物共服，连续用药 14 日，对已有大量乳汁分泌而需停止哺乳者，效果满意。停药后偶有少量乳汁分泌 2～3 日，以同样剂量继续服用数日即可停止。②大剂量雌激素：抑制垂体催乳激素的分泌而退奶，但必须在分娩后尽早开始服用，常用己烯雌酚 5～10mg，每日 3 次，连服 3 日，必要时重复，肝功能异常者忌用。同时紧束双乳，少进汤类，用药期间不可挤乳。③生麦芽 60～90g，水煎当茶饮，每日一剂，连服 3～5 日。④针刺足临泣、悬钟等穴位，两侧交替，每日一次，用弱刺激手法，7 次为一疗程。⑤芒硝 250g 分装两纱布袋内，敷于两乳房并包扎，湿硬时更换。

6）乳头皲裂的护理：初产妇或哺乳方法不当，容易发生乳头皲裂，轻者可继续哺乳，每次哺乳后，可涂 10% 的鱼肝油铋剂或蓖麻油铋糊剂，促进愈合，严重者停止哺乳，按时将奶挤出，或用玻璃吸奶器吸出，煎沸后再哺乳。

（4）尿潴留及尿量增多的护理：①解除产妇对排尿疼痛的顾虑。②鼓励产妇尽早自解小便。产后 4 小时即应让产妇排尿。③床边加屏风，扶产妇下床或去厕所排尿。④鼓励产妇坐起排尿，用热水熏洗外阴，用温开水冲洗尿道外口周围诱导排尿。⑤下腹部正中放置热水袋，刺激膀胱肌收缩。⑥针刺关元、气海、三阴交、阴陵泉等穴位。⑦肌注新斯的明，兴奋膀胱逼尿肌促其排尿。⑧若使用上述方法均无效时应予导尿，必要时留置导尿管 1～2 日，并给予抗生素预防感染。

（5）会阴的护理：①产后 1 周内，特别是会阴有伤口者，每日用 1：5000 的高锰酸钾或 1：2000苯扎溴铵溶液冲洗外阴，每日 2～3 次。冲洗时先用棉签稍将阴唇对拢堵住阴道口，以免水灌入阴道，原则上先上后下，先内后外，会阴切开单独冲洗，擦过肛门的棉球和镊子应弃用。冲洗后擦干外阴,垫消毒卫生纸或会阴垫。②嘱产妇向会阴切口的对侧卧。会阴切口于产后 3~5 日拆线。③会阴部有水肿者,可用 50％硫酸镁液湿热敷,或用红外线照射外阴。④会阴部有缝线者,应每日检查伤口周围有无红肿、硬结及分泌物。⑤若伤口感染,应提前拆线引流或行扩创处理,定时换药,酌情给予抗生素治疗,产后在 1 周以上者,可用 1∶5000高锰酸钾温开水坐浴,每日 2~3 次。⑥如会阴切口疼痛剧烈或产妇有肛门坠胀感,应及时配合医生检查,排出阴道壁和会阴血肿。

(6)便秘的护理:产后因卧床休息、食物中缺乏纤维素以及肠蠕动减弱,常发生便秘。应多吃蔬菜及早日下床活动。若发生便秘,应口服缓泻剂、开塞露塞肛或肥皂水灌肠。

2. 治疗配合 在医生的指导下合理用药。产褥期避免产妇使用可通过乳汁作用于婴儿的药物,以免造成药物对婴儿的毒副作用;但也要了解药物的作用和不良影响,权衡利弊,正确对待治疗用药。

3. 一般护理

(1)居住环境:为产妇提供舒适、安静、卫生的休养环境。室内光线充足、温度和湿度适中、空气清新,保持室内整洁、定期消毒。

(2)休息与活动:每天保证充足睡眠,注意劳逸结合,经阴道自然分娩的产妇,应于产后 6~12 小时内起床稍事活动。行会阴后-斜切开或行剖宫产的产妇,可适当推迟至产后第 1~3 日起床稍事活动,待拆线后伤口不感疼痛时,也应做产后健身操,并逐日增加活动量。产后健身操应包括能增强腹肌张力的抬腿、仰卧起坐动作和能锻炼骨盆底肌及筋膜的缩肛动作。通过盆底肌肉及阴道周围的收缩,促进盆底肌肉张力并加强膀胱和尿道支持组织的力量,以防尿失禁、膀胱、直肠膨出及子宫脱垂。产后 2 周时开始增加胸膝卧位的动作,以预防或纠正子宫后倾。上述动作每日做 3 次,每次 15 分钟,运动量应逐渐加大。每天做 3~4 次肛门收缩及憋尿动作,每次做 15~20 次收缩。注意避免久立、久蹲或提抬重物等增加腹压的动作。

(3)饮食与营养:产后 1 小时可让产妇进流食或清淡半流食,以后可进普通饮食。食物应富有营养、足够热量和水分。若哺乳,应多进蛋白质和多吃汤汁食物,并适当补充维生素和铁剂。

(4)清洁卫生:起床后常规梳理,早晚刷牙,餐后漱口。进食与大小便后洗手。大便后洗净会阴部,勤换会阴垫。洗澡以淋浴为佳,以减少阴道和尿道逆行感染的机会。勤换内衣和床垫,注意哺乳卫生。

4. 心理护理

(1)提供舒适环境,建立良好关系:科学布置产妇休养环境,态度和蔼,语气温柔,护理工作尽量集中,让产妇充分休息。主动帮助产妇及其新生儿的护理,避免其劳累,尊重产妇的风俗习惯,提供产褥期正确的生活方式。了解产妇对新生儿及新家庭的想法,帮助产妇倾吐心绪,给予安慰、鼓励。

(2)母婴同室,培养母子感情:提倡母婴同室和产后早期喂养,做好早接触、早吸吮、早开奶工作。鼓励产妇多抚摸和拥抱新生儿。

(3)指导护理,优化家庭形态:①提供产妇及新生儿护理知识、培养护理技能,减少产妇的困惑和无助感。②鼓励产妇正确、独立地护理自我及新生儿,培养新家庭观念。③争取产妇丈夫和家人的正确理解、支持和参与,建立良好的家庭氛围。

5.产褥期保健

(1)计划生育指导:产褥期内禁忌性交。产后不哺乳,通常在产后 4~8 周月经复潮。产后哺乳,月经延迟复潮,甚至哺乳期不来潮,但也有按时来潮者。于产后 42 日起应采取避孕措施,原则是哺乳者以工具避孕为宜,不哺乳者可选用药物避孕。

(2)产后检查:包括产后访视和产后健康检查两部分。产后访视至少 3 次,第一次在产妇出院后 3 日内,第二次在产后 14 日,第三次在产后 28 日,了解产妇及新生儿健康状况,内容包括了解产妇饮食、大小便、恶露及哺乳等情况,检查两侧乳房、会阴伤口、剖宫产腹部伤口等,若发现异常应给予及时指导。产妇应于产后 42 日去医院做产后健康检查,内容包括测血压、查血、尿常规,了解哺乳情况,并做妇科检查,观察盆腔内生殖器是否已恢复至非孕状态。最好同时带婴儿来医院做一次全面检查。

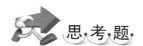

1.简述产褥期的定义。

2.产后会阴如何护理?

3.产褥期生殖系统有哪些变化?

4.什么是产后宫缩痛?

5.简述产后恶露的种类及特点。

【病例分析】

某产妇,4 天前经阴道顺产一正常男婴。现一般情况良好,体温 37.5℃,呼吸16 次/min,子宫复旧良好,无压痛,恶露量中,色红,会阴伤口无红肿疼痛,双乳软,无硬结。现出院,请问该如何向产妇健康宣教?

任务九　异常产褥产妇的护理

学习目标

● **知识目标**

1.掌握产褥感染的定义、临床表现、护理;

2.熟悉晚期产后出血的病因、治疗;

3.了解产褥感染、晚期产后出血的病理。

● **能力目标**

1.能观察产褥感染临床表现并进行护理;

2.能观察和区别产后出血和晚期产后出血。

一、产褥感染

产褥感染系指产时及产褥期病原体侵袭生殖道而引起的局部或全身感染,亦称产褥感染。产褥病率是指分娩24小时后的10天内,每日用口表测量体温4次,间隔时间4小时,有2次体温达到或超过38℃者。应仔细寻找原因,不能一概认为是产褥感染。产褥感染、产科出血、妊娠合并心脏病、严重的妊娠期高血压疾病仍是目前导致孕产妇死亡的四大原因。

【病因】

1. 诱因 分娩减低或破坏女性生殖道的自然防御功能,特别是产时过于疲劳、滞产、手术产、胎膜早破、胎盘或胎膜残留、营养不良等导致机体抵抗力减弱,为细菌感染创造了有利条件。

2. 病原体种类

(1)外源性:以性传播疾病的病原体为主,如支原体、衣原体、淋病双球菌等。

(2)内源性:生殖道寄生有需氧菌、厌氧菌、假丝酵母菌等,以厌氧菌为主,为条件致病菌。近年研究表明内源感染更重要。

【临床表现】

发热、疼痛、异常恶露为产褥感染的三大症状。产褥早期发热的主要原因是脱水,但2～3日低热后突然出现高热,应考虑感染可能。

1. 外阴感染 分娩时外阴裂伤或会阴切开后感染,表现为局部红肿、疼痛,可见缝线孔流出脓液,有时自行裂开,引流通畅者,体温一般不超过38℃。

2. 阴道感染 滞产、多次阴道检查及手术创伤等,给正常存在于阴道内的细菌造成致病环境和条件。接产时不慎将纱布留在阴道内,亦为感染源之一,症状多较外阴炎严重,阴道穹隆撕裂感染后,炎症可向周围扩散,引起盆腔蜂窝组织炎。

3. 子宫内膜炎、肌炎 由于细菌侵入胎盘剥离面,引起炎症,进而扩散至全部子宫内膜及肌层。一般在产后3～5天发病,表现为下腹疼痛,子宫复旧缓慢,有压痛,恶露增多,可有臭味或呈脓性,体温>38℃,严重者可达40℃,并伴有寒战等全身症状。

4. 盆腔结缔组织炎 多自子宫内膜炎扩散而来。细菌通过淋巴管侵入盆腔蜂窝组织,少数可来自阴道穹隆或宫颈裂伤,多在产后3～5天发病,先有内膜炎症状及体征,然后出现寒战、高热、脉数及下腹剧痛,子宫复旧不佳,子宫及两侧面有压痛,附件组织增厚或形成肿块,治疗后大都能吸收好转,治疗不彻底者将转成慢性盆腔炎。如治疗不及时,炎症可进一步发展,形成盆腔脓肿,发热呈弛张型,肿块出现波动,可向下突入阴道穹隆或向上出现于腹股沟上方,需切开引流。有时脓肿自行破溃,脓液经直肠膀胱排出,症状很快减轻,但如破入腹腔则腹痛加重,伴休克,并渐渐出现弥漫性腹膜炎症状与体征,抢救不及时者,后果严重。

5. 腹膜炎 由以上炎症扩散而来,首先累及盆腔腹膜,充血肿胀,有渗出物,大网膜肠管与盆腔器官之间发生粘连,可形成局限性肿块,渗出物可积聚于直肠子宫陷凹,形成脓肿。症状多较重,除寒战、高热外,尚有腹胀、下腹剧痛,触诊有肌紧张、压痛或反跳痛等腹膜刺激症状,炎症可扩散成弥漫性腹膜炎。

6. 血栓性静脉炎 多为厌氧菌感染所致,多见于子宫内膜炎之后,由宫壁胎盘附着面的血栓感染向上蔓延引起盆腔血栓性静脉炎。它常累及子宫、卵巢及腹下静脉丛,引起寒战、高热、心率加快、呼吸急促及下腹剧痛。盆腔检查可无异常,有时可扪及有触痛的及有血栓形成的静脉丛。须与急性阑尾炎、卵巢囊肿蒂扭转或盆腔脓肿相鉴别。有的患者可能体征不明显,仅持续发热,虽用大量抗生素亦不见下降,有时用抗凝药如肝素等,体温可于48~72小时内下降,但宜慎用。

如栓子脱落可引起肺梗死、肺脓肿、肺炎或胸膜炎,栓子亦可进入全身循环,引起脓毒败血症及多发性脓肿。

下肢血栓性静脉炎累及股静脉、腘窝静脉及隐静脉,可导致下肢血液回流受阻,出现患者下肢肿胀、发白,伴有疼痛,俗称"股白肿"。

7. 败血症　炎症进一步扩散,细菌或毒素可进入血循环造成败血症。全身症状更为严重,出现高热、恶寒、体温达40℃以上,并可有神志不清,谵语及昏迷等,严重的革兰氏阴性杆菌(主要为大肠杆菌)感染常并发中毒性休克,抢救不及时,将危及生命。

【诊断】

1. 病史　分娩经过及症状,排除引起产褥病率的其他疾病。

2. 全身及局部检查　腹部、盆腔、会阴、阴道检查。

3. 辅助检查　B超、CT、磁共振。C反应蛋白＞8mg,有助于早期诊断感染。

4. 确定病原体　宫颈分泌物、脓肿穿刺物培养致病菌并做药敏试验,疑有败血症时须做血培养、病原体抗体及特异抗体检测。

【鉴别诊断】

注意排除上呼吸道感染、肾盂肾炎、乳腺炎及粟粒性肺结核等,盛夏时应除外产后中暑。

【预防】

1. 妊娠期　加强孕期保健,做好产前检查,纠正贫血,治疗感染病灶,预防传染病。

2. 分娩期　工作人员必须加强责任心,严格遵守无菌操作规程,避免不必要的阴道检查及手术操作,减少产时失血及防止产道损伤,有损伤时须认真修复。

3. 产褥期　注意产褥期卫生,保持外阴清洁,防止会阴伤口感染。有难产、胎膜早破及产后出血等情况时,应用抗生素预防感染。

【处理】

1. 支持治疗　取半卧位,以利恶露排出并使炎症局限于盆腔部分,注意营养、休息。必要时输液或少量多次输血,纠正水电解质平衡紊乱。

2. 抗生素　选择广谱高效抗生素,然后根据病原体培养及药敏试验结果,选用有效的抗生素,经足量抗生素治疗体温仍持续下降者,应考虑有盆腔脓肿或有盆腔血栓性静脉炎可能,须进一步做检查。

3. 手术治疗　①会阴伤口感染时可局部用湿热敷,如化脓,应提前拆除缝线并扩创引流,亦可用1:5000高锰酸钾溶液坐浴,每日1~2次。②盆腔脓肿突入阴道后穹隆者,可于该处先行穿刺,如抽出脓液,可切开放脓,然后插入橡皮管引流。③盆腔蜂窝组织炎化脓突入阴道穹隆时,亦依上法处理。④盆腔脓肿出现于腹股沟韧带上方者,可于该处行腹膜外切开引流。⑤附件脓肿须剖腹检查,切除脓肿。⑥子宫因胎盘胎膜残留引起的感染应有效控制感染和体温下降后彻底刮宫。⑦子宫感染严重,治疗无效,出现不能控制的出血,败血症时,应及时切除子宫。

4. 盆腔血栓性静脉炎的治疗　在应用抗生素的同时加用肝素抗凝药物。有如高热、剧痛或栓塞继续发展,应考虑结扎卵巢静脉,术后仍用抗生素,酌情使用肝素。

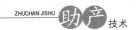

5.中毒性休克的治疗 应大力抢救。除大量应用抗生素外,须补充血容量,纠正代谢性酸中毒,应用血管舒张药及肾上腺皮质激素等。注意水电解质平衡以及肾脏与心脏功能。发生弥散性血管内凝血时应及早用肝素及其他有关治疗。

6.中药 治则为清热解毒,凉血化淤,可用五味消毒饮和失笑散,加丹皮、赤芍、鱼腥草、益母草。

【护理诊断】

1.体温过高 与产褥感染有关。

2.疼痛 与感染有关。

3.恐惧 与疾病严重性及担心预后有关。

4.知识缺乏 缺乏有关产褥感染和预防措施的知识。

【护理要点】

1.病情监护

(1)生命体征:严密观察体温、呼吸、脉搏、血压、意识状态,并认真记录。

(2)局部病灶:观察患者侧切伤口、阴道分泌物、下腹疼痛、双下肢肿胀等局部改变。

2.治疗配合

(1)遵医嘱应用药物:①首选广谱高效抗生素,注意使用前做药物敏感试验,再根据药敏试验的结果选用有效抗生素。②必要时短期加用肾上腺糖皮质激素,以提高机体应激能力。③对血栓性静脉炎在应用抗生素的同时,加用肝素等抗凝治疗,并使用解痉、扩张血管药物。

(2)体温升高的护理:①做好口腔护理及皮肤的清洁护理。②鼓励患者多饮水,补充水分及促使毒素的排泄,必要时遵医嘱静脉输液,补充水、电解质,以维持机体水和电解质平衡。③遵医嘱使用抗生素。④对体温在39℃以上者给予物理降温。

(3)疼痛的护理:①评估患者疼痛的程度,解释疼痛的原因及治疗措施。②协助患者采取舒适的体位,盆腔感染取半坐卧位,以利于炎症局限及恶露排出;会阴侧切伤口感染,卧向健侧;下肢血栓性静脉炎,抬高患肢,局部保暖,湿热敷,以增加血液回流,促进血循环,减轻肿胀。③保持外阴清洁用0.1%苯扎溴铵溶液擦洗外阴,每日2次。④按医嘱给宫缩剂促进子宫收缩,防止炎症扩散,必要时给止痛剂。

(4)乳房护理:①指导暂停哺乳的患者定时挤奶,以保持乳腺管通畅。②向患者解释暂停哺乳的原因,告知患者感染控制后可继续哺乳。

(5)正确处理局部病灶:会阴伤口感染者,给予局部热敷或红外线照射,已化脓者应拆线引流,产后10天起可用1:5000高锰酸钾溶液坐浴;盆腔脓肿可经后穹隆或腹部切开引流。

3.一般护理

(1)休息:嘱患者卧床休息,减少活动。

(2)保证营养摄入:给予高热量、高蛋白、高维生素半流质饮食,加强营养,必要时少量多次输血,以增强机体抵抗力。

4.心理护理 让患者倾诉不安、恐惧及母子分离的痛苦。告之疾病的症状、体征及可能的处理方法,指导自我护理,提供母婴接触的机会,减轻焦虑。

5.健康教育

(1)嘱患者养成良好的个人卫生习惯,要保持会阴部清洁,便后及时清洁会阴,勤换会阴垫,会阴清洁用物要及时清洗消毒。

(2)产褥期严禁性生活,不宜盆浴,可采用淋浴。指导产后注意饮食、休息、活动、服药、产后复查等自我康复保健知识。

(3)教会产妇识别产褥感染复发征象,如恶露异常、腹痛、发热等,如有异常情况及时就诊。

(4)指导正确的母乳喂养,保持乳腺通畅,正确护理乳房。

二、晚期产后出血

分娩 24 小时后,在产褥期内发生的子宫大量出血,称为晚期产后出血(late puerperal hemorrhage)。于产后 1～2 周发病最常见,亦有迟至产后 6 周发病者。阴道流血少量或中等量,持续或间断;亦可表现为急骤大量流血,同时有血凝块排出。产妇多伴有寒战、低热,且常因失血过多导致严重贫血或失血性休克。

【病因与临床表现】

1. 胎盘、胎膜残留 为阴道分娩最常见的原因,多发于产后 10 日左右,粘附在宫腔内的残留胎盘组织发生变性、坏死、机化,形成胎盘息肉,当坏死组织脱落时,暴露基底部血管,引起大量出血。临床表现为血性恶露持续时间延长,以后反复出血或突然大量流血,检查发现子宫复旧不全,宫口松弛,有时可触及残留组织。

2. 蜕膜残留 蜕膜多在产后 1 周内脱落,并随恶露排除。若蜕膜因剥离不全而长时间残留,影响子宫复旧,继发子宫内膜炎症,引起晚期产后出血。临床表现与胎盘残留不易鉴别,宫腔刮出物病理检查可见坏死蜕膜,混以纤维素、玻璃样变的蜕膜细胞和红细胞,但不见绒毛。

3. 子宫胎盘附着面感染或复旧不全 胎盘娩出后其附着面血管既有血栓形成,继而血栓机化,出现玻璃样变,血管上皮增厚,官腔变窄、堵塞。胎盘附着部边缘有内膜向内生长,底蜕膜深层残留腺体和内膜重新生长,子宫内膜修复,此过程需 6～8 周。若胎盘附着面感染、复旧不全可引起血栓脱落,血窦重新开放,导致子宫出血。多发生在产后 2 周左右,表现为突然大量阴道流血,检查发现子宫大而软,宫口松弛,阴道及宫口有血块堵塞。

4. 感染 常见于子宫内膜炎症,感染引起胎盘附着面复旧不良和子宫收缩欠佳,血窦关闭不全导致子宫出血。

5. 剖宫产术后子宫伤口裂开 多见于子宫下段剖宫产横切口两侧端。近年广泛开展子宫下段横切口剖宫产,横切口裂开引起大出血的报道已不罕见,应引起重视。引起切口愈合不良造成出血的原因主要有:

(1)子宫下段横切口两端切断子宫动脉向下斜行分支,造成局部供血不足。术中止血不良,形成局部血肿或局部感染组织坏死,致使切口不愈合。

(2)横切口选择过低或过高:①横切口过低,宫颈侧以结缔组织为主,血供较差,组织愈合能力差,且靠近阴道,增加感染机会。②横切口过高,切口上缘宫体肌组织与切口下缘子宫下段肌组织厚薄相差大,缝合时不易对齐,愈合不良。

(3)缝合技术不当:组织对位不佳;手术操作粗暴;出血血管缝扎不紧;切口两侧角部未将回缩血管缝扎形成血肿;缝扎组织过多过密,切口血循环供应不良等,切口均可愈合不良。

(4)切口感染:因子宫下段横切口与阴道靠近,术前有胎膜早破、产程延长、多次阴道检

查、术中出血多或贫血,易发生切口感染

上述因素均可因肠线溶解脱落,血窦重新开放,出现大量阴道流血,甚至引起休克。多发生在术后 2～3 周。

6.其他 产后子宫滋养细胞肿瘤、子宫黏膜下肌瘤等均可引起晚期产后出血。

【诊断】

1.病史 若为阴道分娩,应注意产程进展及产后恶露变化,有无反复或突然阴道流血病史;若为剖宫产,应了解手术指征、术式及术后恢复情况。

2.症状和体征

(1)阴道流血:胎盘胎膜残留、蜕膜残留引起的阴道流血多在产后 10 日发生。胎盘附着部位复旧不良常发生在产后 2 周左右,可以反复多次阴道流血,也可突然大量阴道流血。剖宫产子宫切口裂开或愈合不良所致的阴道流血多在术后 2～3 周发生,常常是子宫突然大量出血,可导致失血性休克。

(2)腹痛和发热:常合并感染,伴发恶露增加,恶臭。

(3)全身症状:继发性贫血,严重者因失血性休克而危及生命。

(4)体征:子宫复旧不佳可扪及子宫增大、变软,宫口松弛,有时可触及残留组织和血块,伴有感染者子宫明显压痛。

3.辅助检查

(1)血常规:了解贫血和感染情况。

(2)超声检查:了解子宫大小、宫腔有无残留物及子宫切口愈合情况。

(3)病原菌和药敏试验:选择有效广谱抗生素。

(4)血 β-hCG 测定:有助于排除胎盘残留及绒毛膜癌。

(5)病理检查:宫腔刮出物或切除子宫标本应送病理检查。

【治疗】

1.少量或中等量阴道流血 应给予广谱抗生素、子宫收缩剂及支持疗法。

2.疑有胎盘、胎膜、蜕膜残留或胎盘附着部位复旧不全 在静脉通道输液,备血及准备手术的条件下刮宫,操作应轻柔,以防子宫穿孔。刮出物应送病理检查,以明确诊断。术后继续给予抗生素及子宫收缩剂。

3.疑剖宫产子宫切口裂开 仅少量阴道流血也应住院,给予广谱抗生素及支持疗法,密切观察病情变化;若多量阴道流血,可行剖腹探查。若切口周围组织坏死范围小、炎症反应轻微,可行清创缝合及髂内动脉、子宫动脉结扎止血或行髂内动脉栓塞术。若组织坏死范围大,酌情做低位子宫次全切除术或子宫全切除术。

4.肿瘤引起的阴道流血 应做相应处理。

【预防】

剖宫产时合理选择切口;应避免子宫下段横切口两侧角部撕裂及合理缝合。晚期产后出血产妇可追溯到第三产程和产后 2 小时引流血较多或怀疑胎盘、胎膜残留病史。因此,产后应仔细检查胎盘、胎膜,若有残缺,应及时取出;不能排除胎盘残留时,应探查宫腔。术后应用抗生素预防感染。

【护理诊断】

1.潜在并发症 与可能出现出血性休克、感染有关。

2.母亲受伤的危险 与清宫手术、子宫切除等止血手术有关。

3.恐惧 与疾病严重性及担心预后有关。

4.知识缺乏 缺乏有关晚期产后出血的知识。

【护理要点】

1.病情监护

(1)生命体征:严密观察体温、呼吸、脉搏、血压、意识状态,并认真记录。

(2)阴道出血:观察患者阴道出血量、色、性,并认真记录。

2.治疗配合

(1)遵医嘱应用药物:①首选广谱高效抗生素。②宫缩素、止血剂等止血治疗。③液体支持治疗。

(2)手术护理:清宫手术前后的配合及护理、子宫切除手术前后的配合及护理见相应章节。

3.一般护理

(1)休息:嘱患者卧床休息,减少活动。

(2)保证营养摄入:给予高热量、高蛋白、高维生素半流质饮食,加强营养,必要时输血,以增强机体抵抗力。

4.心理护理 让患者倾诉不安、恐惧。告之疾病的症状、体征及可能的处理方法,指导自我护理,减轻焦虑。

5.健康教育

(1)嘱患者保持会阴部清洁,及时更换会阴垫。

(2)阴道出血量过多或异常出血及时告知医护人员或及时就诊。

(3)指导正确的母乳喂养。

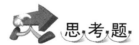

1.概述产褥感染和产褥病率的关系。

2.简述产褥感染的病理类型。

3.归纳产褥感染的预防和治疗要点。

4.试述晚期产后出血的病因及预防。

【病例讨论】

王某,28岁,产后第4天,因"高热伴下腹部疼痛1天"入院。产妇4天前经阴道顺产一足月女婴。1天前开始出现高热、寒战、下腹部疼痛,阴道分泌物增多,并伴有臭味。

请问:(1)诊断;(2)采取何种护理措施?

项目三　疾病护理

任务一　妊娠时限异常患者的护理

⭐学习目标

- **知识目标**
  1. 掌握各种流产的临床表现及处理原则；
  2. 熟悉各种流产的护理措施；
  3. 熟悉早产、过期妊娠的预防及护理措施。
- **能力目标**
  1. 能识别流产的类型，并进行初步应急处理和护理；
  2. 能识别早产、过期妊娠，并进行预防和护理。

一、流产患者的护理

妊娠不足 28 周、胎儿体重不足 1000g 而终止者，称为流产。流产发生在妊娠 12 周以前者称为早期流产，发生在 12 周以后至不足 28 周者称为晚期流产。自然流产的发生率约占妊娠总数的 10%～15%，其中早期流产占 80% 以上。流产不仅影响妇女健康，甚至可因急性出血或严重感染而威胁妇女生命。

【病因】

1. 胚胎（或胎儿）因素　染色体异常是早期流产最常见的原因。夫妇任何一方有染色体异常可传至子代。染色体异常包括数目异常和结构异常。数目异常以三体居首位，其次为 X 单体，三倍体及四倍体少见。结构异常主要是染色体易位、嵌合体等，也有报道染色体断裂、缺失、倒置、重叠等。除遗传因素外，感染、药物等因素也可引起胚胎染色体异常。若发生流产，多为空胚囊或已退化的胚胎。染色体异常的胚胎即使少数妊娠至足月，亦可能娩出畸形儿或有代谢及功能缺陷儿。

2. 母体因素

（1）全身性疾病：孕妇患全身性疾病，如严重感染，可因高热刺激子宫强烈收缩导致流产；细菌毒素或某些病毒，如巨细胞病毒、单纯疱疹病毒经胎盘侵入胎儿血液循环，造成胎儿死亡导致流产；孕妇患严重贫血或心衰引发胎儿缺氧、死亡而导致流产；孕妇患慢性肾炎或高血压引发胎盘梗死导致流产。

(2)生殖器官异常：子宫畸形（如子宫发育不良、双子宫、子宫纵隔等）、子宫肿瘤（如子宫黏膜下肌瘤等），均可因妨碍胚胎着床发育而导致流产。有时子宫颈内口松弛、宫颈重度裂伤使宫颈不能承受增大的胎儿胎囊压力，引发胎膜早破而致晚期自然流产。

(3)内分泌异常：黄体功能不全，致蜕膜发育不良，影响孕卵发育而流产；甲状腺功能减退、严重糖尿病血糖未能控制等均可导致流产。

(4)强烈应激与不良习惯：妊娠期严重的躯体不良刺激（如手术、直接撞击腹部、性交过度）和心理不良刺激（如过度紧张、焦虑、恐惧、忧伤等）均有可能导致流产。孕妇的某些不良习惯，如过量吸烟、酗酒、饮咖啡及使用二醋吗啡（海洛因）等毒品，均有导致流产的报道。

3. 免疫功能异常　胚胎及胎儿属于同种异体移植物。母体对胚胎及胎儿的免疫耐受是胎儿在母体得以生存的基础。若孕妇于妊娠期间对胎儿免疫耐受性降低可导致流产，如父方的人白细胞抗原（HLA）、胎儿抗原、母胎血型抗原不合、母体抗磷脂抗体过多、抗精子抗体存在、封闭抗体不足等，均是引发流产的危险因素。调节性 T 细胞与效应性 T 细胞的平衡是维系免疫反应的关键所在，某些特发性流产与调节性 T 细胞功能相对或绝对低下存在明显相关性，可能是导致孕妇对胎儿免疫耐受性降低的主要原因。

4. 环境因素　过多接触放射线和砷、镉、铅、有机汞、DDT、甲醛、苯、氯丁二烯、氧化乙烯等化学物质，均可能引起流产。

【病理】

孕 8 周前的早期流产，病理变化多数是胚胎先死亡，然后底蜕膜出血并与胚胎绒毛分离，已分离的胚胎组织犹如异物，刺激子宫收缩排出胚胎及胎儿。因此时胎盘绒毛发育不成熟，与子宫蜕膜联系尚不牢固，绒毛较容易与底蜕膜分离，故妊娠物多能完全排出，出血不多。在妊娠 8～12 周时，胎盘绒毛发育茂盛，密切连接于蜕膜，故流产时妊娠物不易从子宫壁剥离，排出常不完全，部分妊娠物滞留在宫腔内，影响子宫收缩，导致出血量较多。妊娠 12 周以后的完全流产，因此时胎盘已完全形成，故流产时往往先有腹痛，然后排出胎儿、胎盘。有时由于底蜕膜反复出血，凝固的血块包绕胎块，形成血样胎块而引起出血不止。时间久后，可因血红蛋白被吸收即形成肉样胎块，有时胎儿被挤压，形成纸样胎儿，或胎儿钙化后即称为石胎。

【临床表现】

流产的主要症状为停经后出现腹痛和阴道流血，但随着孕周的增加，主要症状出现的顺序有所不同。

1. 早期自然流产　因开始时是绒毛与蜕膜剥离，血窦开放，故先出现阴道流血，继而剥离的妊娠组织和宫腔内的血液刺激子宫收缩，产生阵发性下腹疼痛，并排出妊娠组织物。组织物完全排出后，子宫的收缩使血窦闭合，出血逐渐停止。

2. 晚期自然流产　整个流产过程与早产和足月产相似，先有阵发性腹痛，然后排出胎儿、胎盘，出血不多。

【临床类型】

按自然流产发展的不同阶段，分为以下临床类型（图 3-1-1-1）。

1. 先兆流产　指妊娠 28 周前，先出现少量阴道流血，常为暗红色或血性白带，无妊娠物排出，随后出现轻微的阵发性下腹痛或腰骶部坠痛。妇科检查宫颈口未开，胎膜未破，子宫大小与停经周数相符。此时胚胎仍存活，经休息及治疗后，如果症状消失，可继续妊娠；若阴

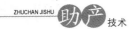

道流血增多或腹痛加剧,可发展为难免流产。

2. 难免流产　指流产已不可避免,一般多由先兆流产发展而来。此时,阴道流血量明显增多,阵发性下腹痛加剧,或出现阴道流液(胎膜破裂)。妇科检查宫颈口已扩张,有时可见胚胎组织或胎囊堵塞于子宫颈口内,子宫大小与停经周数相符或略小。

3. 不全流产　由难免流产继续发展而来。这时,部分妊娠物已排出宫腔,部分残留于宫腔内或嵌顿于宫颈口处,或胎儿排出后胎盘滞留宫腔或嵌顿于宫颈口处,影响子宫收缩,导致大量出血,甚至发生失血性休克。妇科检查宫颈口已扩张,宫颈口有妊娠物堵塞及持续性血液流出,子宫小于停经周数。

4. 完全流产　指妊娠物已全部排出,阴道流血逐渐停止,腹痛减轻或消失。妇科检查宫颈口已关闭,子宫接近正常大小。

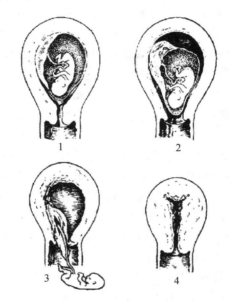

图 3-1-1-1　流产各阶段示意图

自然流产的各个发展阶段可简示如下:

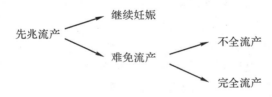

此外,流产有三种特殊情况。

5. 稽留流产　亦称过期流产,指胚胎或胎儿死亡后滞留在宫腔内未能及时自然排出者。典型表现为早孕反应消失,有一过性先兆流产的症状或无任何症状,子宫不再增大反而缩小。若已到中期妊娠,孕妇腹部不见增大,不出现胎动或胎动消失,不能闻及胎心音。妇科检查宫颈口未开,子宫较停经周数小,质地不软,未闻及胎心。胎死后在宫腔内如稽留时间过长,可发生凝血功能障碍。

6. 习惯性流产　指连续自然流产 3 次或 3 次以上者。近年国际上常用复发性流产取代习惯性流产,改为连续 2 次或 2 次以上的自然流产。每次流产多发生在同一妊娠月份,其临床经过与一般流产相同。早期流产常见的原因为胚胎染色体异常、免疫功能异常、黄体功能不足、甲状腺功能减退症等。晚期流产常见的原因为子宫畸形或发育不良、宫颈内口松弛、子宫肌瘤等。

7. 流产合并感染　指流产合并生殖器官感染,可发生于各种类型的流产,以不全流产较多见。多因流产过程中阴道流血时间过长,有妊娠产物残留于宫腔内或非法堕胎、消毒不严等。常为厌氧菌及需氧菌混合感染,严重时感染可扩展到盆腔、腹腔甚至全身,并发盆腔炎、腹膜炎、败血症及感染性休克等。一般表现为寒战、发热,腹痛,白带呈脓性,阴道反复出血并有腥臭味,子宫及附件压痛。

【诊断】

诊断自然流产根据病史及临床表现多能确诊,仅少数需行辅助检查。确诊自然流产后,还需确定其临床类型,决定相应的处理方法。各种流产的鉴别如下表(表 3-1-1-1)。

表 3-1-1-1　各型流产的鉴别

流产类型	病　史			妇科检查		辅助检查	
	出血量	下腹痛	组织排出	子宫颈口	子宫大小	妊娠试验	B 超
先兆流产	少	无或轻	无	闭	与妊娠周数相符	＋	多有胎心
难免流产	中→多	加剧	无	扩张	相符或略小	＋或－	胎囊塌陷或无胎心
不全流产	少→多	减轻	有	扩张或有物堵塞或闭	小于妊娠周数	＋或－	宫内见残留组织
完全流产	少→无	无	全排出	闭	正常或略大	＋或－	宫腔空虚

1. 病史　应询问患者有无停经史和反复流产史,有无早孕反应、阴道流血,如有阴道流血,应追问阴道流血量及持续时间,有无腹痛,腹痛的部位、性质、程度,阴道有无水样排液,阴道排液的色、量、味,有无妊娠物排出等。了解有无发热、阴道分泌物性状及有无臭味可协助诊断流产合并感染。

2. 体格检查　观察患者全身情况,有无贫血及感染征象,测量体温、脉搏、呼吸、血压。消毒外阴后行妇科检查,检查时操作要轻柔,以免加重症状;注意子宫颈口是否扩张,有无妊娠物堵塞,羊膜囊是否膨出;子宫大小是否与停经周数相符合,有无压痛等;双侧附件有无压痛、增厚或包块。

3. 辅助检查

(1)B 超检查:首先确定是否为宫腔内妊娠;对疑为先兆流产者,可根据妊娠囊的形态、大小、有无胎心搏动及胎动,确定胚胎或胎儿是否存活,以指导正确的治疗方法。若妊娠囊形态异常或位置下移,提示预后不良。不全流产及稽留流产均可借助 B 超检查协助诊断。

(2)妊娠试验:临床多采用早早孕诊断试纸条法,对诊断妊娠有价值。放射免疫法连续进行血 β-hCG 的定量测定可进一步了解流产的预后,正常妊娠 6～8 周时,其值每日应以 66% 的速度增长,若 48 小时增长速度＜66%,提示妊娠预后不良。

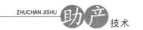

(3)孕激素测定:测定血中黄体酮水平,能协助判断先兆流产的预后。

【预防】

(1)孕前积极治疗母体全身性疾病,如高血压病、糖尿病、肾炎、心脏病等。

(2)在孕前及孕期积极防治各种传染病及其他感染性疾病。

(3)做好孕期保健,防止外伤,避免过度劳累,妊娠早期禁止性生活,避免精神刺激。

(4)改变不良生活习惯,做好接触有毒有害物质的防护工作。

(5)明确习惯性流产的病因,纠正病因后再妊娠。

【处理】

确诊流产后,应根据自然流产的不同类型进行相应的处理。

1. 先兆流产　对 B 超提示孕囊清晰,提示活胎,子宫大小符合孕周,妊娠试验阳性的先兆流产可行保胎治疗。

2. 难免流产　一经确诊,应尽早使胚胎及胎盘组织完全排出。早期流产时,应及时行刮宫术,术后仔细检查吸出物是否与妊娠周数相符,并送病理检查;晚期流产时,由于子宫较大,出血较多,可用缩宫素 10～20U 加于 5％葡萄糖中静滴,促进子宫收缩。当胎儿及胎盘娩出后,检查是否完整,必要时行刮宫术或钳刮术以清除宫腔内残留的妊娠物。应给予抗生素预防感染。

3. 不全流产　一旦确诊,应尽快清除宫腔内残留组织。无感染者可行刮宫术或钳刮术,阴道大量出血或伴休克者,应同时输血输液,并给予抗生素预防感染,术后纠正贫血。如已有感染则按照流产合并感染处理。

4. 完全流产　流产症状消失,B 型超声检查证实子宫腔内无残留物,若无感染征象,不需特殊处理。嘱患者术后注意休息,积极查找流产原因。

5. 稽留流产　处理较困难,明确诊断后,应住院治疗,尽早排出宫腔内妊娠物。

(1)检查凝血功能:胎盘组织机化,与子宫壁紧密相连,不但使刮宫困难,且稽留时间过长,可能发生凝血功能障碍,导致弥散性血管内凝血,造成严重出血。因此在处理前,应检查血常规及凝血功能,并做好输血准备。如凝血功能正常,先口服炔雌醇 1mg,每日 2 次,连用 5 日,或苯甲酸雌二醇 2mg 肌肉注射,每日 2 次,连用 3 日,可提高子宫平滑肌对缩宫素的敏感性。如凝血功能障碍,应尽早使用肝素、纤维蛋白原及新鲜血等,经治疗凝血功能好转后,再行引产或刮宫术。

(2)处理方法选择:子宫<12 孕周者,可行刮宫术,手术应特别小心,防止子宫穿孔,一次不能刮净,可于 5～7 日后再次刮宫;子宫>12 孕周者,应静脉滴注缩宫素引产,促使胎儿胎盘娩出。

6. 习惯性流产　染色体异常夫妇应于孕前进行遗传咨询,确定是否可以妊娠;男方检查精液中是否有细菌及不健康精子者;女方通过妇科检查、子宫输卵管造影及宫腔镜检查明确子宫有无畸形与病变,有无宫颈内口松弛等。宫颈内口松弛者应在孕前行宫颈内口修补术或于孕 12～18 周行宫颈内口环扎术,术后定期随访,提前住院,待分娩发动前拆除缝线。若环扎术后有流产征象,治疗失败,应及时拆除缝线,以免造成宫颈撕裂。当原因不明的习惯性流产妇女出现妊娠征兆时,应及时补充维生素 E、肌注黄体酮注射液 10～20mg,每日 1 次,或肌注绒促性激素(hCG)3000U,隔日 1 次,用药直至妊娠 10 周或超过以往发生流产的周数,应安定患者情绪并嘱卧床休息、禁止性生活。

7.流产合并感染 应以迅速控制感染的同时尽快清除宫腔内残留组织为原则。

如阴道流血不多,应先用广谱抗生素 2～3 天,待感染控制后再行刮宫术。如阴道流血量多,则应先控制出血,在静脉滴注抗生素及输血的同时,用卵圆钳将宫腔内残留的组织夹出,同时用缩宫素以减少出血,切不可用刮匙全面搔刮宫腔,以免造成感染扩散。术后应继续给予广谱抗生素,待感染控制后再彻底刮宫。若已合并感染性休克,应积极进行抗休克治疗,待病情稳定后再彻底刮宫。若盆腔脓肿形成或感染严重,应手术引流,必要时切除感染的子宫来挽救患者的生命。

【护理诊断】

1.有组织灌流量改变的危险 与流产出血有关。

2.有感染的危险 与反复出血、宫腔手术操作有关。

3.焦虑 与担心胎儿健康、安危有关。

4.自理缺陷 与先兆流产需卧床休息有关。

【护理要点】

1.先兆流产的护理 保胎者需卧床休息,禁止性生活,慎做妇科检查,以减少对子宫的刺激。黄体功能不足者可遵医嘱予黄体酮注射液 10～20ml 肌肉注射,每日或隔日 1 次,也可口服维生素 E 促进胚胎发育。重视心理护理,应安慰孕妇,使其情绪稳定,增强信心,对精神过度紧张者,必要时遵医嘱予对胎儿危害较小的镇静剂,如地西泮 2.5mg,每日 3 次,口服。保胎期间需观察患者腹痛及出血情况,经治疗 2 周,阴道流血停止,B 超提示胚胎存活,可继续妊娠;若临床症状加重,B 超见胚胎发育不良,β-hCG 持续不升或下降,表明流产不可避免,应及时终止妊娠。

2.难免流产及不全流产的护理 护理人员应及时做好刮宫术准备,协助医师完成手术,术中注意观察患者情况,术毕扶助患者到休息室休息;观察血压、宫缩及阴道出血情况;术后还需仔细检查吸出物是否与妊娠周数相符并送病理检查。

3.稽留流产的护理 向患者解释术前化验检查及治疗的必要性,取得其配合。刮宫术前备好缩宫素以防术中宫缩不良、出血过多,余同难免流产护理。

嘱患者术后注意外阴清洁,1 个月内禁止盆浴和性生活,如阴道出血多于月经量或持续10 天以上,甚至有发热、腹痛时应及时到医院就诊。指导患者术后注意休息,加强营养,纠正贫血以增强机体抵抗力。

二、早产患者的护理

早产是指妊娠满 28 周至不足 37 周(196～258 日)间分娩者。此时娩出的新生儿称早产儿,体重在 2500g 以下,各器官发育尚不成熟,出生孕周越小,体重越轻,其预后也越差。在我国早产占分娩总数的 5%～15%。约 15% 的早产儿于新生儿期死亡,防止早产是降低围产儿死亡率的重要措施。近年由于早产儿治疗学及监护手段的进步,其生存率明显提高,伤残率下降,国外学者建议将早产时间上限提前到妊娠 20 周。

【病因】

(1)胎膜早破、绒毛膜羊膜炎最常见,30%～40%早产与此有关。

(2)下生殖道及泌尿道感染,如 B 族溶血性链球菌、沙眼衣原体、支原体感染等。

(3)孕妇合并全身急、慢性疾病及妊娠并发症,如妊娠合并流感、慢性肾炎、急性肾盂肾炎、病毒性肝炎、急性阑尾炎、严重的心脏病、高血压、重度贫血、重度营养不良、妊娠期高血压疾病、妊娠期肝内胆汁淤积症等。

（4）子宫过度膨胀及胎盘因素，如羊水过多、多胎妊娠、胎盘功能不全、前置胎盘及胎盘早剥等。

（5）子宫病变，如子宫畸形（如双角子宫、纵隔子宫、鞍形子宫等）、子宫肌瘤、宫颈内口松弛等。

（6）其他，如外伤、妊娠晚期性交、从事重体力劳动、精神刺激、每日吸烟≥10支、酗酒等，既往有晚期流产史、早产史及产伤史者容易发生流产。

【临床表现及诊断】

早产的主要临床表现是子宫收缩，起初为不规则宫缩，常伴有少许阴道流血或血性分泌物，以后可发展为规律宫缩，其过程与足月临产相似，但胎膜早破发生率较足月产高。

妊娠满28周至不足37周出现至少10分钟一次的规律宫缩，伴宫颈管缩短，可诊断为先兆早产。如规律宫缩20分钟≥4次，宫缩持续时间≥30秒，伴宫颈管缩短≥75%，宫颈扩张2cm以上，可诊断为早产临产。部分患者可伴有少量阴道流血或阴道流液。

诊断早产应与妊娠晚期出现的生理性子宫收缩相区别。生理性子宫收缩一般不规则、无痛感，且不伴有宫颈管消退和宫口扩张等改变。

【预防】

（1）定期产前检查，加强孕期指导，消除可能引起早产的因素，积极治疗泌尿道、生殖道感染，孕晚期节制性生活，避免胎膜早破。

（2）加强对高危妊娠的管理，积极治疗妊娠合并症和预防妊娠并发症的发生。

（3）积极预防胎膜早破及亚临床感染。

（4）对易发生自发性宫缩者，给予硫酸舒喘灵2.4mg，每天3次，口服，可明显预防早产的发生。

（5）对宫颈内口松弛者，应于妊娠14～18周行宫颈内口环扎术。

【处理】

若胎膜未破，胎儿存活，无胎儿窘迫，无严重妊娠合并症及并发症时，应设法抑制宫缩，尽可能延长妊娠周数。若胎膜已破，早产不可避免时，应设法提高早产儿存活率。

1. 先兆早产

（1）镇静休息：卧床休息，左侧卧位，可减少自发性宫缩频率，增加子宫胎盘的血流量，增加胎盘对氧、营养和代谢物质的交换。对精神过度紧张且影响休息者，可用地西泮2.5mg口服。

（2）抑制宫缩药物。

1）β_2-肾上腺素能受体激动剂：能激动子宫平滑肌中的β_2受体，抑制子宫平滑肌收缩，延长妊娠周数。常用的药物有：①利托君：近年该药渐成国内首选、有效药物，150mg加于5%葡萄糖溶液500ml行静脉滴注，初始剂量为0.05mg/min，根据宫缩调节，每10分钟增加0.05mg/min，最大量至0.35mg/min，待宫缩抑制后持续滴注12小时，停止静脉滴注前30分钟改为口服10mg，每4～6小时一次。用药过程中宜左侧卧位，减少低血压危险，同时密切注意孕妇主诉及心率、血压、宫缩等变化，限制静脉输液量，以防肺水肿。如患者心率＞140次/min，应减少滴数或药物剂量；如出现胸痛，应立即停药并行心电监护。长期用药者需监测血糖。②沙丁胺醇:常用剂量为口服 2.4～4.8mg,通常首次 4.8mg,以后每 8 小时口服 2.4～4.8mg,直到宫缩消失后停药。

β₂-肾上腺素能受体激动剂类药物主要副反应有母儿心率增快、心肌耗氧量增加、血糖升高、水钠潴留、血钾降低等,故对妊娠合并心脏病、重度高血压、未控制的糖尿病等孕妇慎用或不用。

2)硫酸镁:镁离子可直接作用于子宫平滑肌细胞,拮抗钙离子对子宫收缩的活性,来抑制子宫的收缩。常用方法是:25% 硫酸镁 16ml 加于 5% 葡萄糖液 100ml 中,在 30～60 分钟内静脉缓注,然后维持硫酸镁 1～2g/h 滴速至宫缩<6 次/h,每日总量不超过 30g。用药过程中应注意观察硫酸镁的不良反应。

3)钙拮抗剂:它能选择性地减少 Ca^{2+} 的内流,干扰细胞内 Ca^{2+} 的浓度,抑制子宫收缩。常用硝苯地平 5～10mg 舌下含服,每 6～8 小时一次。需密切注意患者心率及血压变化。已用硫酸镁者慎用,以防血压急剧下降。

4)前列腺素合成酶抑制剂:前列腺素有刺激子宫收缩的作用,而前列腺素合成酶抑制剂能抑制前列腺素合成酶,减少前列腺素的合成或抑制前列腺素的释放以抑制宫缩。常用药物为吲哚美辛,初始剂量 50mg,每 8 小时口服一次,24 小时后改为 25mg,每 6 小时一次;阿司匹林 0.5g,每天 3 次,口服。由于这类药物可通过胎盘,长期使用能使胎儿动脉导管提前关闭,导致肺动脉高压而发生胎儿血循环障碍;且有使肾血管收缩,抑制胎儿尿的形成,使胎儿肾功能受损及羊水减少的严重副作用,因而现已较少使用,仅在孕 34 周前短期选用,用药过程中需密切监测羊水量及胎儿动脉导管血流。

(3)控制感染:感染是早产的重要诱因,应用抗生素治疗对早产可能有益。

2. 早产临产

(1)预防新生儿呼吸窘迫综合征。对妊娠 34 周前的早产,可应用肾上腺糖皮质激素后 24 小时至 7 天内,能促进胎儿肺成熟。为预防新生儿呼吸窘迫综合征的发生,可在分娩前 7 日内应用地塞米松 6mg 肌肉注射,每 12 小时一次,共 4 次。紧急时可经静脉或向羊膜腔内直接注入地塞米松 10mg,后者可同时监测羊水胎儿肺成熟度。

(2)分娩处理。大部分早产儿可经阴道分娩,临产后慎用吗啡、哌替啶等抑制新生儿呼吸中枢的药物;停用一切宫缩抑制剂;为了防止胎儿缺氧及颅内出血,产程中可给产妇吸氧;宫口开全后行会阴侧切术,缩短第二产程。对于早产胎位异常或有其他产科并发症者,在权衡新生儿存活利弊基础上,可以考虑剖宫产。

【护理诊断】

1. 焦虑 与担心分娩结局及胎儿安危有关。

2. 有围生儿受伤的危险 与早产儿发育不成熟、生活能力低有关。

【护理要点】

1. 一般护理

(1)先兆早产患者要卧床休息,左侧卧位,必要时遵医嘱给予镇静剂。减少刺激,禁止性生活,注意勿刺激乳头及腹部,慎做肛查和阴道检查,避免诱发宫缩。

(2)注意早产儿的护理,如保暖,细心喂养。

2. 病情监护 严密观察宫缩、胎心、阴道流血、流液等情况,有异常时积极配合医生进行处理。做好新生儿窒息抢救的准备。

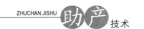

3.治疗配合 遵医嘱给予宫缩抑制剂、镇静剂、糖皮质激素等药物治疗,注意观察疗效及不良反应。分娩时行会阴切开术(减少胎头娩出时在盆底遇到的阻力),早产儿肌肉注射维生素 K 等预防颅内出血。应用抗生素预防感染。

4.心理护理 安定患者情绪,减轻孕妇及家属的焦虑,使其配合治疗。

三、过期产患者的护理

凡平时月经周期规律,妊娠达到或超过 42 周尚未分娩者,称过期妊娠(postterm pregnancy)。过期妊娠使围产儿的患病率、死亡率增加,妊娠43周时,围产儿死亡率为正常足月分娩者的 3 倍,故过期妊娠被列为高危妊娠的范畴。

【病因】

病因尚不明确,可能与妊娠晚期雌、孕激素比例失调导致孕激素过多、头盆不称、畸胎、胎儿肾上腺皮质功能不全或遗传因素等有关。

【病理】

1.胎盘功能正常 胎儿继续生长发育,可出现巨大胎儿或因颅骨钙化变硬、骨缝变窄、分娩时胎头不易变形而易造成难产、头盆不称、宫缩乏力、产程延长、产后出血,手术产机会也增加。

2.胎盘功能减退

(1)胎盘供血供氧不足:缺氧胎儿不再继续生长,可相继出现胎脂消失,皮下脂肪减少,皮肤干燥、多皱,貌似"小老人"。因胎儿缺氧,肛门括约肌松弛,胎粪排出,羊水及胎儿皮肤粪染。胎儿在宫内处于缺氧的不利环境,易致胎儿窘迫、新生儿窒息、胎粪吸入综合征等,增加围产儿患病率及死亡率。

(2)羊水量减少:妊娠过期时,羊水量逐渐减少,妊娠 42 周后约 30％减少至 300ml 以下。羊水量少,脐带易受压,胎儿窘迫的发生率更高。

【临床表现】

妊娠期限超42周,随着时间的推移,孕妇及家属因担心母儿的安危而焦虑、烦躁不安。

【诊断】

1.病史 了解孕妇平时月经情况,评估孕妇或家族中有无过期妊娠史及有无引起过期妊娠的病因因素存在。

2.诊断 当诊断为过期妊娠之前,必须首先核实孕周。

(1)月经周期规律、正常,根据末次月经计算孕周。

(2)月经周期不规律或末次月经不清者,可根据以下情况综合分析判断妊娠是否过期:①受孕月基础体温升高的排卵期。② 早孕反应或胎动开始的时间。③早孕妇科检查的子宫大小记录。④产前检查宫底高度记录。⑤孕早、中期 B 超测得的孕囊大小和胎儿各部位径线等情况。

3.体检 测量宫底的高度及腹围并判断与孕周是否相符;监测胎心、胎动计数有无异常。

4.辅助检查 监测胎盘功能及胎儿安危状况,如胎动计数、胎儿电子监护仪监测、B 超监测、测定尿雌激素与肌酐(E/C)比值、羊膜镜检查等。

【处理】

明确诊断后及早终止妊娠。终止妊娠的方法应视宫颈成熟度或胎儿胎盘功能综合考虑。

【护理诊断】

1.有围产儿受伤的危险　与胎盘功能减退,难产手术有关。

2.知识缺乏　缺乏过期妊娠的知识,与缺乏信息来源有关。

3.焦虑　与担心围产儿的安全有关。

【护理要点】

1.病情监护

(1)监护胎儿情况:严密观察胎心变化,教会孕妇自测胎动,注意观察羊水的颜色、性状,必要时行胎儿电子监护,以便及时发现胎盘功能减退和胎儿窘迫。

(2)协助医生进行各项辅助检查,并向孕妇及家属简要解释各种检查的目的、方法等。

2.治疗配合

(1)阴道分娩:胎盘功能及胎儿情况良好,无其他产科指征者,在严密监护下经阴道分娩。①宫颈条件未成熟者按医嘱用促宫颈成熟的药物,如普拉睾酮,或用缩宫素、前列腺素制剂引产。②宫颈条件成熟者 Bishop 评分＞7 分,行人工破膜和静脉滴注缩宫素引产。

1)人工破膜术:嘱产妇排尿后取膀胱截石位;常规消毒、铺巾,术者戴无菌手套;一手指伸入宫颈管触及前羊膜囊、另一手持有齿钳或穿刺针在宫颈内手指的引导下,钳破或刺破胎膜,使羊水缓慢流出(图 3-1-3-1);破膜后立即听胎心音,观察羊水颜色、性状,记录破膜时间;嘱产妇卧床休息,保持外阴清洁,必要时按医嘱用抗生素预防感染。

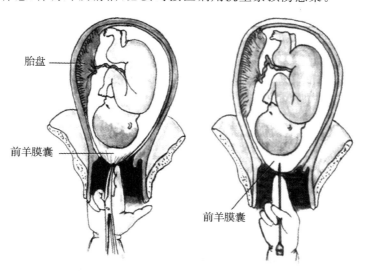

胎盘

前羊膜囊

前羊膜囊

图 3-1-3-1　人工破膜术

2)缩宫素静脉滴注:缩宫素静脉滴注方法及注意事项参照本书项目二的任务四"产力异常产妇的护理"。1 次引产用液不宜超过 1000ml,不成功者次日可重复应用。

(2)剖宫产:引产失败者,胎盘功能减退,胎儿有宫内窘迫、羊水过少或有产科指征者,均应行剖宫产。按要求做好剖宫产的术前准备、术中配合及术后护理,做好新生儿窒息的抢救准

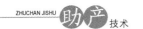

备,确保孕产妇及围产儿的受损程度降至最低。

（3）产程中的护理：①严密观察胎心及产程进展,适时行胎心监护。②常规吸氧,按医嘱行葡萄糖液加维生素C静脉滴注。③出现胎儿窘迫情况,若宫口开全,行阴道手术助产；若宫口未开全,短时间内不能从阴道分娩者,立即改行剖宫产。④产后常规用宫缩剂,预防产后出血。⑤在新生儿出现第一次呼吸前及时彻底清除呼吸道分泌物及羊水,特别是粪染羊水应尽力清除。⑥新生儿按高危儿加强护理,密切观察,按医嘱给予药物治疗。

3.一般护理

（1）嘱孕妇取左侧卧位,吸氧。

（2）协助复核孕周：仔细询问孕妇末次月经时间,引导其回忆本次妊娠的有关情况,协助医生重新认真复核孕周。

4.心理护理　妊娠过期后,孕妇或家属有的担心胎儿安危,急于要求人工终止妊娠；有的认为"瓜熟才蒂落"而不愿接受人工终止妊娠。护士应仔细倾听他们的诉说,了解孕妇的心理活动,耐心向患者、家属说明病情及适时终止妊娠的必要性,讲解治疗护理计划,对他们提出的问题给予积极、明确、有效的答复,解除其思想顾虑,鼓励患者积极配合治疗。

5.健康教育　加强孕期宣教,向孕妇及家属介绍过期妊娠对母儿的不良影响和适时终止妊娠的必要性。教会孕妇自我监测胎动的方法,嘱其坚持每日按要求自测胎动,了解胎儿宫内安危,有异常情况及时就诊。超过预产期1周未临产者应及时到医院检查、处理。嘱产妇注意休息,保持外阴清洁,防止感染；指导避孕措施。

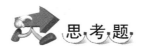 思考题

1.简述稽留流产的概念。
2.简述习惯性流产的概念。
3.不全流产的护理诊断是什么？
4.先兆流产的护理措施有哪些？
5.早产的护理措施有哪些？

【病例分析】

某女,25岁,停经56天,阴道流血1天,多于月经量,伴有下腹阵发性疼痛。妇检:宫颈口开大1cm,有胎囊堵塞宫颈口,子宫增大如孕8周大小。

请问:(1)首先考虑什么疾病?　(2)需要进行哪些护理措施?

任务二　妊娠期特有疾病患者的护理

📖 学习目标

- **知识目标**
  1. 掌握妊娠期高血压疾病的基本病理变化；
  2. 掌握妊娠期高血压疾病患者的护理；
  3. 熟悉妊娠期高血压疾病的病因、临床表现、处理原则；
  4. 了解妊娠剧吐临床表现。
- **能力目标**

  能识别妊娠期高血压疾病，并进行初步应急处理和护理。

一、妊娠期高血压疾病患者的护理

妊娠期高血压疾病是妊娠期特有的疾病，我国发病率为 9.4%～10.4%。本病命名是强调生育年龄的妇女发生高血压、蛋白尿等症状与妊娠之间的因果关系。该病多发生在妊娠 20 周以后至产后 24 小时内。多数病例是在妊娠期出现一过性高血压、蛋白尿等症状，在分娩后即随之消失，严重病例则可出现抽搐、昏迷、心肾功能衰竭，甚至母婴死亡，所以本病是孕产妇和围生儿病率及死亡率的主要原因。

【高危因素与病因】

1. 高危因素　下列因素与妊娠期高血压疾病的发病风险增加密切相关：初产妇、孕妇年龄过小或＞35 岁、多胎妊娠、有妊娠期高血压病史及家族史、慢性高血压、慢性肾炎、糖尿病、肥胖、营养不良、低社会经济状况等。

2. 病因　确切病因至今尚无定论，多数学者认为当前较合理的原因如下：

（1）异常滋养细胞侵入子宫肌层：研究认为子痫前期患者胎盘有不完整的滋养层细胞侵入子宫动脉，蜕膜血管与血管内滋养母细胞并存，子宫螺旋动脉发生广泛性改变，包括血管内皮损伤、组成血管壁的原生质不足、肌内膜细胞增殖、脂类在肌内膜细胞中积聚等，最终可发展为动脉粥样硬化。动脉粥样硬化使螺旋动脉不能适应常规功能，还使螺旋动脉腔狭窄、闭锁、引起胎盘血流灌注减少，引发妊娠期高血压一系列表现。

（2）免疫机制：妊娠被认为是成功的自然同种异体移植，胎儿在妊娠期内不受排斥，主要是胎盘的免疫屏障作用。研究者发现患本病者同种异体抗原超负荷，使母胎免疫平衡失调，封闭抗体产生不足，从而导致妊娠期高血压疾病的发生。

（3）血管内皮细胞受损：细胞毒性物质和炎性介质可引起血管内皮损伤，当血管内皮细胞受损时，导致血管的收缩因子和舒张因子比例失调，致使血压升高，从而导致一系列的病理变化。

（4）遗传因素：妊娠期高血压疾病的家族多发性提示该病可能存在遗传因素。

（5）营养缺乏：已发现多种营养缺乏，如低清蛋白血症，钙、镁、锌、硒等缺乏与子痫前期的发生发展有关。研究发现妊娠期高血压疾病患者细胞内钙离子升高,血清钙下降,导致血管平滑肌收缩,血压上升。对有高危因素的孕妇从孕 20 周起每天补钙 2g 可降低妊娠期高血压疾病的发生率;硒可防止机体受脂质过氧化物的损害,提高机体的免疫功能,维持细胞膜的完整性,避免血管壁损伤;锌在核酸和蛋白质的合成中有重要作用;维生素 E 和维生素 C 均为抗氧化剂,可抑制磷脂过氧化作用,减轻内皮细胞的损伤。若自孕 16 周开始每天补充维生素 E400U 和维生素 C100mg,可使本病的发生率下降 18%。

(6)胰岛素抵抗:近年研究发现妊娠期高血压疾病患者存在胰岛素抵抗,高胰岛素血症可导致 NO 合成下降及脂代谢紊乱,影响前列腺素 E_2 的合成,增加外周血管的阻力,导致血压升高。

【病理生理变化及对母儿的影响】

本病的基本病理生理变化是全身小血管痉挛,引起全身各系统各脏器的血液灌流量减少,对母儿造成危害,甚至导致母儿死亡。

1. 脑 脑血管痉挛,通透性增加导致脑水肿、充血、局部缺血、血栓形成及出血、脑梗死等。脑组织缺氧而出现头晕、头痛、呕吐,严重时可发生抽搐、昏迷等症状;脑血管痉挛时间较长可发生脑血栓,加重抽搐和昏迷;颅内压增高可导致脑出血、脑疝甚至死亡。子痫前期脑血管阻力和脑灌注压均增加,高灌注压可致明显头痛。研究认为子痫与脑血管自身调节功能丧失相关。

2. 肾脏 肾血管痉挛,使肾小球缺血、缺氧,血管壁通透性增加,血浆蛋白自肾小球漏出形成蛋白尿。蛋白尿的多少标志着妊娠期高血压疾病的严重程度。由于血管痉挛,肾血流量及肾小球滤过率下降,导致血浆尿酸浓度及肌酐值升高,肾脏功能损害严重时可致少尿及肾衰竭。

3. 肝脏 子痫前期可出现肝功能异常,各种转氨酶水平升高,血浆碱性磷酸酶升高。肝脏的特征性损伤是门静脉周围出血,严重时可出现门静脉周围坏死。肝包膜下血肿形成,可导致肝破裂危及母儿生命。

4. 心血管 血管痉挛,心肌收缩力和射血阻力增加,心排出量明显减少,引起心肌缺血、间质水肿、心肌点状出血或坏死、肺水肿,严重时导致心力衰竭。

5. 血液 由于全身小血管痉挛,血管壁渗透性增加,使血液浓缩,故大部分患者的血容量在妊娠晚期不能像正常孕妇那样增加,而使血细胞比容上升。妊娠期血液已处于高凝状态,患妊娠期高血压疾病的重症患者可发生微血管病性溶血,主要表现为血小板减少,血小板 $<100\times10^9$/L,肝酶升高、溶血(也称 HELLP 综合征),反映了凝血功能的严重损害及疾病的严重程度。

6. 内分泌及代谢 由于血浆孕激素转换酶增加,妊娠晚期盐皮质激素、去氧皮质酮升高可致钠潴留;以蛋白尿为特征的上皮受损降低了血浆胶体渗透压,患者细胞外液可超过正常妊娠,引起水肿,但水肿与妊娠期高血压疾病的严重程度及预后关系不大。

7. 子宫胎盘血流灌注 血管痉挛导致胎盘血液灌流量下降;异常滋养细胞侵入使螺旋动脉平均直径仅为正常孕妇的 2/5,加之伴有内皮损害及胎盘血管急性动脉粥样硬化,使胎盘功能下降,胎儿生长受限,胎儿窘迫。若胎盘床血管破裂可致胎盘早剥,严重时导致母儿死亡。

【分类与临床表现】

妊娠期高血压疾病分类与临床表现如下表(表 3-2-1-1)。

表 3-2-1-1　妊娠期高血压疾病分类与临床表现

分类	临床表现
妊娠期高血压	妊娠期首次出现 BP≥140/90mmHg,并于产后 12 周恢复正常;尿蛋白(一);少数患者可伴有上腹部不适或血小板减少。产后方可确诊。
子痫前期	
轻度	孕 20 周以后出现 BP≥140/90mmHg;尿蛋白≥0.3g/24h 或随机尿蛋白(＋);可伴有上腹不适、头痛等症状。
重度	BP≥160/110mmHg;尿蛋白≥2.0g/24h 或随机尿蛋白≥(＋＋);血清肌酐>106μmol/L;血小板<100×10⁹/L;血 LDH 升高;血清 ALT 或 AST 升高;持续性头痛或其他脑神经或视觉障碍;持续性上腹不适。
子痫	子痫前期孕妇抽搐不能用其他原因解释。
慢性高血压并发子痫前期	高血压孕妇妊娠 20 周以前无尿蛋白,若出现尿蛋白≥0.3g/24h;高血压孕妇孕 20 周后突然尿蛋白增加或血压进一步升高或血小板<100×10⁹/L。
妊娠合并慢性高血压	孕前或孕 20 周以前舒张压≥90mmHg(除外滋养细胞疾病),妊娠期无明显加重;或孕 20 周后首次诊断高血压并持续到产后 12 周后。

＊通常正常妊娠、贫血及低蛋白血症均可发生水肿,妊娠期高血压疾病之水肿无特异性,因此不能作为其诊断标准和分类依据。

＊血压较基础血压升高 30/15mmHg,然而低于 140/90mmHg 时,不作为诊断依据,但必须严密观察。

＊重度子痫前期是妊娠 20 周后出现高血压、蛋白尿且伴随以下至少一种临床症状或体征者(表 3-2-1-2)。

表 3-2-1-2　重度子痫前期的临床症状和体征

收缩压≥160～180mmHg 或舒张压≥110mmHg

24 小时尿蛋白>5.0g/24h 或随机尿蛋白(＋＋＋)以上

中枢神经系统功能障碍

精神状态改变和严重头痛(频发、常规镇痛药不缓解)

脑血管意外

视力模糊,眼底点状出血,极少数患者发生皮质性盲

肝细胞功能障碍,肝细胞损伤,血清转氨酶至少升高 2 倍

上腹部或右上象限痛等肝包膜肿胀症状,肝被膜下出血或肝破裂

少尿,24 小时尿量<500ml

肺水肿,心力衰竭

血小板<100×10⁹/L

凝血功能障碍

微血管病性溶血(血 LDH 升高)

胎儿生长受限,羊水过少,胎盘早剥

子痫前可有不断加重的重度子痫前期,但子痫也可发生于血压升高不显著、无蛋白尿或

水肿病例。子痫可发生在产前、产时及产后,以产前子痫最常见。

子痫抽搐进展迅速,前驱症状短暂,表现为抽搐、面部充血、口吐白沫、深昏迷;继之深部肌肉僵硬,很快发展成典型的全身高张阵挛惊厥,有节律的肌肉收缩和紧张,持续 1~1.5 分钟,其间患者无呼吸动作;此后抽搐停止,呼吸恢复,但患者仍昏迷,最后意识恢复,但困惑、易激惹、烦躁。

【诊断】

根据病史、临床表现、辅助检查即可作出诊断,同时应注意有无并发症及凝血功能障碍。

1. 病史 患者有本病的高危因素及上述临床表现,特别应注意有无头痛、视力改变、上腹不适等自觉症状。

2. 高血压 高血压的定义是持续血压升高至收缩压≥140mmHg 或舒张压≥90mmHg(血压升高应至少出现 2 次,测量间隔≥4 小时,测量方法正确)。舒张压不随患者情绪变化而剧烈变化是诊断本病和评估预后的一个重要指标。

3. 尿蛋白 尿蛋白的定义是指 24 小时内尿液中的蛋白含量≥300mg 或至少相隔 6 小时的 2 次随机尿液蛋白浓度为 30mg/L(定性+)。蛋白尿在 24 小时内有明显波动者应留 24 小时尿做定量检查。

4. 水肿 体重异常增加是部分患者的首发症状,孕妇体重突然增加≥0.9kg/周或>2.7kg/4 周是子痫前期的信号。本病患者水肿的特点是自踝部逐渐向上延伸的凹陷性水肿,经休息后不缓解。水肿局限于膝以下为"+",延及大腿为"++",延及外阴及腹壁为"+++",全身水肿或伴有腹水为"++++"。妊娠期高血压疾病的水肿无特异性,因此不能作为本病的诊断标准及分类依据。

5. 其他辅助检查

(1)血液检查:全血细胞计数、血红蛋白、血细胞比容、血浆黏度、全血黏度值、凝血功能等,根据病情可反复检查。

(2)肝肾功能测定:肝细胞功能受损可使 ALT、AST 升高,患者可出现清蛋白缺乏为主的低蛋白血症,清/球蛋白比值倒置。肾功能受损时,血清肌酐、尿素氮、尿酸升高,肌酐升高与病情严重程度相平行。重度子痫前期及子痫应测定电解质及二氧化碳结合力,及早发现酸中毒并纠正。

(3)尿液检查:应行尿常规检查,当尿比重≥1.020 时说明尿液浓缩,尿蛋白(+)时尿蛋白含量 0.3g/24h,尿蛋白(++++)时尿蛋白含量 5g/24h。重度子痫前期患者尿蛋白检查应每日一次。

(4)眼底检查:正常视网膜动脉:静脉=2:3,小动脉的痉挛程度可反映全身小血管的痉挛程度。眼底检查可见视网膜小动脉痉挛、视网膜水肿、絮状渗出或出血,严重时可发生视网膜剥离,患者出现视力模糊或失明。

(5)其他:视病情可行心电图、超声心动图、胎盘功能、胎儿成熟度检查、脑血流图等检查。

【预测】

以下预测方法有一定预测价值,应在妊娠中期进行,预测结果为阳性者,应密切随诊。

1. 平均动脉压(MAP)测定 计算公式为:MAP=(收缩压+2×舒张压)÷3。当 MAP≥85mmHg 时,表示有发生子痫前期的倾向,当 MAP≥140mmHg 时,易发生脑血管意外,导致孕妇昏迷,甚至死亡。

2.翻身试验(ROT) 让孕妇左侧卧位测量血压直至血压稳定后,翻身仰卧5分钟再测血压,若仰卧位舒张压较左侧卧位≥20mmHg,提示有发生子痫前期的倾向。

3.尿酸测定 孕24周血清尿酸值>5.9mg/L,是33％子痫前期孕妇的预测值。

4.血液流变学实验 低血容量及血液黏度高是发生妊娠期高血压病的基础。当血细胞比容≥0.35,全血黏度>3.6,血浆黏度>1.6时,提示有发生子痫前期的倾向。

5.尿钙测定 妊娠期高血压疾病患者尿钙排泄量明显降低。尿钙/肌酐(Ca/Cr)比值降低早于妊娠期高血压疾病的发生,Ca/Cr≤0.4对预测子痫前期有一定价值。

【预防】

(1)建立健全三级妇幼保健网,积极开展围妊娠期及围生期的保健工作。

(2)加强健康教育,使孕妇及家属均能掌握孕期卫生的基础知识,自觉地进行产前检查。

(3)指导孕妇合理饮食与休息。孕妇应进食富含蛋白质、维生素及铁、钙、镁、硒、锌等微量元素的食物及新鲜蔬果,减少动物脂肪及过量盐的摄入,但不限制盐和液体摄入。保持足够的休息和愉快的心情,休息时坚持左侧卧位。

(4)适当补钙。对妊娠期高血压疾病高危因素者,补钙可预防本病的发生、发展。国内外研究表明,每天补钙1~2g可有效降低妊娠期高血压疾病的发生。

【治疗】

治疗的目的和原则是争取母体可以完全恢复健康,胎儿出生后能够存活,以对母儿影响最小的方式终止妊娠。

1.妊娠期高血压 可住院也可在家治疗。

(1)休息:休息时取左侧卧位,适当减轻工作,保证充足的睡眠,每天休息时间不少于10小时。左侧卧位可减轻子宫对腹主动脉、下腔静脉的压迫,改善子宫胎盘的血流量。

(2)饮食:应摄入足够的蛋白质、热量、维生素,补足铁和钙剂,不限制盐和液体,但对于全身水肿者应适当限制盐的摄入。

(3)间断吸氧:可增加血氧含量,改善全身主要脏器和胎盘的氧供。

(4)镇静:对于精神过度紧张、焦虑或睡眠欠佳者可给予地西泮2.5~5mg,每日3次,或5mg睡前口服。

(5)密切监护母儿状态:在家治疗的患者应增加产前检查的次数。应询问孕妇是否出现头痛、视力改变、上腹不适等症状;嘱患者每天监测体重及血压,每2天复查尿蛋白;定期监测血液、胎儿发育状况和胎盘功能。如血压继续升高则按轻度子痫前期治疗。

2.子痫前期 应住院治疗,防止子痫及并发症发生。治疗原则为休息、镇静、解痉、降压、合理扩容和必要时利尿、密切监测母儿状态,适时终止妊娠。

(1)休息:同妊娠期高血压。

(2)镇静:适当镇静可消除患者的紧张情绪,起到降低血压、缓解症状及预防子痫发作的作用。

1)地西泮:具有较强的镇静、抗惊厥、肌肉松弛的作用,对胎儿及新生儿的影响较小。用法:2.5~5mg口服,每日3次;或10mg肌肉注射或静脉缓慢推入(>2分钟)。必要时间隔15分钟后重复给药。1小时内用药超过30mg可能发生呼吸抑制,24小时总量不超过100mg。

2)冬眠药物:冬眠药物可广泛抑制神经系统,有助于解痉降压,控制子痫抽搐。用法:①哌替啶 50mg,异丙嗪 25mg 肌肉注射,间隔 12 小时可重复使用,估计 6 小时内分娩者应禁用;②哌替啶 100mg,氯丙嗪 50mg,异丙嗪 50mg 加入 10% 葡萄糖 500ml 内静脉滴注;紧急情况下,可将 1/3 量加入 25% 葡萄糖 20ml 缓慢静脉推注(>5 分钟),余量加入 10% 葡萄糖 250ml 静脉滴注。氯丙嗪可使血压急骤下降,导致肾及子宫胎盘血供减少,导致胎儿缺氧,且对母儿肝脏有一定损害,故仅应用于硫酸镁治疗效果不佳者。

(3)解痉:首选药物为硫酸镁。其主要作用是镁离子抑制运动神经末梢释放乙酰胆碱,阻断神经肌肉接头的信号传递,松弛骨骼肌,解除血管痉挛状态,改善氧代谢,提高血氧含量,有效地预防和控制抽搐。

1)用药指征:①预防重度子痫前期发展成子痫;②子痫前期临产前用药预防抽搐;③控制子痫抽搐及防止再抽搐。

2)用法:①静脉给药:首次负荷剂量为 25% 硫酸镁 20ml 加于 10% 葡萄糖注射液 20ml 中,缓慢静脉注入,5～10 分钟推完;继之 25% 硫酸镁 60ml 加于 5% 葡萄糖注射液 500ml 中静脉滴注,滴速为 1～2g/h。②根据血压情况决定是否加用肌肉注射,用法为 25% 硫酸镁 20ml 加 2% 利多卡因 2ml,臀肌深部注射,每日 1～2 次。注意硫酸镁每日总量为 25～30g,用药过程中需监测血清镁离子浓度。

3)毒性反应:正常孕妇血清镁离子浓度为 0.75～1mmol/L,治疗有效浓度为 2～3.5 mmol/L,如血清镁离子浓度超过 5mmol/L 即可发生镁中毒。首先表现为膝反射减弱或消失,继之出现全身肌张力减退、呼吸困难、复视、语言不清,严重者出现呼吸肌麻痹,甚至呼吸停止、心脏停搏,危及生命。

4)注意事项:用药前及在用药过程中应注意以下事项:定时检查膝腱反射是否减弱或消失;呼吸不少于 16 次/min;尿量应不少于 25ml/h 或 600ml/24h;备好解毒的钙剂,一旦出现中毒反应,立即用 10% 葡萄糖酸钙 10ml 静脉注射。肾功能不全时应减量或停用硫酸镁;产后 24～48 小时停药。

(4)降压:对于血压≥160/110mmHg 或舒张压≥110mmHg 或平均动脉压≥140mmHg 者,以及原发性高血压、妊娠前高血压已用降压药物者需应用降压药物以延长孕周或改变围生期结局。选择降压药的原则:对胎儿无毒副作用,不影响心排出量、肾血流量及子宫胎盘灌注量,不使血压急剧下降或下降过低。理想降压效果是达收缩压 140～155mmHg,舒张压 90～105mmHg。

1)肼屈嗪:能扩张周围小动脉,使外周阻力降低,从而降低血压,并能增加心排血量、肾血流量及子宫胎盘血流量,降压作用快,舒张压下降显著。用法:给药 5～10mg/15～20min,直至舒张压控制在 90～100mmHg;或 10～20mg,每日 2～3 次口服;或 40mg 加入 5% 葡萄糖注射液 500ml 内静脉滴注。有妊娠期高血压疾病性心脏病心力衰竭者,不宜应用此药。妊娠早期慎用。副反应为头痛、心率加快、潮热等。

2)拉贝洛尔:其作用是可降低血压,但不影响肾及胎盘血流量,并可对抗血小板凝集,促进胎儿肺成熟。用法:盐酸拉贝洛尔 20mg 静脉注射,若 10 分钟内无效,可再给予 40mg,若 10 分钟后仍无效可再给予 80mg,直到血压被控制,单次最大剂量 80mg,每日总剂量不能超过 220mg。副反应为头皮刺痛及呕吐。

3)硝苯地平:为钙离子通道阻滞剂,可解除外周血管痉挛,使全身血管扩张,血压下降。

由于其降压作用迅速,目前不主张舌下含化。用法:10mg 口服,每日 3 次,24 小时总量不超过 60mg。副反应为心悸、头痛,与硫酸镁有协同作用。

4)尼莫地平:亦为钙通道阻滞剂,优点在于可选择性的扩张脑血管。用法:20mg 口服,每日 2～3 次。副反应为头痛、恶心、心悸及颜面潮红。

(5)扩容:一般不主张应用,仅应用于严重的低蛋白血症、贫血者,可选用血浆、全血、人血清蛋白等。

(6)利尿:一般不主张应用利尿药,仅应用于有全身性水肿、急性心力衰竭、肺水肿、血容量过多且伴有潜在性肺水肿者。

1)呋塞米:20mg 加于 25%葡萄糖注射液 20ml 缓慢静脉推注。应注意该药有较强的排钠、排钾作用,易导致电解质紊乱。

2)甘露醇:20%甘露醇 250ml 快速静脉滴注(15～20 分钟内滴完),有心力衰竭和肺水肿者禁用。

(7)适时终止妊娠:妊娠期高血压疾病是妊娠期特有的疾病,终止妊娠是治疗的有效措施。

1)终止妊娠的指征:①子痫前期患者经积极治疗 24～48 小时仍无明显好转者;②子痫前期患者孕周已超过 34 周;③子痫前期患者孕龄不足 34 周,但胎盘功能减退,胎儿已成熟者;如胎儿尚未成熟,可用地塞米松促胎肺成熟后再终止妊娠;④子痫控制后 2 小时可考虑终止妊娠。

2)终止妊娠的方式:①引产:适用于病情控制后,宫颈条件成熟者。先行人工破膜,羊水清亮者,可给予缩宫素静脉滴注引产。第一产程应密切观察产程进展情况,保持产妇安静和休息。第二产程可应用会阴侧切术、胎头吸引术或低位产钳术助产以缩短产程。第三产程应及时完整地娩出胎盘和胎膜,预防产后出血。产程中应严密监测母儿的安危状况及血压,注意自觉症状,一旦出现头痛、眼花、恶心、呕吐等症状,病情加重,应立即以剖宫产结束分娩。②剖宫产:适用于有产科指征、宫颈条件不成熟、胎盘功能明显减退、有胎儿窘迫征象等和引产失败、病情加剧不能在短时间内经阴道分娩者。

3)产后子痫多发生于产后 24 小时至 10 天内,故产后应继续观察病情和用药治疗。

3. 子痫　子痫是妊娠期高血压疾病最严重的阶段,是妊娠期高血压疾病引起母、儿死亡的最主要原因,应积极抢救。处理原则:迅速控制抽搐,纠正缺氧和酸中毒,控制血压,抽搐控制后及时终止妊娠。

(1)控制抽搐:①立即用 25%硫酸镁 20ml 加于 25%葡萄糖液 20ml 静脉推注(>5 分钟),继之以 2～3g/h 静脉滴注,维持血药浓度,同时应用有效镇静剂,控制抽搐。②20%甘露醇 250ml 快速静脉滴注以降低颅内压。

(2)血压过高者给予降压药。

(3)纠正缺氧和酸中毒:立即面罩和气囊给氧,根据二氧化碳结合力及尿素氮的值给予适量的 4%碳酸氢钠纠正酸中毒。

(4)及时终止妊娠:子痫抽搐控制后 2 小时可考虑终止妊娠,应适当放宽剖宫产指征。

【护理诊断】

1.有母亲受伤的危险　与子痫前期引起的血压升高、子痫抽搐或硫酸镁治疗等有关。

2.有胎儿受伤的危险　与子宫胎盘血流量下降或胎盘早剥等有关。

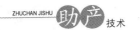

3.潜在并发症　与胎盘早剥、心力衰竭、肾衰竭、凝血功能障碍等并发症有关。

4.焦虑　与担心自身和胎儿的健康安危有关。

【护理要点】

1.一般护理

(1)休息:嘱孕妇注意保证充足的休息和睡眠,必要时遵医嘱予镇静剂。遇有头晕、眼花时应立即坐下或平卧休息,以防跌倒。休息时宜取左侧卧位,改善胎盘血流量。

(2)饮食:指导孕妇摄入足够的蛋白质、热量、维生素以及适量的铁、钙、锌、硒等微量元素。食盐不必严格限制,以免影响食欲或引起低钠血症而致产后循环衰竭,但对于全身水肿者应限制盐的摄入量。

(3)加强产前检查:门诊治疗的患者,应适当增加产前检查次数,注意病情变化,防止发展为重症。对病情加重的患者应及时报告医师并改行住院治疗。

2.病情监护

(1)临床表现监护:应定时监测血压,尤其是舒张压的变化;遵医嘱定时送检尿常规及24小时尿蛋白定量,留尿时应注意避免阴道分泌物或羊水污染尿液。每日或隔日测量体重,注意有无隐性水肿。

(2)自觉症状的监护:随时观察孕妇有无头晕、头痛、眼花、恶心、呕吐、上腹不适等子痫前期的自觉症状。一旦发现,应及时报告医生,并准备好抢救物品。

(3)并发症的监护:重症病例应注意观察有无胎盘早剥、心力衰竭、肾衰竭、凝血功能障碍、胎盘功能减退等并发症发生,如发现异常,应立即配合医生做好相应处理。

(4)胎儿情况的监护:定期听胎心,指导孕妇自测胎动,必要时进行胎心监护、B超监测胎儿宫内情况,及时发现胎儿缺氧;嘱孕妇左侧卧位,间断吸氧,做好胎儿宫内窘迫的防治;观察宫缩、胎心及宫口开大情况,及时发现临产先兆。

3.治疗配合　遵医嘱给予各种药物治疗,向患者解释各药物的药理作用,静脉使用的药物要注意进药速度、观察各药物的疗效和不良反应。如硫酸镁使用时需注意滴速、观察毒性反应、准备好解毒的钙剂等;镇静药物使用中需注意患者的血压变化、嘱孕妇绝对卧床,以防体位性低血压;降压药物使用时需注意监测血压下降幅度,防止血压骤降或低血压;扩容药物使用时需注意观察孕妇的生命体征和尿量的变化,及早发现胸闷、心慌、呼吸困难等心力衰竭的表现;利尿药物使用时需监测孕妇的水电解质平衡情况,记录液体出入量,注意患者有无乏力、腹胀等低血钾的表现。

4.终止妊娠的护理

(1)剖宫产的护理:护理人员应遵医嘱做好手术相应准备和配合工作。

(2)阴道分娩的护理:第一产程:尽量使产妇保持安静,密切检查患者血压、脉搏、尿量、胎心及子宫收缩情况,注意有无自觉症状。第二产程:避免产妇用力,配合医生手术助产,尽量缩短第二产程。第三产程:防止产后出血,胎儿前肩娩出后立即注射缩宫素(禁用麦角新碱),注意子宫收缩情况,检查胎盘、胎膜是否及时完整娩出,检查软产道有无裂伤。

(3)产后护理:产后24小时至10日内仍有发生子痫的可能,尤其是产后24小时内,不可放松防治及护理。产后48小时内应每4小时测量血压1次,继续配合医生进行解痉、镇静等治疗,注意患者自觉症状,注意观察子宫复旧情况和阴道出血量。

5.子痫患者的护理　子痫患者的护理与治疗同样重要。

（1）专人特护，做好记录：详细记录病情观察、检查结果和治疗经过，作为医生拟定下一步治疗方案的参考。

（2）避免刺激：将患者安置在单人暗室，保持安静，避免声光刺激，取下假牙；护理操作集中进行，动作轻柔。

（3）防止外伤：加床档防患者坠地受伤。患者抽搐时不可用暴力强行制止抽搐，以免发生骨折。准备开口器、压舌板，于上下白齿之间放置开口器或缠有纱布的压舌板，防止抽搐时唇舌咬伤。

（4）保持呼吸道通畅：将昏迷患者取平卧位，头偏向一侧，及时吸出呼吸道分泌物及呕吐物；开口器、夹舌钳夹舌以防舌根后坠；吸氧；未清醒前禁食、禁水及口服药物。

（5）配合检查和药物治疗：遵医嘱及时准确应用抢救药物，迅速控制抽搐，同时注意观察疗效和不良反应。协助医生进行各项辅助检查。

（6）严密观察病情：生命体征每小时一次，观察抽搐的持续时间、次数和昏迷时间。留置导尿，计24小时出入量。及早发现心力衰竭、脑出血、肺水肿、肾衰竭等并发症，并配合医生积极处理。

（7）注意产兆：抽搐可诱发子宫收缩的产生，昏迷又可能掩盖宫缩带来的感觉，因此必须同时注意产科情况，如宫缩、胎心、宫口开大、先露下降等产程进展情况，以防接产措手不及。若已临产，做好接生准备。

（8）其他：定时翻身，按摩受压部位，做好皮肤护理，防止褥疮；定时进行口腔护理、外阴护理，防止感染。

6.心理护理　指导孕妇保持心情愉快，告知其治疗和预后的相关知识，并说明妊娠期高血压疾病产后多能恢复，解除患者思想顾虑，使其积极配合治疗。鼓励家属在精神上支持患者，配合治疗，减轻患者紧张焦虑的情绪。

7.健康教育　对血压尚未正常的产妇应告知坚持用药治疗，定期随访，防止病情发展至原发性高血压。做好计划生育指导，下次妊娠仍属高危人群，应提醒其下次妊娠时给予重视，及早接受孕期保健指导，加强产前检查。

二、妊娠剧吐的护理

少数孕妇早孕反应严重，频繁恶心、呕吐，不能进食，以致发生体液失衡及新陈代谢障碍，甚至危及孕妇生命，称为妊娠剧吐。其发生率为0.35%～0.47%。

【病因】

病因至今尚不明确。通过临床观察，目前多认为妊娠剧吐可能与hCG水平升高有关；另外临床上发现精神过度紧张、焦虑及生活环境和经济状况较差的孕妇易发生妊娠剧吐，提示本病可能与精神、环境及社会因素有关；近年研究发现，妊娠剧吐可能与幽门螺旋杆菌感染有关。

【病理】

1.脱水与电解质紊乱　频繁剧烈的呕吐，导致大量消化液丢失，机体又得不到水分及糖、盐、蛋白质的补充，从而引起脱水；脱水后血容量不足，血液浓缩，出现电解质平衡的失调。

2.代谢性酸中毒　长期饥饿，造成了低血糖，消耗大量肝糖原，动员贮备脂肪，可因脂肪氧化不全而产生中间产物酮体，使血、尿中酮体增加，出现代谢性酸中毒，严重者可引起肝、

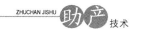

肾功能的损害。

3.其他 较长时间的营养和维生素缺乏,可能出现多发性神经炎、视网膜炎,甚至视网膜出血。

【临床表现】

多见于年轻的初孕妇,停经40天左右出现早孕反应,初为晨起或饭后恶心、呕吐,进而发展到嗅到某种气味或想到某种食物即产生呕吐,以致不能进食。呕吐物为食物、黏液、胆汁和血液(胃黏膜出血)。反复剧烈的呕吐可使患者出现精神不安、焦虑、失眠等精神症状。患者极度疲乏,出现体重明显减轻、面色苍白、皮肤干燥、眼窝下陷、大便秘结、尿量减少等脱水表现,严重时可有体温轻度升高、血压下降、脉搏细数、精神萎靡不振、呼气中有醋酮味。如病情进一步恶化,可出现黄疸、血胆红素和转氨酶、肌酐和尿素氮均升高,少尿、无尿、尿中出现蛋白和管型等肝、肾功能受损的表现,甚至出现嗜睡、意识模糊、谵妄、昏迷等。

频繁呕吐、进食困难可致两种严重的维生素缺乏症:

(1)维生素 B_1 缺乏可致 Wernicke-Korsakoff 综合征:表现为中枢神经系统症状:眼球震颤、视力障碍、共济失调、语言增多、近事记忆障碍,以后逐渐精神迟钝、嗜睡,个别发生木僵或昏迷。如不及时治疗,死亡率达50%。

(2)维生素 K 缺乏可致凝血功能障碍,常伴血浆蛋白及纤维蛋白原减少,孕妇出血倾向增加,可发生鼻出血、骨膜下出血,甚至视网膜出血。

【诊断】

根据病史、临床表现及妇科检查不难诊断,但应注意与葡萄胎及可能引起呕吐的疾病(如肝炎、胃肠炎等)相鉴别,并根据下列检查可帮助了解病情的严重程度。

1.B型超声检查 可明确是否为妊娠,并排除葡萄胎。

2.尿液检查 测定尿量、尿比重、酮体,注意有无蛋白尿及管型尿。

3.血液检查 测定红细胞数、血红蛋白含量、血细胞比容、全血及血浆黏度以了解有无血液浓缩;进行动脉血气分析,测定血液 pH 值、二氧化碳结合力等,了解酸碱平衡情况。还应测定血胆红素和转氨酶、尿素氮来了解肝、肾功能的损害情况;检测血钾、钠、氯的含量,了解有无电解质紊乱。

4.必要时可行眼底检查和神经系统检查

【处理】

轻症患者可在门诊对症处理,重症患者应住院治疗。

1.心理疗法 对精神情绪不稳定的孕妇,应予心理治疗,解除其思想顾虑。

2.饮食疗法 轻症患者应鼓励进食,消除可能引起呕吐的因素(如避免油烟味和污浊物的刺激),少量多餐,进清淡易消化食物,照顾其口味。

3.补充营养和纠正酸中毒 呕吐严重者,可暂时禁食,根据化验结果明确失水量及电解质紊乱情况,酌情补充水分和电解质,每日补液量不少于 3000ml,使其尿量维持在 1000ml以上。输液中应加入氯化钾、维生素 B_6、维生素 C 等,并给予维生素 B_1 肌肉注射。止吐剂如异丙嗪、丙氯拉嗪等可肌内或静脉给药。合并有代谢性酸中毒者,可给予碳酸氢钠或乳酸钠纠正。营养不良者应静脉补充氨基酸制剂、脂肪乳注射剂。一般经上述治疗2~3日后,病情多可好转。可嘱孕妇在呕吐停止后,试进少量流质饮食,如无不良反应可逐渐增加进食量,同时调整补液量。

4.终止妊娠 经以上治疗病情仍不好转,出现下列情况者,应及时终止妊娠:①持续黄疸;②持续蛋白尿;③体温持续在38℃以上;④心动过速(≥120次/min);⑤伴发 Wernicke-Korsakoff 综合征等,危及孕妇生命。

【护理要点】

1.一般护理 患者应置于安静、舒适、清洁、通风良好的环境中,避免油烟味或污浊物等一切不良刺激,以保证充分的休息。能进食者饮食宜清淡,容易消化,少食多餐。

2.病情监护 观察患者呕吐症状,注意患者电解质紊乱、脱水等临床表现。

3.心理支持 护理人员应鼓励患者说出内心的感受,以亲切和蔼的态度,富有同情心和责任心,深入了解患者的思想状况,给予安慰和支持,解除其思想顾虑,使孕妇树立继续妊娠的信心。

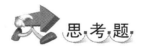

1.子痫患者如何护理?

2.妊娠期高血压疾病患者静滴硫酸镁治疗期间注意事项有哪些?

3.妊娠期高血压疾病的并发症有哪些?

4.妊娠期高血压疾病的护理诊断是什么?

5.简述妊娠剧吐的概念。

6.妊娠剧吐的护理措施有哪些?

【病例分析】

30岁初产妇,现妊娠39周。妊娠中期产前检查未见异常。妊娠38周时自觉头痛、眼花。查体:血压21.3/14.8kPa(160/110mmHg),尿蛋白(++),宫缩不规律,胎心134次/min。

请问:(1)考虑什么问题?   (2)现应做何处理?   (3)该做哪些护理?

任务三   异位妊娠患者的护理

学习目标

● **知识目标**

1.掌握异位妊娠的临床表现、治疗及护理;

2.熟悉异位妊娠的发病原因;

3.了解异位妊娠的病理。

● **能力目标**

能识别异位妊娠,并进行初步应急处理和护理。

孕卵在子宫体腔以外着床发育者,称为异位妊娠,习称为宫外孕。根据着床部位不同,有输卵管妊娠、卵巢妊娠、腹腔妊娠、宫颈妊娠及子宫残角妊娠等,其中以输卵管妊娠最为多

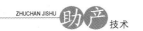

见,约占异位妊娠95%,故以输卵管妊娠为代表进行讲述。

异位妊娠是妇产科常见急腹症,发病率约1%,是孕产妇的主要死亡原因之一。当输卵管妊娠流产或破裂急性发作时,可引起腹腔内严重出血,如不及时诊断、积极抢救,可危及生命。

输卵管妊娠的发病部位以壶腹部最多,占55%~60%;其次为峡部,占20%~25%;再次为伞端,占17%;间质部妊娠最少,仅占2%~4%。

【病因】

凡是阻碍或延缓受精卵由输卵管向宫腔运行的因素均可造成异位妊娠。

1. 输卵管炎症 这是异位妊娠的主要病因,可分为输卵管黏膜炎和输卵管周围炎两种情况。输卵管黏膜炎多是由淋球菌、沙眼衣原体、结核杆菌等感染所致。轻者可使黏膜皱襞粘连,管腔变窄或使纤毛功能受损,导致受精卵在输卵管内运行受阻而于该处着床。输卵管周围炎多因流产或分娩后感染所致。病变主要在输卵管浆膜层或浆肌层,常造成输卵管周围粘连,输卵管扭曲,管腔狭窄,蠕动减弱,影响受精卵的运行,从而导致输卵管妊娠。

2. 输卵管发育不良或功能异常 输卵管过细过长、肌层发育差、黏膜纤毛缺乏、双输卵管、输卵管憩室或有副伞等,均可造成输卵管妊娠。输卵管功能受雌、孕激素调节,若调节异常,可影响受精卵正常运行。此外,精神因素可引起输卵管痉挛和蠕动异常,干扰受精卵的运送。

3. 输卵管手术史 输卵管绝育及手术史者,输卵管妊娠的发生率为10%~20%。尤其是腹腔镜下电凝输卵管及硅胶环套术绝育者,可因输卵管瘘或再通而导致输卵管妊娠。曾因不孕接受输卵管粘连分离术、输卵管吻合术或输卵管造口术者,再次妊娠时输卵管妊娠的可能性亦增加。

4. 辅助生殖技术 近年来随着辅助生殖技术的广泛应用,使输卵管妊娠的发生率增加,既往少见的异位妊娠如卵巢妊娠、宫颈妊娠、腹腔妊娠的发生率亦均增加。

5. 避孕失败 宫内节育器(IUD)避孕失败,发生异位妊娠的机会也较大。

6. 其他 盆腔肿瘤如子宫肌瘤或卵巢肿瘤压迫输卵管,影响输卵管管腔的通畅,使受精卵运行受阻。子宫内膜异位症也可增加输卵管妊娠的可能性。

【病理】

1. 输卵管妊娠的病理结局 输卵管管腔狭小,管壁肌肉薄弱且缺乏黏膜下组织,妊娠时不能形成完好的蜕膜,不利于胚胎的生长发育,其肌层远不如子宫肌层厚与坚韧,妊娠后常发生以下结局:

(1)输卵管妊娠流产:多见于妊娠8~12周的输卵管壶腹部妊娠。受精卵着床于输卵管黏膜皱襞内,由于蜕膜形成不完整,发育中的囊胚常向管腔突出,最终突破包膜而出血,囊胚与管壁分离,若整个囊胚剥离落入管腔,刺激输卵管逆蠕动经伞端排出到腹腔,则形成输卵管妊娠完全流产,出血一般不多。若囊胚剥离不完整,妊娠产物部分排出到腹腔,部分尚附着于输卵管壁,则形成输卵管妊娠不全流产,滋养细胞继续侵蚀输卵管壁可导致反复出血,形成输卵管血肿或输卵管周围血肿,血液不断流出并积聚在直肠子宫陷凹形成盆腔血肿,量多时亦可流入腹腔。

(2)输卵管妊娠破裂:多见于停经6周左右的输卵管峡部妊娠。受精卵多着床于输卵管黏膜皱襞间,囊胚生长发育时绒毛向管壁方向侵蚀肌层及浆膜层,最终穿破浆膜,形成输卵管妊娠破裂(图 3-3-1)。因输卵管肌层血管丰富,短期内可发生大量腹腔内出血,使患者出现休克,出血量远较输卵管妊娠流产多,腹痛亦剧烈,也可反复出血,在盆腔与腹腔内形成血肿。若孕囊自破口排出,可种植于任何部位,囊胚较小时可被吸收,若过大则可在直肠子宫陷凹内形成包块或钙化为石胎。

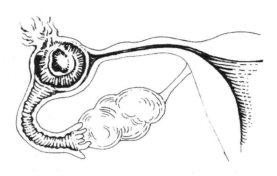

图 3-3-1　输卵管妊娠破裂

输卵管间质部妊娠虽少见,但后果严重,结局几乎均为输卵管妊娠破裂。由于输卵管间质部管腔周围肌层较厚,血运丰富,因此破裂常发生于妊娠 12～16 周。其破裂犹如子宫破裂,腹痛及出血等症状极为严重,往往在短时间内即可出现低血容量休克症状。

(3)陈旧性宫外孕:输卵管妊娠流产或破裂后,如内出血停止,病情稳定,胚胎死亡并可被吸收。但若长期反复内出血所形成的盆腔血肿不消散,血肿可机化变硬并与周围组织发生粘连,临床上称陈旧性宫外孕。

(4)继发性腹腔妊娠:无论输卵管妊娠流产或破裂,胚胎从输卵管排入腹腔内或阔韧带内,多数均死亡。偶有存活者,其绒毛组织附着于原位或排至腹腔后重新种植而获得营养,可继续生长发育形成继发性腹腔妊娠。

2. 子宫的变化　输卵管妊娠和正常妊娠一样,合体滋养细胞产生 hCG 维持黄体生长,使甾体激素分泌增加,月经停止来潮,子宫增大变软,子宫内膜出现蜕膜反应。

胚胎受损或死亡,滋养细胞活力消失,蜕膜将自宫壁剥离而发生阴道出血。有时蜕膜可完整剥离,形成三角形蜕膜管型随阴道流血排出;有时呈碎片样排出。但排出物见不到绒毛,经组织学检查无滋养细胞,此时血 β-hCG 下降。

子宫内膜的形态学改变呈多样性,若胚胎死亡已久,内膜可呈增生期改变,有时可见 A—S 反应(即镜检见内膜腺体上皮细胞增生、增大,细胞边界不清,腺细胞排列成团突入腺腔,细胞极性消失,细胞核肥大、深染,细胞质有空泡),是子宫内膜过度增生和分泌的反应,可能为甾体激素过度刺激所致。若胚胎死亡后,部分深入肌层的绒毛仍存活,黄体退化迟缓,内膜仍可呈分泌反应。

【临床表现】

输卵管妊娠的临床表现,与受精卵着床部位、有无流产或破裂以及内出血量多少与时间长短等有关。

1. 症状　典型的症状为停经、腹痛与阴道流血。

(1)停经:患者多有 6～8 周的停经史,输卵管间质部妊娠停经时间较长,可达 12～16 周。有 20%～30% 患者无停经史,常将异位妊娠的不规则阴道流血误认为月经,或月经过期仅数日而不认为是停经。

（2）腹痛：这是输卵管妊娠患者的主要症状。输卵管妊娠发生流产或破裂之前，由于胚胎在输卵管内逐渐增大，常表现为一侧下腹部隐痛或酸胀感。当发生输卵管妊娠流产或破裂时，突感一侧下腹部撕裂样疼痛，常伴有恶心、呕吐。若血液局限于病变区，主要表现为下腹部疼痛；当血液积聚于直肠子宫陷凹处时，可出现肛门坠胀感；随着血液由下腹部流向全腹时，疼痛可向全腹部扩散，刺激膈肌，引起肩胛部放射性疼痛及胸部疼痛。

（3）阴道流血：胚胎死亡后，常有不规则性阴道流血，为暗红色或深褐色，少于月经量，或呈点滴状，少数患者类似月经。阴道出血可伴有蜕膜管型或蜕膜碎片排出。当病灶排除后出血方可停止。

（4）晕厥与休克：由于腹腔内出血以及剧烈腹痛，轻者出现晕厥，重者出现失血性休克。出血量越多，症状越严重，但与阴道出血量不成正比。

（5）腹部包块：输卵管妊娠流产或破裂所形成的血肿时间较久者，由于血液凝固及与周围组织发生粘连而形成包块，当包块较大且位置较高时，腹部可扪及。

2. 体征

（1）一般情况：腹腔内出血较多时，呈贫血貌，可见面色苍白、脉搏细弱、血压下降等休克表现。体温多正常，但休克时略低，内出血被吸收时体温略高，一般不超过 38℃。

（2）腹部检查：下腹部有明显压痛及反跳痛，尤以患侧为著，但肌紧张较轻。内出血量多时，叩诊有移动性浊音。有些患者下腹部可触及包块，若出血呈反复并积聚，包块可不断增大变硬。

（3）盆腔检查：阴道常可见来自宫腔的少许出血，呈暗红色或褐色。输卵管妊娠未发生流产或破裂者，除子宫稍大变软外，仔细检查可触及胀大的输卵管且有轻度的压痛。输卵管妊娠流产或破裂者，阴道后穹隆饱满，有触痛；宫颈软，上抬或左右摆动宫颈时可引起剧烈疼痛，称为宫颈举痛或摇摆痛，此为输卵管妊娠的主要体征之一，是因拨动宫颈时加重对腹膜的刺激所致；内出血量多时，子宫有漂浮感；有时在子宫的一侧或后方能触到肿块，其大小、形状、质地常有变化，边界不清，触痛明显。病变持续较久时，肿块可机化变硬，边界逐渐清楚。输卵管间质部妊娠时，子宫大小与停经月份基本相符，但子宫不对称，一侧子宫角部突出，破裂所致的征象与子宫破裂极其相似。

【诊断】

输卵管妊娠未发生流产或破裂时，临床表现不明显，诊断较困难，需采用辅助检查方能确诊。

输卵管妊娠流产或破裂后，症状及体征典型，诊断多无困难。少数诊断困难者应严密观察病情变化，若有阴道出血淋漓不断，腹痛加剧，盆腔包块增大以及血红蛋白呈下降趋势等，有助于诊断。必要时可采用下列辅助检查协助诊断。

1. 血 β-hCG 测定　血 β-hCG 测定是早期诊断异位妊娠的重要方法。异位妊娠时，患者体内 hCG 水平较宫内妊娠低，需采用灵敏度高的放射免疫法测定血 β-hCG，该试验可进行定量测定，对保守治疗的疗效评价具有重要意义。

2. 超声诊断　B 型超声显像对诊断异位妊娠有很大的帮助。阴道 B 型超声较腹部 B 型超声检查的准确性更高。异位妊娠的声像特点：宫腔内空虚，宫旁出现低回声区，其内可探及胚芽和原始心管搏动，可确诊异位妊娠。有时宫腔内可见蜕膜管型与血液形成的假妊娠

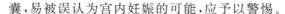

囊,易被误认为宫内妊娠的可能,应予以警惕。

　　诊断早期异位妊娠,若能将血 β-hCG 测定与 B 型超声检查相结合,对确诊的帮助更大。当血 β-hCG≥18kU/L 时,阴道 B 型超声便可看到妊娠囊,若未见宫内妊娠囊,则应高度怀疑异位妊娠。

　　3. 阴道后穹隆穿刺　这是一种简单可靠的诊断方法,适用于疑有腹腔内出血的患者。腹腔内出血易积聚于直肠子宫陷凹,即使血量不多,也能经阴道后穹隆穿刺抽出血液。用 18 号长针自阴道后穹隆平行宫颈刺入直肠子宫陷凹,若抽出暗红色不凝血液时,说明有血腹症存在。当发生陈旧性宫外孕时,可抽出小块或不凝的陈旧血液。若穿刺针头误入静脉,则抽出的血液较红,标本放置 10 分钟左右即可凝结。无内出血、内出血量较少、血肿位置较高或直肠子宫陷凹有粘连时,可能抽不出血液,因而穿刺阴性时也不能完全否定输卵管妊娠存在。

　　4. 腹腔镜检查　目前腹腔镜检查视为异位妊娠诊断的金标准,而且可以在确诊的情况下起到治疗作用。适用于原因不明的急腹症鉴别及输卵管妊娠尚未破裂或流产的早期,但大量腹腔内出血或伴有休克者禁用。早期患者,腹腔镜下可见一侧输卵管肿大,表面紫蓝色,腹腔内无出血或有少量出血。

　　5. 子宫内膜病理检查　该方法目前很少用。诊刮仅适用于阴道流血较多者,目的在于排除同时合并宫内妊娠流产。将宫腔排出物或刮出物送病理检查,如见到绒毛时即可诊断为宫内妊娠;如仅见蜕膜而未见绒毛者有助于诊断异位妊娠。

　　【鉴别诊断】
　　输卵管妊娠应与流产、急性输卵管炎、急性阑尾炎、黄体破裂及卵巢囊肿蒂扭转鉴别(表3-3-1)。

表 3-3-1　异位妊娠的鉴别诊断

	输卵管妊娠	流产	卵巢囊肿蒂扭转	急性输卵管炎	黄体破裂	急性阑尾炎
停经	多有	有	无	无	多无	无
腹痛	突然撕裂样剧痛,自下腹一侧开始向全腹扩散	下腹中央阵发性坠痛	下腹一侧突发性疼痛	两下腹持续性疼痛	下腹一侧突发性疼痛	持续性疼痛,从上腹部开始经脐周转至右下腹
阴道流血	量少,暗红色,可有蜕膜组织或管型排出	先量少,后无增多,鲜红色,有小血块或绒毛排出	无	无	无或有如月经量出血	无
休克	多有	无	无	无	无或有轻度休克	无
体温	正常,有时稍高	正常	稍高	升高	正常	升高

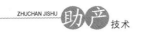
续表

	输卵管妊娠	流产	卵巢囊肿蒂扭转	急性输卵管炎	黄体破裂	急性阑尾炎
盆腔检查	举宫颈时一侧下腹疼痛,宫旁或直肠子宫陷凹有肿块	宫口稍开,子宫增大变软	宫颈举痛,卵巢肿块边缘清晰,蒂部触痛明显	举宫颈时两侧下腹疼痛,仅在输卵管积液时触及肿块	无肿块一侧附件压痛	无肿块,直肠指检右侧高位压痛
白细胞计数	正常或稍高	正常	稍高	增高	正常或稍高	增高
血红蛋白	下降	正常	正常	正常	下降	正常
后穹隆穿刺	可抽出不凝血液	阴性	阴性	可抽出渗出液或脓液	可抽出血液	阴性
β-hCG检测	多为阳性	多为阳性	阴性	阴性	阴性	阴性
超声显像	一侧附件低回声区,其内或有妊娠囊	宫内可见妊娠囊	一侧附件低回声区,边缘清晰,有条索状蒂	两侧附件低回声区	一侧附件低回声区	子宫附件区无异常图像

【治疗】

异位妊娠的治疗分为期待疗法、药物疗法和手术治疗。

1. 期待疗法 少数输卵管妊娠可能发生自然流产或被吸收,症状较轻而无须手术或药物治疗时可采用期待治疗。其适用于:①疼痛轻微,出血量少;②随诊可靠;③无输卵管妊娠破裂的证据;④血 β-hCG<1000U/L 且继续下降;⑤输卵管妊娠包块<3cm 或未探及;⑥无腹腔内出血。在期待过程中应注意生命体征、腹痛变化,并进行 B 型超声和血 β-hCG 的监测。若在观察中发现患者血 β-hCG 水平下降不明显或又升高,或患者出现内出血征象,均应及时改行药物或手术治疗。

2. 药物疗法

(1)化学药物治疗:主要适用于早期输卵管妊娠、要求保留生育能力的年轻患者。需符合下列条件:①无药物治疗的禁忌证;②输卵管妊娠未发生破裂或流产;③输卵管妊娠包块直径≤4cm;④血 β-hCG<2000U/L;⑤无明显内出血。方法:化疗一般采用全身用药,也可采用局部用药。全身用药常用甲氨蝶呤(MTX),常用剂量为 0.4mg/(kg·d),肌注,5 天为一疗程,在治疗第 4 日和第 7 日测血 β-hCG,若治疗后 4~7 日血 β-hCG 下降<15%,应重复治疗,然后每周重复测血 β-hCG,直至降至 5U/L,一般需 3~4 周。也可在 B 型超声引导下穿刺或腹腔镜下将 MTX10mg 直接注入输卵管的妊娠囊内。在治疗期间应用 B 型超声和血 β-hCG 进行密切监护,并注意病情变化及药物的毒副反应。若用药后 14 日血 β-hCG 动态监测逐渐下降,且连续 3 次阴性,腹痛缓解或消失,阴道流血减少或停止者为显效。若病情无改善,且有加重趋势,甚至发生输卵管破裂症状,则应立即进行手术治疗。

（2）中药治疗：祖国医学认为本病属血淤少腹，不通则痛的实证，以活血化淤、消症止痛为治则。但应严格掌握指征，治疗期间严密监测，若病情加剧应及时手术治疗。

3.手术治疗 有根治手术、保守手术及腹腔镜下手术。保守手术为保留患侧输卵管，根治手术为切除患侧输卵管。手术适应证为：①生命体征不稳定或有腹腔内出血征象者；②诊断不明确者；③异位妊娠有进展者（如血 β-hCG 处于高水平，附件区包块增大等）；④随诊不可靠者；⑤期待疗法或药物治疗禁忌证者。

（1）根治手术：适用于无生育要求的输卵管妊娠内出血并发休克的急症患者。应在积极纠正休克的同时，迅速打开腹腔，提出病变的输卵管，先用卵圆钳钳夹出血部位，暂时控制出血，加快输血、输液，待血压上升后继续手术切除患侧输卵管，并探查对侧输卵管。输卵管间质部妊娠，应力争在破裂前手术，以避免可能威胁生命的大出血。手术时可将子宫角部楔形切除及患侧输卵管切除，必要时行子宫切除术。

（2）保守手术：适用于年轻有生育要求的妇女，特别是对侧输卵管已切除或有明显病变者。近年来随着异位妊娠早期诊断率的提高，输卵管妊娠在流产或破裂前确诊者增多，采用保守手术明显增多。根据孕卵着床部位及输卵管病变情况选择术式：①伞部妊娠可行挤压术，将妊娠产物从伞端挤出；②壶腹部妊娠实行输卵管切开术，取出胚胎再缝合；③峡部妊娠则行病变节段切除及断端吻合术。手术如采用显微外科技术可明显提高术后的妊娠率。输卵管妊娠行保守手术后，残余滋养细胞有可能继续生长，再次发生出血，引起腹痛等，称为持续性异位妊娠。故术后应密切监测血 β-hCG 水平，若术后血 β-hCG 升高、术后 3 日血 β-hCG 下降＜20％，或术后 2 周血 β-hCG 下降＜10％，均可诊断为持续性异位妊娠，及时给予 MTX 治疗常获治愈，很少需要再次手术。

（3）腹腔镜手术：这是近年来治疗异位妊娠的主要方法。多数输卵管妊娠可在腹腔镜直视下穿刺妊娠囊，吸出部分囊液后将药物注入。常用的药物为甲氨蝶呤（MTX），推荐用法为 MTX50mg 一次注入妊娠囊内。也可于腹腔镜下切开输卵管吸出胚胎后注入 MTX 或行患侧输卵管切除术。

【护理诊断】

1.潜在并发症 与出血性休克有关。

2.疼痛 与输卵管妊娠流产或破裂时内出血刺激有关。

3.恐惧 与担心生命安危及接受手术治疗有关。

4.活动无耐力 与急性贫血有关。

5.有感染的危险 与机体抵抗力低下、手术创伤有关。

【护理要点】

1.急诊手术治疗患者的护理

（1）防治休克：对休克患者，应取平卧位，用大号针头开通输液通道，快速输液、及时输血，同时采取吸氧、保暖等急救措施。异位妊娠休克体征多与外出血量不成正比，因此需严密观察生命体征的变化、正确估计出血量，必要时以血红蛋白及血压的动态监测结果来指导输血、输液，并记录液体的出入量。

（2）积极术前准备：迅速做好术前各项护理准备工作，包括嘱患者禁食和禁水、配血、清点各项检查单、递交手术通知、备皮、皮试、术前麻醉用药及留置导尿等。协助进行输血，严密监测病情变化。

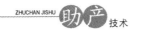

2.药物治疗及期待疗法患者的护理

(1)一般护理。

1)休息:药物治疗及期待疗法的患者,嘱其绝对卧床休息。

2)饮食:多食含粗纤维的食物,保持大便通畅,防止腹胀或便秘,以免诱发活动性出血。

3)减少刺激:忌随意搬动患者及用力按压患者下腹部,嘱患者避免突然变换体位、用力排便等增加腹压的动作,以免诱发活动性出血。

(2)病情监护:药物治疗及期待疗法期间均需严密观察病情变化,随时做好抢救和手术的准备。密切观察患者腹痛及腹腔内出血情况,注意腹痛的部位、性质、程度及生命体征的变化;观察阴道出血量、颜色、气味以及有无组织物排出,如有排出物应及时送病理检查;重视患者的主诉,告知患者病情发展的征兆,如出现出血增多、腹痛加剧、肛门坠胀等表现需及时报告医师,协助医师进行抢救。

(3)治疗配合。

1)化疗药物的护理:治疗期间注意化疗药物的毒副作用。

2)检查的护理:治疗期间需多次进行 B 型超声检查及血 β-hCG 化验以检测病情及治疗效果,护士应在做好相应的解释后正确留取血、尿标本,护送患者做 B 超检查。

(4)心理护理:应用化学药物治疗及期待疗法未必每例均获成功,故在治疗期间应做好患者及家属的解释工作,使其能够理解并配合治疗。

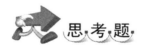 思考题

1.简述异位妊娠的概念。

2.异位妊娠非手术疗法患者的护理措施有哪些?

3.输卵管妊娠破裂患者的主要护理诊断是什么?

4.输卵管妊娠急诊手术患者的护理措施有哪些?

5.简述陈旧性宫外孕的概念。

【病例分析】

患者××,女,26 岁,已婚,停经 40 天,阴道少量不规则出血 7 天,于 2006 年 3 月 16 日入院。LMP2006 年 2 月 4 日,平时月经规律,经量中等,无痛经。今晨起突发下腹疼痛,伴肛门坠胀感。妇科检查:外阴(一);阴道畅,有少量血性分泌物;宫颈光滑,外口闭;宫体前位饱满,质中等、活动、轻压痛;右附件区增厚,左附件区(一)。辅助检查:血 Hb80g/L,尿 HCG 阳性。B超:宫内异常回声,右附件区见混合性包块 4cm×3cm,边缘不清,盆腔积液。

请问:(1)该患者应考虑何诊断?   (2)如何处理?   (3)请为其制订一份护理计划。

任务四 妊娠晚期出血性疾病患者的护理

学习目标

● **知识目标**

　1.掌握前置胎盘、胎盘早剥的分类、临床表现、护理措施；

　2.熟悉前置胎盘、胎盘早剥的发病原因、治疗原则；

　3.了解前置胎盘、胎盘早剥的病理。

● **能力目标**

　能识别前置胎盘、胎盘早剥,并进行初步应急处理和护理。

一、前置胎盘患者的护理

正常妊娠时胎盘应附着于子宫前壁、后壁或侧壁上。若妊娠 28 周后,胎盘附着于子宫下段,甚至胎盘下缘达到或覆盖子宫颈内口,其位置低于胎先露部,称为前置胎盘。前置胎盘是妊娠晚期的严重并发症,也是妊娠晚期阴道流血最常见的原因。其发病率国外为 0.5%,国内为 0.24%～1.57%。

【病因】

目前尚不清楚,高龄产妇、经产妇及多产妇、吸烟或吸毒妇女为高危人群。其病因可能与以下因素有关:

1.子宫内膜病变或损伤 多次刮宫、分娩、引产、产褥感染、子宫手术史等是前置胎盘的高危因素。上述情况均可损伤子宫内膜,引起子宫内膜炎或萎缩性病变,使再次受孕时子宫蜕膜血管形成不良,胎盘血供不足,刺激胎盘面积增大延伸到子宫下段。手术瘢痕则可妨碍胎盘在妊娠晚期向上迁移,增加了前置胎盘可能性。

2.胎盘异常 双胎妊娠的胎盘面积较大,前置胎盘的发生率较单胎妊娠高 1 倍;主胎盘位置正常而副胎盘位于子宫下段接近宫颈内口;膜状胎盘大而薄,扩展到子宫下段,形成前置胎盘。

3.受精卵滋养层发育迟缓 到达子宫腔的受精卵尚未发育到能着床的阶段而继续下移至子宫下段,并在该处着床发育形成前置胎盘。

【分类】

根据胎盘下缘与宫颈内口的关系,将前置胎盘分为三类(图 3-4-1-1)。

1.完全性前置胎盘 又称中央性前置胎盘,胎盘组织完全覆盖于宫颈内口上。

2.部分性前置胎盘 胎盘组织部分覆盖宫颈内口。

3.边缘性前置胎盘 胎盘附着于子宫下段,边缘到达宫颈内口,未覆盖宫颈内口。

胎盘附着于子宫下段,边缘极为接近但未达到宫颈内口,称为低置胎盘。胎盘下缘与子宫颈内口的关系是可随妊娠进展的推移、宫颈管的消失、宫口的扩张而发生改变的。前置胎盘的类型也可因诊断时期的不同而改变。如有些完全性的前置胎盘可在临产后因宫颈口的

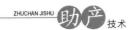

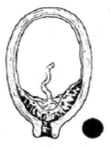
(A) 完全性前置胎盘

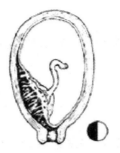
(B) 部分性前置胎盘

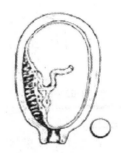
(C) 边缘性前置胎盘

图 3-4-1-1　前置胎盘类型

扩张而成为部分性的前置胎盘,故目前临床上均依据处理前最后一次检查结果来决定其分类。

【临床表现】

1.症状　前置胎盘的典型症状为妊娠晚期或临产时发生的无诱因、无痛性反复阴道流血。妊娠晚期子宫下段逐渐伸展,牵拉宫颈内口,宫颈管缩短;临产后的规律宫缩使宫颈管消失成为软产道的一部分;当子宫下段伸展,宫颈外口扩张。在发生以上三种变化时,附着于其上的胎盘前置部分,不能相应地伸展,而与其附着处错位剥离,使血窦破裂致阴道出血。出血特点:①前置胎盘出血前无明显诱因,初次出血量一般不多,剥离处血液凝固后,多可自然停止;也有初次即发生致命性大出血而导致休克;但多数是由于子宫下段不断伸展,前置胎盘的出血呈反复性发生,且出血量也越来越多。②阴道流血发生的时间、次数、出血量与前置胎盘的类型有关。完全性前置胎盘初次出血时间早,多在妊娠 28 周左右,出血量较多,称为"警戒性出血";边缘性前置胎盘出血多发生在妊娠晚期或临产后,出血量一般较少;部分性前置胎盘的初次出血时间、出血量及反复出血次数介于两者之间。

2.体征　患者全身情况与出血量的多少有关。大量出血时可呈现面色苍白、皮肤湿冷、乏力、口渴、烦躁不安、脉搏微弱、血压下降等休克征象。完全性的前置胎盘出血时间早,出血量大,常一次性出血即可导致休克;也有反复、频发、较多量出血导致休克,对母儿的生命威胁较大。反复出血者可导致贫血,且贫血的程度与出血量成正比。腹部检查:子宫软、无压痛、大小与妊娠周数相符;当前置胎盘附着于子宫前壁时,可在耻骨联合上方听到胎盘血管杂音;临产时检查宫缩为阵发性,间歇期子宫可完全松弛。因子宫下段有胎盘占据,影响了胎先露进入骨盆,使胎先露高浮,易并发胎位异常。因反复性出血或一次性出血量过多可引起胎儿宫内缺氧,严重者可致胎儿窘迫,甚至胎死宫内。

【诊断】

1.病史　如有上述临床症状及体征者,既往又有多次刮宫史、分娩史、子宫手术史、吸烟、滥用麻醉药物史或高龄孕产妇、双胎等病史,可初步判断为前置胎盘。但应进一步明确前置胎盘的类型。

2.辅助检查　B 型超声检查可清楚显示子宫壁、胎盘、胎先露部及宫颈的位置,并根据胎盘下缘与宫颈内口的关系确定前置胎盘的类型,阴道 B 型超声的准确性更高。B 型超声诊断前置胎盘时必须注意妊娠周数。在妊娠中期胎盘占据子宫壁一半面积,因此胎盘的边缘多可接近或覆盖宫颈内口。而妊娠晚期时胎盘占据宫壁面积减少到 1/3 或 1/4,且子宫下段形成并伸展增加了胎盘边缘与子宫颈内口之间的距离,故原似在子宫下段的胎盘可随子宫体上移而改变成正常位置的胎盘。所以多数学者认为,应把妊娠中期 B 型超声检查发现胎盘前置者,视为胎盘前置状态,不宜过早地诊断为前置胎盘。

3. 产后检查胎盘和胎膜　对产前有出血的患者,产后应仔细检查胎盘胎儿面边缘有无血管断裂,可提示有无副胎盘;若前置部位的胎盘母体面有陈旧性黑紫色血块附着,或胎膜破裂口距胎盘边缘<7cm,则为前置胎盘。

【对母儿的影响】

1. 产后出血　由于胎盘附着于子宫下段而此处的肌肉组织菲薄,收缩力较差,既不易使附着于此处的胎盘完全剥离,又不能有效地收缩压迫血窦而止血,故常发生产后出血,量多且难以控制。

2. 植入性胎盘　子宫下段蜕膜多发育不良,胎盘绒毛可穿透底蜕膜侵入子宫肌层形成植入性胎盘,使胎盘剥离不全而致产后出血。

3. 产褥感染　前置胎盘的剥离面接近宫颈外口,细菌易经阴道上行侵入到胎盘剥离面,加之多数产妇因反复失血而导致贫血、体质虚弱、抵抗力下降,故易发生产褥感染。

4. 早产、围生儿死亡率高　前置胎盘出血多时可致胎儿窘迫,甚至缺氧死亡;为挽救孕妇或胎儿的生命,提前终止妊娠,致使早产率和手术产率增加,因而早产及围生儿的死亡率也较高。

【预防】

(1)搞好计划生育及卫生宣教工作,推广有效的避孕措施,避免多产、多次刮宫或引产,预防感染,减少子宫内膜损伤和子宫内膜炎的发生。

(2)加强孕妇管理,强调适时、必要的产前检查及正确的孕期指导,做到对前置胎盘的早期诊断,正确处理。

(3)拟受孕妇女应戒烟、戒毒,避免被动吸烟。

【处理】

处理原则是抑制宫缩、止血、纠正贫血和预防感染。根据阴道流血量、有无休克、妊娠周数、产次、胎位、胎儿情况、是否临产及前置胎盘类型等因素,综合判断作出决定。

1. 期待疗法　在保证孕妇安全的前提下尽可能延长孕周,以提高围生儿的存活率。适用于妊娠<34 周,胎儿体重<2000g、胎儿存活、阴道流血不多、一般情况良好的孕妇。需住院治疗,入院后给予休息、吸氧、镇静、观察、抑制宫缩、促胎肺成熟等治疗。

(1)休息:患者应绝对卧床休息并取左侧卧位,以改善子宫胎盘的血液循环,待止血后方可轻微活动。

(2)吸氧:定时间断吸氧,每日 3 次,每次 1 小时,提高胎儿血氧供应。

(3)镇静:适当给予地西泮等镇静剂,以使心态平静。提供心理支持。

(4)密切观察母儿情况:住院后应密切观察阴道出血量,禁止阴道检查及肛查,用阴道 B 超时,操作应轻柔,减少出血机会;监测胎心率、胎动计数、NST 等,了解宫内胎儿情况;纠正孕妇贫血状况,维持正常血容量,适当输血,使血红蛋白维持在≥100g/L,血细胞比容>0.30;给予广谱抗生素预防感染。

(5)抑制宫缩:在期待治疗的过程中应用宫缩抑制剂可赢得时间,常用的药物有硫酸镁、利托君、沙丁胺醇等。

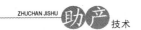

(6)促胎肺成熟:估计孕妇近日需终止妊娠者,若胎龄<34周,应促胎肺成熟。用地塞米松每次5~10mg,每日2次肌注,连用2~3日,有利于减少产后新生儿呼吸窘迫综合征的发生。若情况紧急时,可羊膜腔内注射地塞米松10mg。

(7)适时终止妊娠:妊娠35周以后,子宫生理性收缩频率增加,前置胎盘的出血率也随之上升,故在期待治疗达36周后,检查各项指标均说明胎儿已成熟者,可适时终止妊娠。

2.终止妊娠

(1)终止妊娠指征:孕妇反复发生多量出血甚至休克者,无论胎儿成熟与否,应终止妊娠;胎龄≥36周,胎儿成熟度检查提示胎儿肺已成熟者;胎龄<36周,出现胎儿窘迫征象或胎儿电子仪监护发现胎心异常者;出血量多,危及胎儿;胎儿已死亡或出现难以存活的畸形,如无脑儿。

(2)剖宫产:剖宫产可在短时间内娩出胎儿,迅速结束分娩,对母儿相对安全,是处理前置胎盘的主要手段。剖宫产指征:完全性前置胎盘,持续大量阴道流血者;部分性和边缘性前置胎盘出血量较多,先露高浮,短时间内不能经阴道结束分娩者;胎心异常,发生胎儿宫内窘迫者。

术前应积极纠正贫血,预防感染等;积极配血、备血,做好处理产后出血和抢救新生儿的准备工作。

子宫切口的选择原则上应避开胎盘,可参考产前B超胎盘定位。若胎盘附着于子宫后壁,选子宫下段横切口;胎盘附着于侧壁,可选择偏向对侧的子宫下段横切口;胎盘附着于前壁,则根据胎盘上缘所在的高度,选择子宫体部纵切口或子宫下段纵切口娩出胎儿。

胎儿娩出后应立即在子宫肌壁注射宫缩剂,如麦角新碱0.2~0.4mg、缩宫素10~20U,迅速徒手剥离胎盘,并按摩子宫,使子宫收缩减少出血;不能奏效时可选用前列腺素$F_{2\alpha}$600mg子宫肌壁注射或用其他前列腺素制剂;也可采用在明胶海绵上放凝血酶或巴曲酶,快速置于胎盘附着部位再加湿热纱布垫压迫,持续10分钟;用可吸收线局部"8"字缝合开放的血窦;宫腔及子宫下段填塞纱布条压迫止血。上述方法均无效时,可结扎双侧子宫动脉、髂内动脉;若仍出血不止时,应行子宫切除术。

植入胎盘的处理:在行剖宫产术打开腹腔后,应注意先检查子宫下段,若见局限性怒张血管,应高度怀疑有植入性胎盘,对于前置胎盘着床在前次剖宫产切口的妇女,伴随胎盘植入的可能性增加。此时,应备好大量血液和液体,做好抢救产妇和新生儿的准备,再次向家属交代病情;选子宫体部纵切口取出胎儿后,仔细检查胎盘是否植入。若为部分性植入可行梭形切口切除部分子宫肌组织,用可吸收线缝合止血;若为大部分植入、活动性出血无法纠正时,应行子宫次全切或全切术;在处理的过程中应积极抢救出血与休克,并以中心静脉压监测血容量,注意纠正心力衰竭、酸中毒和预防感染。

(3)阴道分娩:边缘性前置胎盘、枕先露、阴道流血不多、估计在短时间内能结束分娩者可予以试产。人工破膜使胎头下降压迫胎盘前置部位而止血,并有促进子宫收缩,加快产程进展的作用;若破膜后胎先露下降不理想,产程中仍有活动性出血或分娩进展不顺利时,均应立即改行剖宫产术。

3.紧急情况下的转运　患者阴道流血而当地无医疗条件处理时,应先输血输液,在消毒条件下用无菌纱布进行阴道填塞、腹部加压包扎以暂时压迫止血,迅速转送到上级医院治疗。

【护理诊断】

1. 组织灌注量改变　与前置胎盘致阴道出血有关。

2. 有胎儿受伤的危险　与母体失血、胎儿供血不足及手术机会增加等有关。

3. 恐惧　与反复出血威胁产妇自身和胎儿的安危有关。

4. 自理能力缺陷　与前置胎盘患者需绝对卧床休息有关。

5. 有感染的危险　与反复出血致机体抵抗力下降、胎盘剥离面接近宫颈口等有关。

【护理要点】

1. 期待治疗方案护理

(1)心理护理：解说治疗、护理的措施，回答家属和患者的问题，并适当运用触摸的技巧，予以心理支持。

(2)一般护理：①休息：协助患者绝对卧床休息，以左侧卧位为佳，避免突然变换体位和使腹压增加的动作，以免诱发出血；定时间断吸氧，每日3次，每次半小时，以提高胎儿血氧供应。②饮食：建议孕妇多摄入高蛋白、高维生素及含铁丰富的食物，如动物肝脏、豆类等，以纠正贫血；多食粗纤维食物，保持大便通畅，防止便秘和腹泻，以防诱发出血。③避免刺激：期待疗法期间禁止做阴道检查、肛查和灌肠；少做腹部检查，必要时应动作轻柔；禁止性生活，以防再次大出血。

(3)病情监护：观察并记录患者阴道出血的量、颜色、气味以及次数和时间；睡眠后需加强夜间巡视；观察并记录患者的生命体征和神志、面色等情况，注意休克的早期症状，如有大出血或休克征象应立即采取抗休克措施并向医生报告，同时迅速做好手术准备；严密监测胎心变化，指导孕妇自测胎动，如有异常需及时上报；加强会阴护理，保持会阴清洁干燥，注意阴道排除物的气味、性状，及时发现感染征象。

(4)治疗配合：使用宫缩抑制剂时需注意观察硫酸镁的毒性反应；服用补血药物时需向患者交代其服药时间、大便颜色改变等事宜。

2. 终止妊娠方案护理

(1)对急症患者需迅速采取抗休克的护理措施。

(2)剖宫产术的护理：对决定行剖宫产术的患者应迅速做好剖宫产术的术前准备，同时继续严密监测母儿情况。做好抢救产妇和新生儿的各项准备工作。联系新生儿科、特护病房，准备抢救和接收未成熟儿。

(3)阴道分娩的护理：协助人工破膜，遵医嘱静滴缩宫素以加强宫缩，注意缩宫素静滴的常规护理；严密观察宫缩、胎心、阴道流血和产程进展情况。产程中吸氧，改善母体血氧含量。

(4)预防产后出血和感染：注意观察第三产程及剖宫产后由于子宫下段收缩不佳而发生的产后出血。监测产后宫缩、恶露、宫高情况，及早发现产后出血。每日测体温，会阴护理，积极改善贫血状况，严防产后感染。

二、胎盘早剥患者的护理

妊娠20周以后或分娩期正常位置的胎盘在胎儿娩出前部分或全部从子宫壁剥离，称胎盘早剥。胎盘早剥是妊娠晚期严重并发症，起病急、发展快，若不及时诊断和处理可危及母儿生命。其发病率国外为1%～2%，国内为0.46%～2.1%。

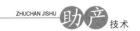

【病因】

胎盘早剥确切的原因及发病机制尚不清楚,可能与以下因素有关:

1.孕妇血管病变　当孕妇患重度子痫前期、慢性高血压、慢性肾脏疾病或全身血管病变时,胎盘早剥的发生率增高。发生上述疾病时,底蜕膜螺旋小动脉痉挛或硬化,引起远端毛细血管变性坏死甚至破裂出血,血液流至底蜕膜层与胎盘之间形成胎盘后血肿,致使胎盘与子宫壁分离。

2.机械性因素　外伤,腹部直接受到撞击或挤压;脐带因素,如脐带过短、脐带绕颈或绕体相对过短,分娩过程中胎儿下降牵拉脐带造成胎盘剥离;误伤,羊膜腔穿刺时刺破前壁胎盘附着处,血管破裂出血引起胎盘剥离。

3.宫腔内压力骤减　双胎妊娠分娩时第一胎儿娩出过速,或羊水过多者破膜时羊水流出过快,均可使宫腔内压力骤减,子宫骤然收缩,导致胎盘与子宫壁发生错位剥离。

4.子宫静脉压突然升高　妊娠晚期或临产后,孕妇长时间仰卧位时,较大的妊娠子宫可压迫下腔静脉,使回心血量减少,血压下降,子宫静脉淤血,静脉压升高,底蜕膜静脉床淤血或破裂,形成胎盘后血肿,导致部分或全部胎盘剥离。

5.其他　一些高危因素如高龄孕妇、吸烟、可卡因滥用、孕妇代谢异常、孕妇有血栓形成倾向、子宫肌瘤(尤其是胎盘附着部位的肌瘤)等与胎盘早剥发生有关。有胎盘早剥史的孕妇再次发生胎盘早剥的危险性大约比无胎盘早剥史者高 10 倍。

【病理】

胎盘早剥的主要病理变化是底蜕膜出血,形成血肿,使胎盘从附着处分离。按病理特点,胎盘早剥可分为显性剥离、隐性剥离及混合性剥离三种类型(图 3-4-2-1)。如胎盘轻微早剥,底蜕膜出血量少,出血很快停止,多无明显临床表现,仅在产后检查胎盘时发现母体面有凝血块及压迹。如底蜕膜继续出血,形成胎盘后血肿,胎盘剥离面随之增大,血液冲开胎盘边缘并沿胎膜与子宫壁间经宫颈管向外流出,称显性剥离或外出血。如胎盘边缘仍附着于子宫壁,或胎先露固定于骨盆入口,使血液积聚于胎盘与子宫壁之间,称隐性剥离或内出血。由于子宫内有妊娠产物存在,子宫肌不能有效收缩以压迫血窦而止血,血液不能外流,胎盘后血肿逐渐增大,子宫底随之升高。若出血量达到一定程度,血液终将冲开胎盘边缘而外流,此时称为混合性剥离或混合性出血。

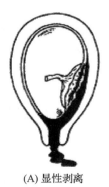 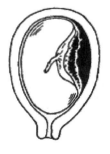 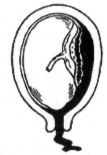

(A) 显性剥离　　　　　(B) 隐性剥离　　　　　(C) 混合性剥离

图 3-4-2-1　胎盘早剥类型

胎盘早剥内出血时,血液积聚于胎盘与子宫壁之间,随着胎盘后血肿压力的增高,血液可渗入到子宫肌层,引起肌纤维分离、断裂甚至变性,当血液渗透至子宫浆膜层时,子宫表面呈现紫蓝色淤斑,称为子宫胎盘卒中,又称库弗莱尔子宫。子宫肌层由于血液浸润,严重影响子宫收缩力,引起产后出血。有时血液还可渗入到输卵管系膜内、卵巢生发上皮下和阔韧带内。

严重的胎盘早剥,其剥离处的胎盘绒毛和蜕膜中可释放大量的组织凝血活酶,进入母体血循环,激活凝血系统,导致弥散性血管内凝血(DIC),肺、肾等脏器的毛细血管内微血栓形成,造成脏器缺血和功能障碍。胎盘早剥持续时间越长,促凝物质不断入母血,激活纤维蛋白溶解系统,产生大量的纤维蛋白降解产物(FDP),继发纤溶亢进,消耗大量凝血因子,最终导致凝血功能障碍。

【临床表现】

根据病情的严重程度,将胎盘早剥分为 3 度。

Ⅰ度:多见于分娩期,胎盘剥离面积小,患者常无腹痛或腹痛较轻,贫血体征不明显。腹部检查:子宫软,大小与妊娠月份相符,胎位清楚,胎心率正常。产后检查胎盘母体面发现有凝血块及压迹即可诊断。

Ⅱ度:胎盘剥离面为胎盘面积的 1/3 左右。主要症状为突然发生持续性腹痛、腰酸或腰背痛,疼痛程度与胎盘后积血的多少成正比;无阴道流血或阴道出血量少,贫血程度与阴道流血量不符。腹部检查:子宫大于妊娠月份,宫底随胎盘后血肿增大而升高;胎盘剥离处压痛明显,宫缩尚有间歇,胎位可扪及,胎儿存活。

Ⅲ度:胎盘剥离面超过胎盘面积的 1/2。临床症状较Ⅱ度明显加重;可出现恶心、呕吐、面色苍白、四肢湿冷、脉搏细数、血压下降等休克症状,且休克程度大多与阴道流血量不成正比。腹部检查:子宫硬如板状,宫缩间歇时不能松弛,胎位扪不清,胎心消失。若患者无凝血功能障碍属Ⅲa,有凝血功能障碍属Ⅲb。

【辅助检查】

1. B 型超声检查 胎盘与子宫壁间出现边缘不清的液性低回声区,胎盘异常增厚或胎盘边缘"圆形"裂开。同时可根据有无胎动和胎心搏动判断胎儿的宫内状况,并可排除前置胎盘。超声检查结果为阴性时不能完全排除胎盘早剥。

2. 实验室检查 包括全血细胞计数和凝血功能检查。严重者应检测肝肾功能及二氧化碳结合力,并做 DIC 筛选试验,包括血小板计数、凝血酶原时间、纤维蛋白原测定。结果可疑者,进一步做纤溶确诊试验,包括凝血酶时间、优球蛋白溶解时间和血浆鱼精蛋白副凝试验。血纤维蛋白原<250mg/L 为异常,<150mg/L 对凝血功能障碍有诊断意义。紧急情况下,可取肘静脉血 2ml 置于一干燥试管中,等 7 分钟后,轻叩管壁,若无血块形成或形成易碎的软凝血块,提示有凝血功能障碍。

【诊断与鉴别诊断】

依据病史、症状、体征,结合实验室检查及 B 型超声检查结果做出临床诊断。Ⅰ度胎盘早剥临床表现不典型,应与前置胎盘相鉴别,B 型超声检查有助于鉴别;Ⅱ度及Ⅲ度胎盘早剥症状与体征比较典型,诊断多无困难,主要与先兆子宫破裂相鉴别。

【并发症】

1. DIC 和凝血功能障碍 胎盘早剥是妊娠期发生凝血功能障碍最常见的原因,特别是伴有死胎时,约 1/3 患者可发生。临床表现为皮肤、黏膜及注射部位出血,子宫出血不凝或凝血块较软,甚至发生血尿、咯血和呕血。一旦发生 DIC,病死率较高,应积极预防。

2. 产后出血 发生子宫胎盘卒中时,可严重影响子宫肌层的收缩而导致产后出血,经积极治疗多可好转。但若并发 DIC,产后出血的可能性更大且难以控制,大量出血导致休克、多脏器功能衰竭、垂体及肾上腺皮质坏死。

3. 急性肾衰竭 胎盘早剥多继发于妊娠期高血压疾病、慢性高血压、慢性肾脏疾患等使肾血管壁损伤致肾缺血,加之失血过多、DIC 等因素,使肾灌流量严重减少,导致肾皮质或肾小管缺血坏死,出现急性肾衰竭。

4. 羊水栓塞 胎盘早剥时,剥离面血窦开放,羊水可经此处进入母血循环,其有形成分形成栓子,导致羊水栓塞。

【对母儿的影响】

胎盘早剥对母婴预后影响极大。贫血、剖宫产、产后出血、DIC 等发生率均升高。出血多时可引起胎儿急性缺氧,使早产、新生儿窒息发生率及围生儿死亡率升高。近年发现胎盘早剥新生儿可有严重后遗症,表现为显著神经系统发育缺陷、脑性麻痹等。

【治疗】

胎盘早剥应及时诊断,积极治疗,否则将严重危及母儿生命。

1. 积极纠正休克 对处于休克状态的危重患者,应迅速开放静脉通道,补充血容量,改善血液循环。抢救休克成功与否,取决于补液量及速度,最好输新鲜血,尽量使血细胞比容提高到 0.30 以上,每小时尿量在 30ml 以上。

2. 及时终止妊娠 确诊为 Ⅱ 型或 Ⅲ 型胎盘早剥,应立即终止妊娠。根据孕妇病情轻重、胎儿宫内状况、产程进展、胎产式等,决定终止妊娠的时间和方式。

(1)剖宫产:适应证为:Ⅱ 度胎盘早剥,特别是初产妇,不能在短时间内结束分娩者;Ⅰ 度胎盘早剥,但有胎儿窘迫征象,须挽救胎儿者;Ⅲ 度胎盘早剥,产妇病情恶化,胎儿已死亡,短时间内不能娩出者;破膜后产程无进展者。剖宫产取出胎儿和胎盘后,应立即注射宫缩剂并按摩子宫。发现有子宫胎盘卒中时,立即按摩子宫并用热盐水纱垫湿热敷子宫,多数可恢复;若发生难以控制的大量出血,可在输新鲜血、新鲜冰冻血浆及血小板的同时,行子宫次全切术。

(2)阴道分娩:适应证为:Ⅰ 度胎盘早剥患者且以外出血为主,一般情况好,宫口已扩张,估计短时间内能结束分娩者。人工破膜使羊水缓慢流出,子宫容积缩小,用腹带裹紧腹部压迫胎盘使其不再继续剥离,必要时静脉滴注缩宫素缩短第二产程。产程进展中,要严密观察产妇心率、血压、宫高、阴道出血量以及胎儿宫内情况,一旦发现病情加重或出现胎儿窘迫征象,应立即改行剖宫产结束分娩。

3. 并发症的处理

(1)凝血功能障碍:必须在迅速终止妊娠、阻断促凝物质继续进入母体血液循环的基础上,纠正凝血功能障碍。

1)补充凝血因子:及时足量输入新鲜血及血小板,以补充血容量和凝血因子。同时输入纤维蛋白原则效果更佳。每升新鲜冰冻血浆含纤维蛋白原 3g,补充 4g 可使患者血浆纤维蛋白原浓度提高 1g/L。

2)肝素的应用:在 DIC 高凝阶段尽早应用肝素,但有显著出血倾向或纤溶亢进阶段时禁用肝素。

3)抗纤溶药物的应用:在肝素化和补充凝血因子的基础上应用抗纤溶药物。常用的药物有氨基己酸、氨甲环酸、氨甲苯酸等。

(2)肾衰竭:患者尿量<30ml/h,提示血容量不足,应及时补充血容量;血容量已补足而尿量<17ml/h,可给予 20％甘露醇 500ml 快速静脉滴注,或呋塞米 20~40mg 静脉推注,必要时可重复用药,通常使用 1~2 日尿量可恢复。短期内尿量不增加且血清尿素氮、肌酐、血钾进行性升高,二氧化碳结合力下降,提示肾衰竭。出现尿毒症时应及时行透析治疗以挽救孕妇生命。

(3)产后出血:当胎儿娩出后应立即予子宫收缩药物,如缩宫素、麦角新碱、米索前列醇等;胎儿娩出后迅速人工剥离胎盘,并持续按摩子宫。经上述处理,若仍不能有效地控制子宫出血,或出血不凝、凝血块较软,应快速输入新鲜血,补充凝血因子,同时行子宫次全切除术或子宫全切术。

【护理诊断】

1.疼痛　与出血导致子宫持续收缩有关。

2.恐惧　与大出血、担心自身和胎儿的安危有关。

3.潜在并发症　与休克、凝血功能障碍、肾衰竭等并发症有关。

4.有胎儿受伤的危险　与出血、子宫持续收缩有关。

5.自理能力缺陷　与卧床休息有关。

【护理要点】

1.一般护理　绝对卧床减少出血对母儿的影响,左侧卧位、吸氧,增加胎盘的血流量。

2.病情监护

(1)观察母儿情况:注意腹痛的性质、程度,尤其注意子宫硬度、有无压痛、定时测量并标记腹部的子宫底高度;观察并记录患者阴道流血量、颜色、有无血块,发现出血增多或全身情况与阴道出血量不成正比时应及时报告医生;监测胎心、胎动及宫缩情况,若发生胎儿窘迫情况应及时报告医生并配合医生积极抢救。勿做阴道检查、灌肠,以免使胎盘剥离面扩大。

(2)及早发现并发症:观察有无牙龈出血,皮下、注射部位淤血及尿量变化等,注意各项检测结果,及早发现 DIC 及肾功能障碍倾向,并及时向医生报告病情的变化。

3.治疗配合

(1)防治休克:迅速开放静脉输液通道,积极补充血容量,及时输入新鲜血。

(2)终止妊娠:及时做好终止妊娠准备,胎盘早剥病情较重时需立即终止妊娠,护理人员须及时做好相应的人员、药品及器械的准备;与特护病房及新生儿科医生联系,做好新生儿窒息抢救的准备;积极预防产后出血及产褥期感染等并发症,必要时做好子宫切除术的准备。

(3)产褥期护理:胎儿存活者根据母儿情况指导母乳喂养,死者及时回奶;保持会阴清洁,预防感染;加强营养,纠正贫血。

4. 心理护理　胎盘早剥发病急,症状重,严重者可威胁母儿的生命安全,是孕妇及家属始料不及的事,其常表现为焦虑、恐惧、手足无措甚至愤怒等情绪。护理人员应鼓励患者说出内心的感受,帮助其树立战胜疾病的信心,同时安慰家属。

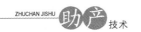

【预防】

建立健全孕产妇三级保健制度,加强孕产妇系统管理工作;积极防治妊娠期高血压疾病、慢性高血压、慢性肾脏疾病等;在行外转胎位术纠正胎位时应动作轻柔;在行羊膜腔穿刺术时应在 B 型超声引导下进行,以免误穿胎盘;人工破膜应在宫缩间歇期进行;妊娠晚期或分娩期鼓励孕妇做适当的活动,避免长时间的仰卧,另外应避免腹部外伤等。

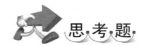 思考题

1. 简述前置胎盘的概念。
2. 简述胎盘早剥的概念。
3. 前置胎盘孕妇的护理措施有哪些?
4. 胎盘早剥孕妇的护理措施有哪些?

【病例分析】

某孕妇,妊娠 30 周,阴道大量出血伴头晕半小时急诊入院。孕妇半小时前,无诱因,突然阴道大量出血,不伴腹痛。曾有 2 次人工流产史。查体:面色苍白,血压 40/20mmHg,腹部无压痛,子宫大小与孕周相符,LSA,胎心不清。

请问:(1)该患者考虑什么疾病? (2)需要进行哪些护理措施?

任务五　多胎妊娠患者的护理

学习目标

- **知识目标**
  1. 掌握多胎、双胎妊娠的临床表现、处理原则及护理措施;
  2. 熟悉多胎妊娠分类、定义。
- **能力目标**
  能识别多胎、双胎妊娠,并进行护理。

一次妊娠同时有两个或两个以上胎儿时称多胎妊娠。根据大量资料推算出自然状态下,多胎妊娠的发生公式为:$1 : 80^{n-1}$(n 代表一次妊娠的胎儿数)。随着近年辅助生殖技术的广泛开展,多胎妊娠发生率明显增高。多胎妊娠的孕妇孕期、分娩期并发症增多,早产发生率及围生儿死亡率均高,故属高危妊娠范围,应予高度重视。本节主要讨论双胎妊娠。

【双胎分类及特点】

1. 双卵双胎　由两个卵子分别受精形成的双胎妊娠,称双卵双胎,约占双胎妊娠的70%,其发生与种族、遗传、年龄、胎次及应用促排卵药物、多胚胎宫腔内移植有关。两个卵子分别受精形成两个受精卵,各自的遗传基因不完全相同,故形成的两个胎儿在性别、血型方面可以相同也可以不同;容貌似兄弟姐妹;两个受精卵可形成自己独立的胎盘、胎囊,发育

时可以紧靠或融合在一起,但血液循环各自独立;胎盘胎儿面有两个羊膜腔,中隔由两层羊膜及两层绒毛膜组成,两层绒毛膜可融成一层(图 3-5-1)。

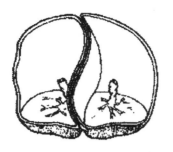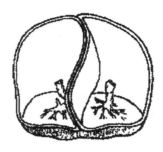

图 3-5-1　双卵双胎的胎盘及胎膜示意图

2. 单卵双胎　由一个受精卵分裂形成的双胎妊娠,称单卵双胎,约占双胎妊娠的 30%。其发生原因尚不明确,不受种族、遗传、年龄、胎次、医源的影响。一个受精卵分裂成两个胎儿,具有相同的遗传基因,故其性别、血型相同,容貌极其相似,胎盘和胎膜可有不同相连方式(图 3-5-2)。单卵双胎的胎盘和胎膜按受精卵复制时间的不同可形成以下 4 种类型。

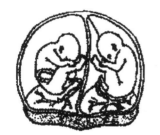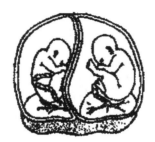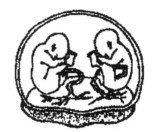

(A) 发生在桑葚期前　　　　　(B) 发生在囊胚期　　　　　(C) 发生在羊膜囊已形成

图 3-5-2　受精卵在不同阶段形成单卵双胎的胎膜类型

(1)双羊膜囊双绒毛膜单卵双胎:分裂发生在桑葚期(早期胚泡),相当于受精后 3 天内,形成两个独立的受精卵、两个羊膜囊。两个羊膜囊之间,隔有两层绒毛膜、两层羊膜,有两个胎盘。此种类型占单卵双胎的 30%。这种类型易误认为双卵双胎,区分需进一步检查胎儿性别、血型等。

(2)双羊膜囊单绒毛膜单卵双胎:分裂发生在受精后第 4～8 日,胚胎发育处于胚泡期(囊胚期),即已分化出滋养细胞,羊膜囊尚未形成。各自形成独立的胚胎,共用一个胎盘及绒毛膜,其中隔有两层羊膜。此类占单卵双胎的 68%。若内细胞团分裂不对称,形成大、小两团,小的发育不好,可逐渐被包入到另一个胎儿体内,日后即成包入性寄生胎,或称胎内胎,应与畸胎瘤进行鉴别。

(3)单羊膜囊单绒毛膜单卵双胎:受精卵在受精后第 9～13 日分裂,此时羊膜囊已形成,两个胎儿共存于一个羊膜腔内,共用一个胎盘。此类型占单卵双胎的 1%～2%。这种类型易发生脐带扭结,围生儿死亡率高。

(4)联体双胎:受精卵在受精第 13 日后分裂,此时原始胚盘已形成,机体不能完全分裂成两个,形成不同程度、不同形式的联体儿,极其罕见。

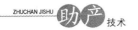

【诊断】

1.病史及临床表现　双卵双胎多有家族史,孕前曾用促排卵药物或体外受精多胚胎移植等。早孕反应重,妊娠10周开始子宫增大速度比单胎妊娠快,24周后尤为明显,羊水量也较多。妊娠中晚期体重增加过快,腹部增大明显,下肢水肿、静脉曲张等压迫症状出现较早且明显,妊娠晚期常有呼吸困难、胃部饱胀、行走不便。

2.产科检查　子宫大于停经月份,妊娠中、晚期腹部可触及多个小肢体或三个以上的胎极;胎头较小,与子宫大小不成正比;在腹部不同部位可听到两个胎心,其间有无音区,一般两个胎儿的胎心率每分钟相差10次以上。

3.辅助检查　B型超声检查可以早期诊断双胎、畸形等并进行孕前监护。孕6~7周时宫腔内可见两个妊娠囊,孕9周时可见两个原始心管搏动,孕13周后可清楚显示两个胎头光环及各自的脊柱、躯干和肢体。B型超声可帮助判断双胎类型,如胎儿性别不一致,可以确诊为双卵双胎;如胎儿性别一致,根据两个羊膜囊间隔厚度估计,间隔厚度>2mm提示双羊膜囊、双绒毛膜双胎,间隔厚度<2mm提示双羊膜囊、单绒毛膜双胎。B型超声还可帮助判断两个胎儿的胎位。超声多普勒胎心诊断仪在孕12周后可在孕妇腹壁听到两个频率不同的胎心。

【并发症】

双胎妊娠属于高危妊娠,母儿并发症均较多。

1.孕产妇的并发症

(1)妊娠期高血压疾病:这是双胎妊娠最重要的并发症,发病率是单胎妊娠的3~4倍,且发生早、程度重,容易出现心肺并发症和子痫。

(2)贫血:双胎妊娠并发贫血是单胎的2.4倍,与铁及叶酸缺乏有关。

(3)羊水过多:多见于单卵双胎妊娠,与双胎输血综合征及胎儿畸形有关。

(4)前置胎盘:双胎妊娠胎盘面积大,有时可向子宫下段扩展甚至达宫颈内口,形成前置胎盘。

(5)胎盘早剥:这是双胎妊娠产前出血的主要原因,与妊娠期高血压疾病发生率增加可能有关。第一个胎儿娩出后,宫腔容积骤然缩小,也可使第二个胎儿的胎盘早剥。

(6)胎膜早破:约14%双胎妊娠并发胎膜早破,可能与宫腔内压力过高有关。

(7)妊娠期肝内胆汁淤积症:其发生率是单胎的2倍,胆汁酸常高出正常值10倍以上,易引起早产、胎儿窘迫、死胎、死产,围生儿死亡率增高。

(8)宫缩乏力:双胎妊娠子宫过大,肌纤维过度伸展,常发生原发性宫缩乏力,致产程延长。

(9)胎位异常:双胎妊娠因羊水较多、胎儿较小,常伴胎位异常。也可因第一胎儿娩出后第二胎儿活动范围增大而转为异常胎位,如横位。

(10)产后出血及产褥感染:经阴道分娩的双胎妊娠平均产后出血量在500ml以上,与子宫肌纤维过度伸展致产后宫缩乏力及胎盘附着面积大、产后血窦开放较多有关。因双胎妊娠并发症多、常伴贫血、抵抗力差以及阴道助产等情况,产褥感染机会增多。

2.围生儿的并发症

(1)早产:约50%双胎妊娠并发早产,多因胎膜早破或宫腔内压力过高及严重母儿并发症所致。

（2）胎儿生长受限：可能与胎儿拥挤、胎盘占蜕膜面积相对小有关。此外，两个胎儿间生长不协调，与双胎输血综合征、一胎畸形或一胎胎盘功能严重不良有关。有时妊娠早中期双胎中的一个胎儿死亡，可被另一个胎儿压成薄片，称纸样胎儿。

（3）双胎输血综合征：这是双羊膜囊单绒毛膜单卵双胎的严重并发症。通过胎盘间的动—静脉吻合支，血液从动脉向静脉单向分流，使一个胎儿成为供血儿，另一个胎儿成为受血儿，造成供血儿贫血、血容量减少，致使生长受限、肾灌注不足、羊水过少，甚至因营养不良而死亡；受血儿血容量增多、动脉压增高、各器官体积增大、胎儿体重增加，可发生充血性心力衰竭、胎儿水肿、羊水过多。双羊膜囊单绒毛膜单卵双胎的两个胎儿体重相差≥20%、血红蛋白相差＞50g/L，提示双胎输血综合征。

（4）脐带异常：单羊膜囊双胎易发生脐带互相缠绕、扭转，可致胎儿死亡。脐带脱垂也是双胎常见并发症，多发生在双胎胎位异常或胎先露未衔接而出现胎膜早破时，以及第一胎儿娩出后，第二胎儿娩出前，是胎儿急性缺氧死亡的主要原因。

（5）胎头交锁及胎头碰撞：胎头交锁多发生在第一胎儿为臀先露、第二胎儿为头先露者，分娩时第一胎儿头部尚未娩出，而第二胎儿头部已入盆，两个胎儿头颈部交锁，造成难产；胎头碰撞为两个胎儿均为头先露，同时入盆，胎头碰撞难产，又称胎头嵌顿。

（6）胎儿畸形：发生率是单胎的2倍，有些畸形为单卵双胎所特有，如联体双胎、无心畸形等。

【处理】

1. 妊娠期处理

（1）加强孕期保健：定期产前检查，及早确诊双胎妊娠。补充足够营养，进食高蛋白、高维生素以及必需脂肪酸的食物，注意补充铁、叶酸及钙剂，防止因营养缺乏而导致的母儿并发症，如贫血、妊娠期高血压疾病、胎儿生长受限等。

（2）防治早产：这是双胎产前监护的重点。双胎孕妇应增加每日卧床休息时间，减少活动量，产兆如在34周前出现，应予宫缩抑制剂。一旦出现宫缩或胎膜早破，应住院治疗。对可疑早产孕妇，可检测宫颈及阴道分泌物胎儿纤维连接蛋白，如阴性表明不需干预治疗，如阳性应考虑预防性应用宫缩抑制剂，并动态观察宫颈变化。

（3）防治妊娠期并发症：孕期应注意血压及尿蛋白变化，发现妊娠期高血压应及时治疗。有学者建议妊娠20周开始每日口服钙剂2g可预防妊娠期高血压疾病。孕期还应注意孕妇瘙痒主诉，动态观察血胆汁酸及肝功能变化，发现妊娠期肝内胆汁淤积症应及早治疗。

（4）监护胎儿生长发育情况：孕期定期产前检查，发现胎儿畸形，尤其是联体双胎，应及早终止妊娠，无明显畸形，定期（每3～4周一次）B型超声监测胎儿生长情况，发现双胎输血综合征，可在胎儿镜下用激光凝固胎盘表面可见的血管吻合支，使胎儿存活率提高。

（5）终止妊娠的指征：①合并急性羊水过多，压迫症状明显，孕妇腹部过度膨胀，呼吸困难，严重不适；②胎儿畸形；③母亲有严重并发症，如子痫前期或子痫，不允许继续妊娠时；④已到预产期尚未临产，胎盘功能减退者。

2. 分娩期处理

（1）多数双胎能经阴道分娩。产程中应注意：①严密观察产程进展、胎位及胎心的变化，做好输液、输血、抢救新生儿的准备；②保持产妇有良好的产力，胎头已衔接者，可在产程早期行人工破膜，加速产程进展，如宫缩仍乏力，可在严密监护下，给予低浓度缩宫素静脉滴注;③第一胎儿娩出后,胎盘侧脐带必须立即夹紧,以防第二胎儿失血,同时助手应在腹部固定第二胎儿为纵产式,并密切观察胎心、宫缩及阴道流血情况,及时阴道检查了解胎位及有无脐带脱垂和胎盘早剥;④若发现脐带脱垂或胎盘早剥,可立即用产钳助产或臀牵引,迅速娩出第二胎儿;⑤如无异常,等待自然分娩,通常在第一胎儿娩出后20分钟左右第二胎儿娩出,如等待 15 分钟仍无宫缩,可行人工破膜并静脉滴注低浓度缩宫素,促进子宫收缩;⑥如胎头高浮,应行内转胎位术及臀牵引术;⑦如第二胎儿为肩先露,先行外转胎位术,不成功则改用联合转胎位术娩出胎儿;⑧如第一胎儿为臀位,第二胎儿为头位,为避免胎头交锁的发生,助手用手在腹部上推第二个胎儿的胎头,使第一个胎儿顺利娩出;已发生胎头交锁者,应上推第二胎儿胎头,待两胎头松动时将第一胎儿回转 90°～180°后再牵引。

(2)有下列情况之一应考虑剖宫产:①第一胎儿为肩先露、臀先露或易发生胎头交锁和碰撞的胎位;②联体双胎孕周＞26 周;③宫缩乏力致产程延长,经保守治疗效果不佳;④胎儿窘迫,短时间内不能经阴道结束分娩;严重妊娠并发症需尽快终止妊娠,如重度子痫前期、胎盘早剥、脐带脱垂等。

3. 产后处理　无论阴道分娩还是剖宫产,均需积极防治产后出血:①临产时应备血;②胎儿娩出前建立静脉通道;③第二胎儿娩出后立即使用宫缩剂,并使其作用维持到产后 2 小时以上。

【护理诊断】

1. 舒适改变　与子宫增大致横膈上抬、呼吸困难等有关。

2. 知识缺乏　与缺乏双胎妊娠的相关知识有关。

3. 焦虑　与担心母儿安危有关。

4. 潜在并发症　有发生胎膜早破、脐带脱垂、宫缩乏力、产后出血等并发症的危险。

【护理要点】

1. 一般护理　指导孕妇进食高蛋白、高热量、高维生素的饮食,增加钙、铁、叶酸的供给,防治贫血及 FGR。

2. 孕期监护　加强对孕妇的孕期宣教,提供双胎妊娠及分娩的相关保健知识;督促孕妇定期产前检查,及时发现异常及时治疗。注意休息,减少工作及家务,预防早产。

3. 分娩期监护　产程中保证产妇足够的摄入量及睡眠;严密观察产程进展,及时发现胎儿窘迫、脐带脱垂、胎盘早剥等并发症;接生者在第一胎儿娩出后立即断脐,助手协助接生者使第二胎儿的胎位保持纵产式。双胎娩出时要分别记录时间、标识身份。第二胎儿娩出后遵医嘱及时使用宫缩剂,预防产后出血;第二胎儿娩出后立即在腹部放置沙袋 24 小时,并以腹带紧裹腹部,防止产后腹压骤降引起产后循环衰竭。

4. 产后监护　观察、记录子宫收缩情况及阴道出血量,遵医嘱使用宫缩剂及抗生素。

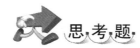

思考题

1. 简述多胎妊娠的概念。

2. 简述双胎妊娠的分类。

3. 双胎妊娠母儿的并发症有哪些?

4.双胎妊娠的护理措施有哪些?

【病例分析】

患者××,女,25岁。因停经39周,阵发性腹痛3小时入院。末次月经为1992年8月12日,停经40天有轻度早孕反应,5月自感胎动,孕期平稳,产前检查未发现异常,7月时做B超提示为"宫内孕,双胎"。于1993年5月14日开始阵发性腹痛入院待产,因宫缩乏力,第二产程延长行剖宫产娩一活男婴及一活女婴,体重分别为2500g及2300g,发育正常,无畸形。产后出血不多,住院5天,痊愈出院。

请问:(1)该患者的诊断是什么?   (2)孕期有哪些护理措施?

(3)分娩期的护理措施有哪些?

任务六 羊水量异常患者的护理

⭐ **学习目标**

- **知识目标**

  1.掌握羊水过多、羊水过少的定义;

  2.熟悉羊水过多、羊水过少的临床表现;

  3.了解羊水过多、羊水过少的处理原则、护理措施。

- **能力目标**

  能识别羊水过多、羊水过少,并进行护理。

一、羊水过多患者的护理

妊娠期间羊水量超过2000ml者称羊水过多,发病率为0.5%~1%。羊水过多时羊水的外观、性状与正常者并无差异,多数孕妇羊水是在长时期内缓慢增多形成的,称为慢性羊水过多,较常见;少数孕妇则在数日内羊水急剧增多,称为急性羊水过多。

【病因】

约1/3羊水过多的原因不明,称为特发性羊水过多。约2/3羊水过多可能与胎儿畸形及妊娠合并症、并发症有关。

1.胎儿畸形 羊水过多孕妇中约25%合并胎儿畸形,以中枢神经系统畸形和消化道畸形最常见。中枢神经系统畸形如无脑儿、脊柱裂、脑积水等,因脑脊膜裸露,脉络膜组织增生,渗出增加,致使羊水过多,另外由于胎儿缺乏中枢吞咽功能或缺乏抗利尿激素,使尿量增多,而导致羊水量增加。消化道畸形以食管及十二指肠闭锁最常见,因胎儿不能吞咽羊水,导致羊水积聚而发生羊水过多。18-三体、21-三体、13-三体胎儿可出现吞咽羊水障碍引起羊水过多。

2.多胎妊娠及巨大儿 双胎妊娠羊水过多的发生率约为单胎妊娠的10倍,尤以单卵双胎居多,因两个胎儿间血液循环相互沟通,体重较大的优势胎儿的循环血量多,尿量增加,致使羊水过多。巨大儿也容易合并羊水过多。

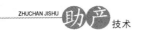

3. 胎盘脐带病变 胎盘绒毛血管瘤直径＞1cm 时,15％～30％合并羊水过多。巨大胎盘、脐带帆状附着也能导致羊水过多。

4. 孕妇疾病 母儿血型不合时,因胎儿免疫性水肿、胎盘绒毛水肿影响液体交换,致羊水过多。妊娠合并糖尿病时,胎儿血糖也增高,产生渗透性利尿及胎盘胎膜渗出增加,使羊水过多。妊娠期高血压疾病、严重的贫血、急性病毒性肝炎等均容易发生羊水过多。

【诊断】

1. 临床表现

(1)急性羊水过多:较少见,多发生在妊娠 20～40 周。由于羊水急速增多,数日内子宫急剧增大,似双胎妊娠或足月妊娠大小,并产生一系列压迫症状。孕妇感腹部胀痛,由于腹腔脏器向上推移,横膈上升,孕妇出现气促、心悸、呼吸困难,甚至发绀,不能平卧,表情痛苦,行走不便,胃肠道功能减弱,进食减少,常发生便秘。检查见腹壁皮肤紧张发亮,严重者皮肤变薄,可清晰见到皮下静脉。巨大的子宫压迫下腔静脉,影响静脉回流,出现下肢、外阴水肿和静脉曲张。子宫明显大于妊娠月份,胎位摸不清,胎心遥远。

(2)慢性羊水过多:较常见,多发生在妊娠晚期,数周内羊水缓慢增多,孕妇多能适应,仅感腹壁增大较快,可无明显不适或出现轻微压迫症状,如胸闷、气急等,但多能忍受。检查见腹部膨隆,腹壁皮肤发亮、变薄,测量宫高及腹围大于同期正常孕妇。触诊时感到皮肤张力较大,有液体震颤感。胎位摸不清,胎心遥远。

2. 辅助检查

(1)B 型超声检查:这是羊水过多的重要辅助检查方法,能了解羊水量和胎儿情况,如无脑儿、脊柱裂、胎儿水肿及多胎等。B 型超声诊断羊水过多的标准有两个:①测量羊水最大暗区垂直深度(羊水池)(AFV):＞7cm 诊断为羊水过多;②计算羊水指数(AFI):将孕妇腹部经脐横线与腹白线作为标志线,分为 4 个区,4 个区羊水最大暗区垂直深度之和,即为羊水指数。据国内资料显示,羊水指数＞18cm 诊断为羊水过多。据国外资料显示,羊水指数＞20cm 诊断为羊水过多。经比较,AFI 明显优于 AFV。

(2)甲胎蛋白(AFP)测定:母血及羊水中 AFP 明显增高提示胎儿畸形。胎儿神经管畸形及上消化道闭锁羊水 AFP 呈进行性升高。羊水 AFP 平均值超过同期正常妊娠平均值 3 个标准差以上;孕妇血清 AFP 平均值超过同期正常妊娠平均值 2 个标准差以上,有助于临床诊断。

(3)其他:必要时可对孕妇进行葡萄糖耐量试验,以排除妊娠期糖尿病。胎儿水肿者可检查孕妇 Rh、ABO 血型,排除母儿血型不合。羊水细胞培养或采集胎儿血培养做染色体核型分析,了解染色体数目及结构有无异常以排除胎儿染色体异常疾病。

【对母儿的影响】

1. 对母体的影响 羊水过多时因子宫过度膨胀,孕妇易并发妊娠期高血压疾病。胎膜早破、早产率增加。破膜时羊水突然流出且速度过快,致宫腔压力骤然降低,可引起胎盘早剥。由于子宫肌纤维过度伸展,产后易引起子宫收缩乏力而导致产后出血。

2. 对胎儿的影响 羊水过多时,胎儿较小,宫腔内活动范围较大,胎位异常增多。破膜后羊水快速流出,易致脐带脱垂、胎儿宫内窘迫。羊水过多常并发胎儿畸形、早产,围生儿的死亡率较高,是正常妊娠的 7 倍。

【处理】

处理方式主要取决于胎儿有无畸形、孕周及孕妇自觉症状的严重程度。

1.羊水过多合并胎儿畸形的处理　一经发现胎儿畸形或染色体异常者,应及时终止妊娠,实施引产术。

(1)依沙吖啶引产:孕妇无明显压迫症状,一般情况尚好,可经腹部穿刺放出适量羊水后注入 50～100mg 引产。

(2)人工破膜引产:用高位破膜器自宫口内沿胎膜向上送入 15～16cm 处刺破胎膜,使羊水缓慢流出,避免宫腔内压力骤降引起胎盘早剥。破膜多能自然临产,如 12 小时后仍未临产,可静脉滴注缩宫素诱发宫缩。

2.羊水过多无胎儿畸形的处理　缓解压迫症状,控制羊水增长,适当延长孕周。

(1)羊膜腔穿刺减压:对于孕周＜37 周、胎儿不成熟者,应尽量延长孕周。压迫症状较重者可经羊膜腔穿刺放水减压。

(2)前列腺素合成酶抑制剂的应用:吲哚美辛有抗利尿的作用。妊娠晚期羊水主要由胎尿形成,抑制胎儿排尿可使羊水减少。用量为 2.2～2.4mg/(kg·d),分 3 次口服。用药期间每周做一次 B 型超声监测羊水量的变化。有报道称,吲哚美辛可致动脉导管闭合,不宜长期应用。

(3)病因治疗:积极治疗糖尿病等合并症,母儿血型不合可以行宫内输血。

(4)分娩期处理:妊娠≥37 周或自然临产者,可行人工破膜,终止妊娠。此时应警惕脐带脱垂和胎盘早剥的发生,如破膜后宫缩乏力,可静脉滴注低浓度缩宫素加强宫缩,严密观察产程。胎儿娩出后及时用宫缩剂预防产后出血。

【护理诊断】

1.焦虑　与担心胎儿畸形及胎儿安危有关。

2.舒适的改变　与压迫症状有关。

3.有胎儿受伤的危险　与早产、胎盘早剥、脐带脱垂等并发症有关。

【护理要点】

1.心理支持　鼓励孕妇说出内心的焦虑,耐心向孕妇及家属解释羊水过多的有关知识,使其减轻焦虑,积极配合检查及治疗,减少危险。

2.一般护理　嘱孕妇左侧卧位,少活动。每日吸氧 1 次,每次半小时。指导孕妇低盐饮食,保证水果及蔬菜摄入,保持大便通畅,防止用力排便时胎膜破裂。避免刺激乳头及腹部,防止诱发宫缩导致早产。

3.羊膜腔穿刺减压护理　操作前做好穿刺用物准备,嘱孕妇排空膀胱,取半卧位或平卧位,协助做 B 型超声检查确定穿刺部位,穿刺点需避开胎盘。以 15～18 号腰椎穿刺针垂直腹壁刺入羊膜腔缓慢放出羊水,控制羊水流出速度,以每小时 500ml 为宜,一次放水量不宜超过 1500ml。穿刺放水时应注意严格消毒预防感染,密切观察孕妇血压、心率、呼吸变化,监测胎心,遵医嘱予镇静剂预防早产。

4.人工破膜护理　操作前护理人员应做好操作用物的准备及输液、输血的准备。刺破胎膜后应使羊水缓慢流出,如羊水流出过快,可抬高臀部,将多层纱布裹于手上,再用手堵住阴道口,控制羊水流速,防止脐带脱垂。放水时注意从腹部固定胎儿为纵式式,羊水流出过程中密切观察孕妇血压、心率变化,边放水边腹部放置沙袋或加腹带包扎,防止腹压骤降引起休克、胎盘早剥。人工破膜后需注意观察羊水流出量、颜色、性状、胎心、宫缩及有无阴道流血等情况,及早发现临产征兆及胎盘早剥、脐带脱垂等并发症。

5. 产后护理 产后遵医嘱及早使用宫缩剂防止产后出血。仔细检查新生儿有无畸形,详细记录。因胎儿畸形引产者,应将胎儿送病理检查。

二、羊水过少患者的护理

妊娠晚期羊水量少于 300ml 者,称羊水过少。羊水过少可发生在妊娠各期,以晚期妊娠最常见,发生率为 0.4%~4%。羊水过少严重影响围生儿预后,若羊水量少于 50ml,围生儿死亡率高达 88%,应高度重视。

【病因】

羊水过少主要与羊水生成减少或羊水吸收、外漏增加有关。部分羊水过少的原因不明。羊水过少常见原因如下:

1. 胎儿畸形 以泌尿系统畸形为主,如胎儿先天性肾缺如、肾发育不全、输尿管或尿道狭窄、梗阻所致的少尿或无尿。

2. 胎盘功能异常 过期妊娠、胎儿生长受限、妊娠期高血压疾病、胎盘退行性变,均可导致胎盘功能异常,胎儿宫内慢性缺氧使其血液循环重新分配,为保障脑和心脏的供血,而使肾血流量下降,胎儿尿的生成减少,导致羊水量过少。

3. 羊膜病变 某些原因不明的羊水过少可能与羊膜本身的病变有关。

4. 母亲因素 孕妇脱水、血容量不足、母体血浆渗透压高使胎儿血浆渗透压相应增高,胎儿尿液形成减少。孕妇服用某些药物(如利尿剂、吲哚美辛等),也可能引起羊水过少。

5. 胎膜早破 羊水外漏速度超过羊水生成速度,导致羊水过少。

【诊断】

1. 临床表现 羊水过少的临床症状多不典型。孕妇于胎动时可感到腹痛,若胎盘功能不良时,常有胎动减少。腹部检查:宫高腹围较同期妊娠者小,合并胎儿宫内生长受限者更明显,有子宫紧裹胎体感。子宫敏感性高,轻微刺激即可引发宫缩,临产后阵痛明显,宫缩多不协调,宫口扩张缓慢。阴道检查:前羊膜囊不明显,胎膜紧贴胎儿先露部,人工破膜后见羊水量极少,多有污染。易发生胎儿宫内窘迫与新生儿窒息,围生儿死亡率较高。如为过期妊娠、胎儿宫内生长受限、妊娠期高血压疾病的孕妇,在临产前已有胎心异常者应高度警惕羊水过少的存在。

2. B 型超声检查 妊娠晚期 AFV≤2cm 为羊水过少,≤1cm 为严重羊水过少;AFI≤8cm 为可疑羊水过少,≤5cm 可诊断为羊水过少。此外,B 型超声检查可发现羊水和胎儿交界面不清,胎儿肢体挤压蜷曲,胎盘胎儿面与胎体明显接触,还可较早地发现胎儿生长受限以及胎儿肾缺如、肾发育不全等畸形。

3. 直接测量羊水量 破膜时羊水量少于 300ml 即可诊断为羊水过少,多见羊水呈黏稠、浑浊、暗绿色。其缺点是不能早期诊断。

4. 胎心电子监护仪 羊水过少的主要威胁是脐带及胎盘受压,使胎儿储备能力降低,NST 呈无反应型,一旦子宫收缩使脐带受压加重,可出现胎心的变异减速或晚期减速。

【对母儿影响】

1. 对母体影响 产程延长,手术产率和引产率增加。

2.对胎儿影响　围生儿发病率和死亡率明显增高,死因主要是胎儿缺氧和胎儿畸形。羊水过少发生在妊娠早期,胎膜与胎体粘连造成胎儿畸形,甚至肢体短缺;发生在妊娠中晚期,子宫外压力直接作用于胎儿,引起胎儿肌肉骨骼畸形,如斜颈、曲背、手足畸形等。羊水过少还可能导致胎儿肺发育不全,可见羊水过少是胎儿危险的重要信号。

【处理】

处理方式主要取决于胎儿有无畸形和孕周大小。

1.羊水过少合并胎儿畸形　一经确诊胎儿畸形,应尽早终止妊娠。多选用经羊膜腔穿刺注入依沙吖啶引产。

2.羊水过少合并正常胎儿

(1)期待治疗:妊娠未足月,胎儿肺未成熟者,可增加羊水量期待治疗,延长孕周。通过羊膜腔内灌注液体可解除脐带受压,降低胎心变异减速发生率、羊水粪染率及剖宫产率,提高围生儿的存活率。还可降低因羊水过少所导致的体表、肌肉骨骼的畸形和肺发育不良等。方法:常规消毒腹部皮肤,在 B 型超声引导下行羊膜腔穿刺,以每分钟 10～15ml 的速度输入 37℃的 0.9％氯化钠注射液 200～300ml,与此同时,应选用宫缩抑制剂预防流产或早产。

(2)终止妊娠:妊娠已足月,应终止妊娠。如合并胎盘功能不良、胎儿宫内窘迫或破膜时羊水少且胎粪严重污染,估计短时间内不能结束分娩者,应尽快行剖宫产术,以降低围生儿的死亡率。如胎儿储备能力尚好,无明显宫内缺氧,可行人工破膜,密切观察产程进展,连续监测胎心变化,观察羊水情况。

【护理诊断】

1.焦虑　与担心胎儿缺氧及胎儿畸形有关。

2.有胎儿受伤的危险　与胎儿缺氧、手术产率增高有关。

【护理要点】

1.心理护理　羊水过少时伴畸形或导致胎儿窘迫,孕妇和家属多感不安,情绪不稳定。护理人员应陪伴关心产妇,解答相关疑问,缓解紧张情绪,促使他们的积极配合,顺利度过分娩期。

2.病情监护

(1)监测羊水及胎心:破水后,及时测量羊水量,观察羊水性状,注意有无出现因脐带受压而导致的胎心变化,及时通知医生。

(2)观察产程及胎儿:需密切观察产程进展及胎儿情况,羊水过少,胎盘功能减退,胎儿在宫内的情况瞬息万变,及时发现异常,及时处理。

3.治疗配合　羊水过少者手术产率增加,护理人员应及早做好各项相关的准备工作,备好阴道分娩及剖宫产的器械及新生儿抢救的准备物品。必要时配合手术及新生儿抢救。

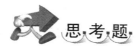 思考题

1.简述羊水过多的概念。

2.简述羊水过少的概念。

3.羊水过多患者的护理要点是什么?

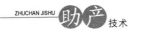
4.羊水过少患者的护理要点是什么？

【病例分析】

患者××，女性，30 岁。因妊娠 39 周，发现羊水过多 9 天入院。查体：身高 153cm，体重 68kg，腹围 88cm，宫高 38cm，腹壁张力大，局部皮肤变薄、发亮，左枕横位(LOT)，胎头半入盆。B 超检查示最大羊水池深 8.3cm，双顶径(BPD)9.0cm，股骨长(FL)7.0 cm。估计胎儿体重 3.5kg。

请问：(1)该患者考虑什么诊断？　　(2)需要进行哪些护理措施？

任务七　胎膜早破患者的护理

学习目标

● **知识目标**
　　1.掌握胎膜早破的定义；
　　2.熟悉胎膜早破的临床表现；
　　3.熟悉胎膜早破的处理及护理。
● **能力目标**
　　能识别胎膜早破，并进行监护。

胎膜在临产前破裂，称为胎膜早破，可引起早产、脐带脱垂及母儿感染，增加围生儿的死亡率。妊娠满 37 周后的胎膜早破发生率为 10%，妊娠不满 37 周的胎膜早破发生率为 2.0%～3.5%。孕周越小，围生儿预后越差。

【病因】

导致胎膜早破的因素很多，往往是多种因素综合作用的结果，常见的因素有：

1.胎膜炎　生殖道病原微生物上行性感染引起胎膜炎，使胎膜局部张力下降而破裂。

2.营养因素　缺乏维生素 C、锌及铜等营养物质，可使胎膜抗张能力下降而致胎膜早破。

3.羊膜腔压力增高　常见于羊水过多、多胎妊娠及妊娠晚期性交。

4.胎膜受力不均　头盆不称、胎位异常、骨盆狭窄等，使胎先露部与骨盆不能紧密衔接，前羊水囊所受压力不均，导致胎膜破裂。

5.宫颈内口松弛　产伤、手术创伤、先天性宫颈组织结构薄弱等造成宫颈内口松弛，使前羊水囊楔入，受压不均，加之此处胎膜接近阴道，缺乏宫颈黏液保护，易受病原体感染，导致胎膜早破。

6.细胞因子　IL-6、IL-8、TNF-α 升高，可激活溶酶体酶，破坏羊膜组织导致胎膜早破。

【诊断】

1.临床表现　孕妇突感较多的液体自阴道流出，或经常性少量间断流出，有时可混有胎脂及胎粪，无腹痛等其他产兆，咳嗽、打喷嚏、负重等腹压增加时，阴道流液增多。破膜后如脐带受压，可出现胎心异常。阴道内诊或肛诊时前羊膜囊消失，将先露上推，阴道流液增多。

症状不明显时可行阴道窥器检查,见阴道后穹隆有羊水积聚或有羊水自宫口流出,即可确诊胎膜早破。伴羊膜腔感染时,阴道流液有臭味,并有发热、母儿心率增快、子宫压痛,白细胞计数增高,血 C-反应蛋白升高。隐匿性羊膜腔感染时,无明显发热,但常出现母儿心率增快。

2. 辅助检查

(1)阴道液 pH 值测定:正常阴道液 pH 值为 4.5～5.5,羊水 pH 值为 7.0～7.5,若 pH 值≥6.5,提示胎膜早破,准确率达 90%。如阴道内混有血液、尿液、宫颈黏液、精液及细菌污染可出现假阳性。

(2)阴道液涂片检查:阴道液置于载玻片上,干燥后镜检见羊齿植物叶状结晶为羊水,准确率达 95%。

(3)羊膜镜检查:未见前羊膜囊,直视胎先露即可确诊。

(4)胎儿纤维连接蛋白(fFN)测定:fFN 是胎膜分泌的细胞外基质蛋白。当宫颈及阴道分泌物 fFN 含量>0.05mg/L 时,胎膜抗张能力下降,易发生胎膜早破。

(5)羊膜腔感染检测:①羊水细菌培养;②羊水涂片革兰染色检查细菌;③羊水白细胞 IL-6 检测:IL-6≥7.9ng/ml,提示羊膜腔感染;④血 C-反应蛋白>8mg/L,提示羊膜腔感染。

(6)超声检查:羊水量减少可协助诊断。

【对母儿影响】

1. 对母体的影响　破膜后,阴道内的病原微生物易上行感染,感染程度与破膜时间有关,破膜超过 24 小时以上,感染率增加 5～10 倍;羊膜腔感染易发生产后出血;若突然破膜,可能引起胎盘早剥;常合并胎位异常与头盆不称。

2. 对胎儿的影响　胎膜早破常诱发早产,早产儿易发生呼吸窘迫综合征,增加围产儿死亡率;并发绒毛膜羊膜炎时,易致新生儿吸入性肺炎,严重者发生败血症、颅内感染等;胎膜早破易发生脐带受压、脐带脱垂等可致胎儿窘迫。发生胎膜早破时孕周越小,胎肺发育不良发生率越高。

【治疗】

1. 期待疗法　适用于妊娠 28～35 周,胎膜早破不伴感染、羊水平段≥3cm 者。

(1)一般处理:绝对卧床、保持外阴清洁,避免不必要的肛诊与阴道检查;给孕妇以精神安慰并增加营养;密切观察病情变化。

(2)抑制子宫收缩:沙丁胺醇、利托君这些药物能使子宫和子宫血管扩张,具有抑制子宫收缩的作用,其中利托君可有效抑制宫缩,心血管不良反应少,并能促进肺泡 B 型细胞释放表面活性物质;硫酸镁较安全而不良反应小,有宫缩者可静脉滴注硫酸镁,用法见"妊娠期高血压疾病"的内容。

(3)预防感染:破膜 12 小时以上者应预防性应用抗生素。

(4)促胎肺成熟:孕期<35 周,应给予倍他米松 12mg,静脉滴注,每日 1 次,共 2 次或地塞米松 10mg,静脉滴注,每日 1 次,共 2 次。

(5)纠正羊水过少:羊水池深度≤2cm,孕期<35 周,可经腹羊膜腔输液,减轻脐带受压,输入方法同羊水过少,输注中预防感染。

2. 终止妊娠　胎龄>35 周者,应及时终止妊娠。

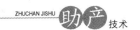

（1）经阴道分娩：孕龄＞35周、胎肺成熟、宫颈成熟，无禁忌证可引产。

（2）剖宫产：胎头高浮，胎位异常，骨盆狭窄，宫颈不成熟，胎儿肺已成熟，有明显羊膜腔感染，伴有胎儿宫内窘迫等，需在抗感染的同时，行剖宫产术终止妊娠，并做好新生儿复苏的准备。

【预防】

加强围生期宣教与指导，妊娠后期减少性生活次数，避免突然腹压增加，有高危因素者应禁止性生活。积极预防及治疗下生殖道感染。补充足量的维生素、钙、锌及铜等营养素。宫颈内口松弛者，于妊娠14～16周行宫颈环扎术并卧床休息。

【护理诊断】

1. 有感染的危险　与胎膜破裂后病原微生物上行侵入宫腔有关。

2. 有胎儿受伤的危险　与脐带脱垂、宫腔感染、胎粪吸入等有关。

3. 焦虑　与担心胎儿、新生儿的安危有关。

【护理要点】

1. 心理护理　向孕妇解释各项治疗及护理方案的目的，如绝对卧床休息是为了防止羊水流失过多以及脐带脱垂，保持外阴清洁是防止上行感染等，做好孕妇心理护理，取得孕妇及家属的理解和配合。

2. 一般护理　嘱孕妇绝对卧床，减少刺激。

3. 病情监护　密切观察体温、心率、宫缩、血白细胞计数及胎心率，阴道流液的性状、颜色、气味等，随时发现异常并及时处理。

4. 治疗配合　保持外阴清洁，每日用0.1％苯扎溴铵棉球做会阴擦洗2次，大小便后也需擦洗外阴。遵医嘱使用宫缩抑制剂，注意观察其疗效及不良反应，及时向医生反馈。遵医嘱积极做好剖宫产术前准备或阴道助产准备，尽快结束分娩，并准备好抢救新生儿的物品。

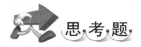

1. 简述胎膜早破的概念。

2. 胎膜早破有哪些临床表现？

3. 胎膜早破以后需要对孕妇进行哪些紧急处理？

4. 对于胎膜早破的孕妇有哪些护理要点？

【病例分析】

孕妇妊娠9个月，突发阴道大量流液，无腹痛，无流血，来诊。查体：T36.9℃，Bp110/70mmHg，P90次/min，R20次/min，宫高34cm，腹围92cm，未及宫缩，宫体无压痛，胎位LSA，胎心146次/min。

请问：（1）产妇的症状是否正常？为什么？　（2）可能的原因有哪些？

（3）诊断是什么？　（4）应如何处理？

任务八　妊娠合并内科疾病患者的护理

学习目标

- **知识目标**
  1. 掌握妊娠合并心脏病、病毒性肝炎、糖尿病患者的护理措施；
  2. 熟悉妊娠合并心脏病、病毒性肝炎、糖尿病患者的临床表现及处理原则；
  3. 了解心脏病、病毒性肝炎、糖尿病对母婴的影响。
- **能力目标**
  能识别妊娠合并心脏病、病毒性肝炎、糖尿病，并进行监护。

一、妊娠合并心脏病患者的护理

妊娠合并心脏病在我国孕产妇死因顺位中高居第二位，为非直接产科死因的第一位。在妊娠合并心脏病的患者中，以先天性心脏病最为常见，占 35%～50%。妊娠期、分娩及产褥期，孕产妇体内发生一系列变化，增加了心血管系统的负担。在正常情况下，心脏通过代偿可以承受，但孕妇的心脏功能因已患有心脏病而有所减退时，此额外负担则可能造成心脏功能的进一步减退，甚至引起心衰，威胁母婴生命。

【妊娠与分娩对心脏病的影响】

1. 妊娠期

(1)血容量增加：一般于妊娠第 6 周开始，32～34 周达高峰，较孕前增加 30%～40%，此后维持在较高水平，产后 2～6 周恢复正常。

(2)心排出量增加：妊娠早期主要引起心搏出量增加，妊娠 4～6 个月时增加最多，平均较孕前增加 30%～50%。心排出量受孕妇体位的影响极大，如"仰卧位低血压综合征"。

(3)心率加快：妊娠中晚期心率加快，分娩前 1～2 个月心率平均每分钟增加 10 次。二尖瓣狭窄和肥厚性心肌病孕妇可出现明显症状。

(4)心脏后负荷增加：妊娠晚期子宫增大，横膈上升使心脏向左上移位，大血管扭曲，使心脏射血的阻力增加。

2. 分娩期　心脏负担的增加最为严重的时期。

(1)第一产程：每次宫缩时，增加了周围血循环的阻力和回心血量，临产后，每次宫缩有 250～500ml 血液自宫壁进入中心循环，使心排出量增加约 24%，平均动脉压增高约 10%，致左心室负荷进一步加重。

(2)第二产程：除宫缩外，腹肌与骨骼肌亦收缩，周围循环阻力增加，加上产时用力屏气，肺循环压力显著增高，同时腹压加大，使内脏血涌向心脏，故心脏负担此时最重。

(3)第三产程：一方面，胎儿娩出后子宫缩小，子宫血窦内的大量血液突然进入血循环中，使回心血急剧涌向心脏，易引起心衰；另一方面，由于腹内压骤减，大量血液都淤滞于内脏血管床，回心血严重减少，造成周围循环衰竭。

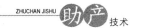

3.产褥期 产后 3 天内仍是心脏负担较重时期。产后 1～3 天内,组织内潴留的水分进入血循环,致体循环血量有再度短暂的增加,心脏负荷又有所加重。

由于上述原因,心脏病孕妇在妊娠 32～34 周时、分娩期及产后 3 天内心脏负荷最重,是患者发生心力衰竭的危险时期。

【心脏病对妊娠、分娩、胎儿和新生儿的影响】

心脏病病情较轻、代偿机能良好者,对胎儿影响不大。如发生心衰,可因子宫淤血及缺氧而引起流产、早产、死产、剖宫产率增加和胎儿宫内窘迫、死胎、死产、新生儿窒息率增加。

【诊断】

1.妊娠合并心脏病的诊断

诊断多不困难,患者既往大都有心慌气短史,妊娠后加重。在心前区可听到Ⅱ级以上舒张期杂音或Ⅲ级以上收缩期杂音,严重者可有奔马律或心房纤颤等。心电图检查有严重的心率失常;超声心动图显示心腔扩大,心肌肥厚,瓣膜运动异常,心脏结构畸形等。

2.心功能的诊断 心脏病对妊娠和分娩的影响程度与心脏代偿功能有关。

(1)心脏代偿功能的判定系根据日常体力活动时的耐受力为标准,分为四级:

Ⅰ级:一般体力活动时无心脏功能不全表现;

Ⅱ级:一般体力活动略受限制,休息时正常,在日常体力活动后有疲乏无力、心慌气短等表现;

Ⅲ级:一般体力活动明显受限,操作少于日常体力活动时即出现明显症状。以往有过心衰史,均属此级;

Ⅳ级:休息时仍有心脏功能不全表现。

(2)客观检查结果评估:根据心电图、负荷实验线、超声心动图等客观检查结果判断,分四级。

A级:无心血管病的客观依据;

B级:客观检查结果表明属于轻度心血管病患者;

C级:属于中度心血管病患者;

D级:属于重度心血病患者。

3.心衰的表现 心脏代偿功能可将两种级别分别并列,如心功能Ⅱ级C。在Ⅲ级以上者,常突然发生严重心衰,因此,早期诊断和处理极为重要。①早期心衰的表现为:轻微活动即有心慌、胸闷、气短,脉搏在 110 次/min 以上,呼吸在 20 次/min 以上及肺底部可听到少量持续性湿啰音等。②较严重时表现为:咳嗽、咯血及粉红色泡沫样痰(其内可找到心衰细胞)、唇面紫绀、颈静脉怒张、下肢明显水肿、静卧休息时呼吸脉搏仍快、肺底部有持续性湿音及肝脾肿大、压痛等。③最严重时表现为:端坐呼吸、口周颜面紫绀更重、心动过速或心房纤颤等。

【妊娠合并心脏病的常见并发症】

心力衰竭、亚急性感染性心内膜炎、静脉栓塞和肺栓塞。

【处理】

1.孕前咨询

(1)可以妊娠者:心脏病变较轻,心功能Ⅰ～Ⅱ级,既往无心力衰竭史,也无其他并发症者可以妊娠。

(2)不宜妊娠者:心脏病较重,代偿功能在Ⅲ级以上者;既往妊娠有心衰史或妊娠早期即发生心衰者;风湿性心脏病有中、重度二尖瓣病变伴有肺动脉高压者或紫绀型先心病;患有活动性风湿热、亚急性细菌性心内膜炎及有严重的心律失常者;严重的先天性心脏病及心肌炎。

2. 妊娠期

(1)不宜妊娠者:在妊娠 12 周以内可行人流术,妊娠超过 12 周者,终止妊娠必须行较复杂的手术,有较大危险性,应尽量避免。如有条件,可在积极治疗观察下,使妊娠继续下去。凡出现心衰者,必须在控制心衰后,再终止妊娠。顽固性心力衰竭患者,应与内科医生配合治疗。

(2)可以妊娠者:①应加强产前检查,在 20 周以前,至少每 2 周 1 次;20 周以后,尤其是 32 周后,每周查 1 次。于妊娠 36～38 周提前入院待产。②发现早期心衰征象者应立即入院治疗。③患者应有足够的休息,每日至少 10 小时睡眠,避免较重的体力劳动。④进低盐饮食,妊娠 16 周后,一般每日食盐量不超过 4～5g。⑤控制体重过度增长,体重每月增长不超过 0.5kg,整个孕期不超过 12kg。⑥注意预防呼吸道感染。⑦有贫血者应积极治疗。⑧动态观察心脏功能,由于孕妇对洋地黄类药物的耐受性较差,孕期不主张预防性应用洋地黄类药物。⑨早期心衰者,用药时(尤其在快速毛地黄化时)应注意毒性反应,如呕吐、脉搏缓慢及胸痛等。孕期最好服用作用及排泄较迅速的毛地黄类药物,如地高辛 0.25mg,口服 2 次/d,2～3 日后酌情改服一次,不要求达饱和量,以防万一心衰加重后,能有加大剂量的余地。⑩妊娠晚期心衰应放宽剖宫产指征。

3. 分娩期 妊娠晚期提前选择好分娩方式。

(1)经阴道分娩:心功能Ⅰ、Ⅱ级,胎儿不大,胎位正常,宫颈条件良好,可在严密监护下阴道分娩。

1)第一产程:做好产妇的思想工作,稳定其情绪。每半小时测血压、脉搏、呼吸一次。适当应用镇静剂,如哌替啶、异丙嗪等,消除恐惧紧张心情。一旦发现心力衰竭征象,患者可取半坐卧位,高浓度面罩给氧及尽快给予强心药物等,如西地兰 0.4mg 加于 25% 葡萄糖 20ml 内缓慢静注,必要时 4～6 小时后再给 0.2mg。注意事项同毒毛旋花子苷 K。产程开始即可用抗生素预防感染。

2)第二产程:宫口开全后,用胎头吸引器或产钳助产,尽快结束分娩,以免产妇过度用力。臀位产必要时行臀牵引术。

3)第三产程:注意防治产后出血。胎儿娩出后,腹部立即置放 1～2kg 重的沙袋(或用手按压),以防因腹压骤减致大量血液倾注内脏血管引起周围循环衰竭。为防治产后出血,必要时可肌注催产素 10～20U。麦角新碱能增加静脉压,应禁用。补充血容量速度不可过快。

(2)剖宫产:近年来认为剖宫产时血流动力学的改变比阴道分娩小,胎儿偏大、胎位不正、产道条件不好、心功能Ⅲ、Ⅳ级者,均应选择剖宫产术,同时心脏监护,术后心脏情况可好转。不宜再妊娠者,同时行输卵管结扎术。

4. 产褥期 产后勿立即移动产妇,严密观察,2 小时后情况稳定,可送回病房。产后 3 天内,尤其是前 24 小时内必须加强观察,警惕发生心衰,并做好一切抢救准备。心功能Ⅲ级以上者不宜哺乳。产后易并发感染及亚急性细菌性心内膜炎,可预防性应用抗生素至产后 1 周左右。病情较轻者,应注意避孕;对不宜再生育者,应劝行绝育手术。手术可在产后

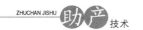

1周左右进行,此时心脏情况已趋稳定,体力基本恢复,产后感染业已排除。有心衰者,先行控制后,再择期绝育。

【护理诊断】

1.潜在并发症 心力衰竭、感染、胎儿窘迫或新生儿窒息等。

2.活动无耐力 与妊娠加重了心脏负担有关。

3.自理能力缺陷 与心脏病活动受限及卧床休息有关。

4.知识缺乏 缺乏有关妊娠合并心脏病的自我护理知识。

5.恐惧 与担心自身和胎儿的生命安全有关。

【护理要点】

1.病情监护

(1)协助判断患者对妊娠的耐受力:根据心脏病的类型、病变程度、心功能状态等确定能否妊娠。对不宜妊娠者,告诫患者采取有效避孕措施。

(2)动态观察心脏功能:定期进行超声心动图检查,测定心脏射血分数、每分钟心排出量、心脏排血指数及室壁运动状态,判断随妊娠进展心功能的变化。

(3)及早发现早期心力衰竭:严密监测生命体征,监测早期心力衰竭征象。

(4)胎儿情况监护:定期听胎心,指导孕妇自测胎动,必要时行胎心监护、B超检查,监测胎儿宫内情况,以及时发现胎儿缺氧,做好胎儿窘迫的防治。

2.治疗配合

(1)妊娠期。

1)指导定期产前检查:从确定妊娠时即开始,检查次数及间隔时间可依病情而定,增加产前检查次数,提前入院待产,如上述。

2)预防和治疗各种引起心力衰竭的诱因:①预防感染:嘱心脏病孕妇不去公共场所,勿与传染患者接触;注意保暖,预防感冒;保持口腔卫生,做到早晚刷牙,饭后漱口,防止口腔炎的发生;保持外阴清洁,预防泌尿系统感染;遵医嘱合理应用有效抗生素。②预防贫血:妊娠4个月起,嘱孕妇补充铁剂及维生素。③预防妊娠期高血压疾病:定期监测血压,观察下肢水肿及体重增加情况,及早发现及时处理妊娠期高血压疾病。心脏病孕妇孕期体重增加不宜超过10kg。

3)按医嘱使用强心药:注意观察心脏功能,发现早期心衰时,遵医嘱给作用和排泄较快的地高辛口服。

4)急性左心衰竭的紧急护理:①体位:取半卧位或坐位,双腿下垂。②给氧:高流量面罩或加压给氧。③镇静:遵医嘱给吗啡3～5mg静脉注射。④遵医嘱给药物治疗:快速利尿呋塞米20～40mg以25%葡萄糖液稀释后静注,2分钟内推完;血管扩张剂给硝酸甘油0.3mg或硝酸异山梨酯5～10mg舌下含服;解除支气管痉挛氨茶碱0.25g稀释后缓慢静注;或地塞米松10～20mg静脉注射;洋地黄类药物速效洋地黄制剂毛花苷丙0.4mg加25%葡萄糖20ml,缓慢静注。⑤其他:应用四肢轮扎方法减少静脉回心血量。

(2)分娩期。

1)第一产程:①宫缩时,指导患者做深呼吸或腹部按摩,减轻不适,对宫缩痛较强者按医嘱使用镇静剂如地西泮、哌替啶等;②间歇吸氧;③禁忌灌肠;④严密观察生命体征,注意心率、脉搏、呼吸、血压变化,每15分钟测量1次,注意心功能变化;⑤严密观察产程进展,注意子宫收缩、胎心、胎动情况,有异常及时报告医生并做好剖宫产术前准备;⑥发现早期心力衰竭时,按医嘱给强心药;⑦抗生素预防感染。

2)第二产程:①配合医生行会阴切开及阴道助产术(如胎头吸引术、产钳术或臀位助产术),缩短第二产程;②避免产妇屏气用力;③密切观察母儿情况:观察生命体征、心功能变化及胎儿情况;④遵医嘱给药物治疗,并观察药物反应;⑤必要时吸氧;⑥做好新生儿抢救的准备工作。

3)第三产程:①腹部加沙袋压迫:胎儿娩出后,立即腹部放置沙袋,以防腹压骤降,沙袋于产后 6 小时去除;②镇静休息:按医嘱给吗啡 5~10mg 皮下注射;③预防产后出血:按摩子宫,静脉或肌肉注射缩宫素 10~20U,禁用麦角新碱;④遵医嘱输血:出血量多者,遵医嘱输血,但应严格控制输血、输液速度。

4)剖宫产术的护理:①放宽剖宫产指征;②以连续硬膜外阻滞麻醉为好,麻醉剂中不加肾上腺素,麻醉平面不宜过高;③采取左侧卧位 15°,上半身抬高 30°,以防仰卧位低血压综合征;④做好术前准备及术中、术后护理配合;⑤术中、术后应严格限制输液量;⑥不宜妊娠者,同时行输卵管结扎术。

(3)产褥期。

1)预防心力衰竭:①密切观察:产后尤其产后 72 小时内,应密切观察生命体征及心功能变化,防止心力衰竭发生。②保证充分休息:产后 24 小时内应绝对卧床休息,保证充足的睡眠,必要时遵医嘱给小剂量镇静剂如地西泮口服。病情轻者,产后 24 小时后,根据患者的心功能情况,可适当下床活动。③预防便秘:注意饮食清淡、合理,多吃蔬菜、水果;必要时使用缓泻剂。④协助判断能否哺乳:心功能Ⅰ~Ⅱ级者,可以哺乳,但应避免劳累;心功能Ⅲ~Ⅳ级者,不宜哺乳,应及时回奶。⑤嘱定期产后复查。

2)预防感染:①注意外阴清洁,用消毒会阴垫。②遵医嘱产后继续用抗生素 1 周。

(4)药物治疗的护理。

1)洋地黄制剂应用的护理:应用洋地黄制剂毛花苷丙时,应稀释后缓慢静注,用药时严密观察并记录脉搏、尿量、胎心率等变化,发现洋地黄中毒症状如心律失常等,应立即停药,报告医生并积极抢救。

2)利尿药应用的护理:应用利尿药呋塞米时,须观察有无低钾血症等不良反应。血容量不足或主动脉狭窄者应慎用。

3. 一般护理

(1)休息:保证每日 10 小时以上睡眠,每餐饭后有半小时休息,宜采取左侧卧位或半卧位,避免过劳和情绪激动。

(2)饮食:摄取高蛋白、高热量、高维生素、低盐、低脂肪及富含钙、铁的食物,宜少量多餐;多吃蔬菜、水果,预防便秘;从妊娠 16 周起,应限制食盐的摄入量,每日不超过 4~5g。

4. 心理护理

(1)消除恐惧心理:耐心倾听患者诉说,鼓励、安慰患者;向患者介绍主管医师及责任护士;教患者用听音乐、深呼吸等方法,转移紧张情绪,消除恐惧心理。

(2)增强自信心:耐心向产妇及家属解释目前产妇健康状况,如心功能及胎儿情况等,告知医疗护理计划,让产妇增强自信心,积极配合医疗及护理。

(3)增加安全感:及时与家属联系,减轻家属主要成员的焦虑,让其心情愉快地去陪伴产

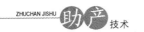
妇,使产妇感到安全、舒适。

5.健康教育

(1)指导患者自我保健:向产妇及家属讲解预防心力衰竭的有效措施,如注意休息等。帮助其了解早期心力衰竭症状和体征,以及出现心力衰竭后的应对措施,如吸氧等。

(2)建议适宜的避孕措施:不宜妊娠者,嘱产后1周行绝育术,如有心力衰竭,待心力衰竭控制后行绝育术;未做绝育术者应严格避孕。

(3)指导新生儿喂养:对不宜哺乳者,指导人工喂养新生儿,嘱食具消毒等。

二、妊娠合并病毒性肝炎患者的护理

病毒性肝炎是由甲型、乙型、丙型、丁型及戊型肝炎病毒引起的肝脏疾病,是肝病和黄疸的最常见原因,其中乙型肝炎病毒感染最常见。肝炎病毒由食物、输血、注射以及其他密切接触等方式传播。近来发现在经血、尿液、精液中有乙肝表面抗原(HBsAg),因而亦可经性生活传播。疲劳及营养不良是促发的重要原因。目前尚无特效药物治疗。

【妊娠对病毒性肝炎的影响】

妊娠本身不增加病毒性肝炎的易患性,但妊娠可使病毒性肝炎的病情加重,增加诊断和治疗的难度。妊娠晚期患病者,发展为重型肝炎或急性、亚急性黄色肝萎缩比非孕期多,病死率也高;分娩过程中,出血、手术创伤、麻醉以及体力消耗等,均可加重肝炎的症状;并发妊娠期高血压疾病时,则在肝细胞坏死的基础上加重对肝脏的损伤,可引起大面积坏死。

【病毒性肝炎对母儿的影响】

(1)妊娠早期患病时,可加重妊娠反应。在妊娠晚期患病时,妊娠期高血压疾病的发生率高于非孕期。妊娠期同时并发妊娠期高血压疾病与肝炎后果严重。由于肝功能损害,凝血功能受影响,产后出血的发生率也增高。

(2)在妊娠早期患病,新生儿畸形发生率未见增加;晚期患病,早产、死胎、死产及新生儿的死亡率明显增加。

(3)肝炎病毒的母婴垂直传播。上一代将肝炎病毒传播到下一代,称垂直传播。乙型肝炎以垂直传播为主。

1)甲型病毒性肝炎:甲型肝炎病毒(HAV)引起,经粪—口传播,不通过胎盘传播给胎儿,在分娩过程中胎儿接触母血或受胎粪污染可使新生儿感染。

2)乙型病毒性肝炎:母婴传播是乙型肝炎病毒(HBV)传播的主要途径之一,母婴传播有3种途径:①宫内传播:传播机制不清楚,可能由于胎盘屏障受损或通透性增加引起母血渗漏造成。②产时传播:这是主要传播途径,胎儿通过产道时吞咽含HBsAg的母血、羊水、阴道分泌物,或分娩过程中子宫收缩,胎盘绒毛破裂,母血漏入血循环。③产后传播:与接触母乳及母亲唾液有关。

3)丙型肝炎病毒(HCV):存在母婴传播。

4)丁型肝炎病毒(HDV):母婴传播较少见。

5)戊型肝炎病毒(HEV):目前已有母婴传播病例报告。

【诊断】

妊娠期合并病毒性肝炎的诊断特点是肝炎初期症状与妊娠期的反应类似,容易被患者及医生所忽视,待症状严重时才发现,往往影响预后。此外妊娠期的其他因素可引起肝功能

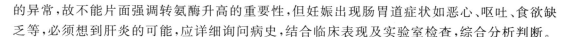

的异常,故不能片面强调转氨酶升高的重要性,但妊娠出现肠胃道症状如恶心、呕吐、食欲缺乏等,必须想到肝炎的可能,应详细询问病史,结合临床表现及实验室检查,综合分析判断。

1. 病史　如密切接触、输血、注射史等。

2. 临床表现　病毒性肝炎分黄疸型与无黄疸型两种。后者较为多见,多有疲劳、厌食、恶心、呕吐、肝区疼痛等,病程发展较缓慢。黄疸型肝炎在起病后 1 周左右出现黄疸,巩膜及皮肤黄染,有时症状可突然加剧,于起病后 7～10 天,黄疸进行性加深、持续剧吐、高热、头痛;特别严重者,起病急,黄疸可不重而发生低血糖等,表示肝实质的严重坏死,患者烦躁不安、谵妄而进入昏迷。这种妊娠期重型黄疸性肝炎又称为妊娠期急性黄色肝萎缩,死亡率极高。

3. 实验室检查　血清 ALT 增高,尤其数值大于正常值 10 倍以上,持续时间较长,除外其他原因,对病毒型肝炎有诊断价值。血清胆红素在 1mg/dl 以上,尿胆红素阳性,凝血酶原时间的测定均有助于肝炎的诊断。

4. 血清病原学检测　感染肝炎病毒后人体会出现相关的血清标志物。

【妊娠合并重症肝炎的诊断要点】

(1)消化道症状严重,出现食欲极度减退、频繁呕吐、腹胀、腹水。

(2)黄疸迅速加深,血清胆红素值＞10mg/dl。

(3)出现肝臭味,肝脏进行性缩小,肝功能明显异常,酶胆分离,白蛋白/球蛋白比例倒置。

(4)凝血功能障碍,全身出血倾向。

(5)迅速出现肝性脑病,烦躁、嗜睡、昏迷。

(6)肝肾综合征出现急性肾衰竭。

【鉴别诊断】

1. 妊娠肝内胆汁淤积症（ICP）　多数发生在妊娠晚期,少数发生在妊娠 25 周之前,以瘙痒和黄疸为特点的疾病,胆酸明显升高,转氨酶轻度升高,胆红素正常或升高,血清病毒血检查抗原及抗体均阴性,肝活检主要为胆汁淤积。分娩后数日症状消失。

2. 妊娠期急性脂肪肝（AFLP）　妊娠期特有的疾病,为急性肝细胞脂肪变性引起的肝功能障碍。多发生于妊娠 30 周以后,初产妇居多。临床表现与重症肝炎相似。MRI 见肝大片密度减低区。确诊应肝脏穿刺组织学检查。

3. HELLP 综合征　本病在重度子痫前期的基础上伴有溶血、肝酶升高和血小板减少为特征的综合征。

4. 妊娠剧吐引起的肝损害　妊娠剧吐可引起肝功能轻度异常,严重时可引起肝肾功能损害。肝炎病毒血清标志物检查阴性有助于诊断。

5. 药物性肝损害　氯丙嗪、异丙嗪、苯巴比妥类镇静药、甲巯咪唑、异烟肼、利福平、四环素等药物对肝脏有损害。服药后迅速出现黄疸及转氨酶升高,可伴有皮疹、皮肤瘙痒、嗜酸粒细胞增多。停药后多可恢复。

6. 妊娠高血压疾病引起的肝损害　在妊娠高血压疾病基础上合并肝损害。

【预防】

1. 非妊娠期注意预防肝炎病毒的感染

2. 已患肝炎的非妊娠育龄妇女　应注意避孕,应在肝炎痊愈 2 年后(至少半年)再妊娠。

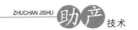

3. 加强围产期保健 重视孕期合理营养,加强围产期检查,常规检查肝功能和肝炎病毒血清标志物,并定期复查。

4. 有密切接触史的孕妇的预防 ①夫妇一方有肝炎,应用避孕套预防交叉感染。②有甲型肝炎接触史的孕妇,接触 7 日内可肌肉注射丙种球蛋白 2～3ml。新生儿出生时及生后 1 周各注射 1 次丙种球蛋白可预防感染。

5. 预防交叉感染 筛查夫妇双方 HBsAg,检查无症状携带者血清标志物。HBsAg 及 HBeAg 阳性,孕妇分娩时注意隔离,防止胎儿窘迫、羊水吸入、软产道损伤。注意剖宫产可使胎儿接触大量母血,预防胎儿感染作用不大。

6. 阻断母婴传播

(1)甲型肝炎急性期禁止哺乳。

(2)乙型肝炎。

1)宫内阻断:乙型肝炎病毒阳性的妇女,乙肝免疫球蛋白(HBIg)2000IU 肌肉注射,于妊娠 28 周起每 4 周 1 次,直至分娩,其价值目前仍有争议。

2)新生儿免疫:①主动免疫:新生儿出生后 24 小时内注射乙型肝炎疫苗 30μg,生后 1 个月、6 个月再分别注射 10μg。②被动免疫:新生儿出生后立即注射 HBIg 0.5ml,生后 1 个月、3 个月再分别注射 HBIg 0.16 ml/kg。③联合免疫:乙型肝炎疫苗按上述方法,新生儿出生时(出生后 6 小时内)和出生后 3～4 周各肌注 HBIg100IU。

3)人工喂养:HBsAg 阳性的母亲可为新生儿期接受免疫的婴儿哺乳,母血 HBsAg、HBeAg、抗-HBe 三项阳性及后两项阳性的产妇均不宜哺乳。乳汁 HBV-DNA 阳性者不宜哺乳。

(3)丙型肝炎:抗-HCV 阳性母亲所生的婴儿,在 1 岁前注射免疫球蛋白,可对婴儿起保护作用。

【治疗】

1. 妊娠合并轻型肝炎 注意休息及营养,低脂肪饮食;预防感染,避免应用对肝有损害的药物,补充大量维生素 C、维生素 K、能量合剂、新鲜血浆等。有黄疸者要按重症肝炎处理,住院治疗。

2. 妊娠合并重症肝炎

(1)保护肝脏:高糖素—胰岛素—葡萄糖联合治疗,输入 200～400ml 新鲜血浆,每周 2～4 次。

(2)防治肝昏迷:控制蛋白质摄入量<0.5g(kg·d),增加糖类,热量每天维持在 7431.2kJ 以上。保持大便通畅,口服新霉素或甲硝唑。另可用醋谷胺、氨基酸、辅酶 A、三磷酸腺苷。

(3)防治 DIC:DIC 是妊娠期重型肝炎的主要死亡原因,尤其在妊娠晚期,应根据凝血功能检查结果补充凝血因子,有 DIC 者在凝血功能检测下使用肝素。但产前 4 小时至产后 12 小时不宜应用肝素,以免引起产后出血。

(4)治疗肾衰竭:控制每天入液量为 500ml 加前 1 天尿量,酌情应用呋塞米、多巴胺改善肾血流,防治高血钾,避免应用损害肾脏的药物。

3. 产科处理

(1)妊娠期:①妊娠早期合并病毒性肝炎,若不积极治疗,容易发展为重型。因此,凡确诊为轻型或疑为肝炎者,均应积极治疗,可继续妊娠。慢性活动性肝炎对母婴威胁较大,适当治疗后,可终止妊娠。②妊娠中期及晚期病患者,均不宜终止妊娠,因此时任何药物或进行人工流产,都增加肝脏的负担。注意及预防重度妊高征。晚期患病者对孕妇及胎儿的影响均较大,故宜加强治疗及观察,适时终止妊娠。

(2)分娩期:阴道分娩增加胎儿感染病毒几率,主张剖宫产。经阴道分娩要尽量避免阴道损伤,注意及预防凝血功能障碍(DIC),分娩期配好新鲜血液,并用维生素 K_1 以加强凝血功能,预防滞产,缩短第二产程,以减少体力消耗,预防产后出血;注意血压和尿量,以防肝肾综合征。重型肝炎积极治疗 24 小时后迅速终止妊娠,以剖宫产为宜。

(3)产褥期:预防感染,应用对肝脏无损害的抗生素。新生儿留脐血作肝功能及抗原测定,阴性者仍可能发生病毒性肝炎,故每一个新生儿都必须隔离护理,并密切注意有无肝炎症状出现。不宜母乳喂养。母亲回奶时不宜用雌激素,以防损伤肝脏。

【护理诊断】

1. 潜在并发症　产后出血。

2. 营养缺乏　与肝炎患者食欲缺乏、恶心、呕吐有关。

3. 婴儿感染危险　与分娩及产后接触母体血液、分泌物或乳汁有关。

4. 胎儿受伤害危险　与胎儿畸形、早产、死胎、死产有关。

5. 知识缺乏　缺乏妊娠合并病毒性肝炎自我保健及隔离等知识。

【护理要点】

1. 病情监护

(1)观察肝炎病情:密切观察消化道症状、黄疸情况及肝功能,警惕病情恶化。

(2)监测凝血功能:检查纤维蛋白原、凝血酶原等,监测凝血功能,防止 DIC 发生。

(3)胎儿情况监护:定期听胎心,指导孕妇自测胎动,必要时行胎心监护、B 超检查监测胎儿宫内情况,以及时发现胎儿缺氧,做好胎儿窘迫的防治。

2. 治疗配合

(1)妊娠期。

1)加强产前检查:检查时防止交叉感染,应有专门诊室,严格执行消毒隔离制度。所用器械用 0.5% 过氧乙酸浸泡后再消毒。

2)遵医嘱使用保肝药物:遵医嘱用高血糖素—胰岛素—葡萄糖联合应用;避免应用可能损害肝脏的药物如四环素、镇静药及麻醉药;合并妊娠期高血压疾病时更应谨慎。

3)重症肝炎患者的护理:①限制蛋白质摄入,增加碳水化合物。②减少氨及毒素的吸收。保持大便通畅;按医嘱口服新霉素或甲硝唑;严禁肥皂水灌肠,必要时可给予醋灌肠。③按医嘱用降氨药物。④防止 DIC 发生,临产前 1 周开始按医嘱使用维生素 K_1 和维生素 C;密切观察出血倾向,进行凝血功能检查,若有异常,应按医嘱补充凝血因子,如输新鲜血、纤维蛋白原等;发生 DIC 时可遵医嘱酌情应用肝素,但产前 4 小时至产后 12 小时内不宜应用肝素钠,以免发生产后出血。

(2)分娩期。

1)预防出血:①临产后配备新鲜血。②严密观察产程,发现异常,立即通知医生。③注意产妇出血倾向,发现异常,按医嘱补充凝血因子。④缩短第二产程,必要时配合医生行阴道助产术。⑤胎肩娩出后,立即按医嘱静脉注射缩宫素 20U,防止宫缩乏力导致产后出血。

2)预防传染：①将产妇安置在隔离待产室和产房。②凡接触过肝炎产妇的器械、物品均需用0.5%过氧乙酸浸泡消毒。

3)减少母婴传播：①防止产道损伤。②预防新生儿产伤、窒息及羊水吸入。

（3）产褥期。

1)继续实施保护肝脏措施：①遵医嘱继续用保肝药物治疗；继续选用对肝脏损害小的抗生素，如头孢菌素或氨苄西林等。②回奶不用雌激素，可口服生麦芽或用皮硝外敷乳房。

2)新生儿护理：①指导新生儿喂养：HBsAg阳性产妇可以母乳喂养，HBeAg阳性产妇不宜母乳喂养，应指导人工喂养。②新生儿隔离4周，并注射乙肝疫苗或高效价乙肝免疫球蛋白。

3. 一般护理

（1）休息：每天保证9小时睡眠和适当午睡，避免体力劳动。

（2）饮食：给高蛋白、高维生素、足量碳水化合物、低脂肪饮食，多吃富含纤维素的蔬菜和新鲜水果，保持大便通畅。

4. 心理护理

（1）消除紧张：将产妇安置在隔离待产室和产房，提供安静、舒适的待产环境，满足其生活需要，关心、安慰、鼓励产妇，消除产妇的紧张、恐惧心理。

（2）消除自卑心理：向孕产妇及家属讲解肝炎患者消毒隔离的重要性，争取患者及家属的理解与配合，帮助产妇消除自卑心理。

（3）调动产妇积极性：及时将医护计划告知产妇，增加产妇对分娩的自信心，调动产妇积极性。

5. 健康教育

（1）增强预防疾病意识：让孕妇了解肝炎的传播途径，嘱孕期加强营养，摄入富含蛋白质、碳水化合物和维生素的食物，避免因营养不良增加对肝炎病毒的易感性。

（2）指导避孕：病毒性肝炎妇女必须避孕，选择适宜的避孕措施，以免再度怀孕影响身体健康。若无新生儿存活，待肝炎痊愈后至少半年，最好2年后怀孕为宜。

三、妊娠合并糖尿病患者的护理

妊娠合并糖尿病包括两种，妊娠前已有的糖尿病即为妊娠合并糖尿病，妊娠后才发生或首次发现的糖尿病称妊娠期糖尿病（GDM）。妊娠合并糖尿病对母婴均有较大危害，属高危妊娠。孕妇糖尿病的临床过程较复杂，至今母婴死亡率仍较高，必须引起重视。

【妊娠对糖尿病的影响】

1. 妊娠期

（1）可使隐性糖尿病显性化，使原有糖尿病患者的病情加重。

1)血容量增加，血液稀释，胰岛素相对不足。

2)胎盘分泌的激素：(胎盘生乳素、雌激素、孕激素等)在周围组织中具有抗胰岛素作用。

3)妊娠早中期，孕妇血浆葡萄糖随妊娠进展而降低，空腹血糖约降低10%，因而孕妇长时间空腹易发生低血糖及酮症酸中毒。

（2）糖尿病肾损害加重：糖尿病孕妇由于妊娠及高血糖使肾血流量明显增加，导致肾小球滤过率增高，加重肾脏的损害。

(3)视网膜病变进展风险增大：妊娠期并发高血压将加重糖尿病眼底病变。

2. 分娩期 易发生低血糖并容易发展为酮症酸中毒。因宫缩大量消耗糖原以及产妇进食减少所致。

3. 产褥期 极易发生低血糖。原因是胎盘排出及全身内分泌激素逐渐恢复到非妊娠期水平。

【糖尿病对孕产妇、胎儿及新生儿的影响】

1. 对孕产妇的影响

(1)并发妊娠期高血压疾病：因糖尿病患者多有小血管内皮细胞增厚及管腔狭窄，严重者发生子痫、胎盘早剥、脑血管意外。

(2)泌尿、生殖系统感染：因糖尿病患者白细胞有多种功能缺陷，趋化性吞噬作用、杀菌作用均显著降低。

(3)羊水过多：可能与羊水中含糖量过高，刺激羊膜分泌增加有关。

(4)胎膜早破、早产：羊水过多造成。

(5)软产道损伤：巨大儿或某些胎儿紧急情况及手术产引起。

(6)产后出血：葡萄糖利用不足，能量不够，导致子宫收缩乏力。

(7)酮症酸中毒：孕产妇体内代谢变化的特点使糖尿病孕产妇易发生代谢紊乱。当代谢紊乱发展到脂肪分解加速血清酮体积聚超过正常水平称酮血症，严重者可致昏迷，也是孕产妇死亡的主要原因。

(8)手术产：由于巨大儿的发生率增加而导致头盆不称增加；另外糖尿病患者常伴有子宫收缩乏力造成剖宫产率增加；由于巨大儿阴道分娩造成手术助娩增加。

2. 对胎儿、新生儿的影响

(1)流产和早产：孕早期血糖过高可使胚胎受累，最终导致胚胎死亡而流产。有报道孕早期糖化血红蛋白＞8％或平均空腹血糖＞120mg/d时自然流产率增加。

(2)胎儿畸形：妊娠合并显性糖尿病时胎儿畸形明显升高可达 4％～12.9％，胎儿严重畸形约为正常妊娠的 7～10 倍。畸形以心血管畸形和神经系统畸形最为常见，且与受孕后最初几周的高血糖水平密切相关。

(3)巨大儿：发生率明显升高，可达 25％～40％。由于孕妇血糖高，可通过胎盘转运，但胰岛素不能通过胎盘，故使胎儿长期处于高血糖状态，刺激胎儿胰岛细胞增生而产生大量的胰岛素，活化氨基酸转移系统促进蛋白、脂肪的合成以及抑制脂肪的分解导致巨大胎儿。

(4)胎儿宫内发育迟缓：发病率较低，常与胎儿畸形并存或多见于孕期血糖控制极不理想，尤其在严重糖尿病伴有血管病变时，如伴发肾病，发生率达 21％，但在 GDM 中极少发生。

(5)新生儿合并症：胎儿高胰岛素血症可使胎儿代谢增加，机体耗氧加大，导致胎儿宫内慢性缺氧、酸中毒。胎儿慢性缺氧可诱导红细胞生成增多，出现红细胞增多症。新生儿出生后体内大量红细胞被破坏，血中胆红素增加可出现胆红素血症。另外，胎儿高胰岛素血症可使胎儿肺泡表面活性物质的合成、释放减少，导致胎儿肺成熟的延迟，故新生儿呼吸窘迫综合征发生增加。新生儿脱离母体后，由于高胰岛素血症的存在，若不及时补充糖易发生新生儿低血糖。

(6)围生儿死亡：孕妇并发酸中毒时胎儿死亡率明显增加。另外，胎儿畸形以及新生儿严重并发症也是围生儿死亡的主要原因。

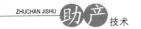

【临床表现及诊断】

1.病史 了解孕妇有无糖尿病家族史、患病史、肥胖及孕期尿糖检测情况;询问有无复杂性外阴阴道假丝酵母菌病、反复自然流产、死胎或分娩巨大胎儿、足月新生儿呼吸窘迫综合征分娩史、畸形儿史。

2.症状和体征

(1)妊娠期有"三多"症状,即多饮、多食、多尿。

(2)反复发作的外阴阴道假丝酵母菌病。

(3)孕妇体重增加过快≥90kg,羊水过多或巨大胎儿。

3.实验室检查

(1)血糖测定:两次或两次以上空腹血糖≥5.8mmol/L,可诊断为糖尿病。

(2)糖筛查试验:应在妊娠24～28周进行。方法:将50g葡萄糖粉溶于200ml水中,5分钟内服完,其后1小时血糖值≥7.8mmol/L为糖筛查异常。50g葡萄糖筛查≥11.2mmol/L的孕妇,为GDM的可能性大。对糖筛查异常的孕妇检查空腹血糖,空腹血糖异常可诊断为糖尿病,空腹血糖正常者,再进一步做口服葡萄糖耐量试验。

(3)口服葡萄糖耐量试验(OGTT):我国多采用75g糖耐量试验,指空腹12小时后,口服葡萄糖75g,其诊断标准为空腹5.6mmol/L,1小时10.3mmol/L,2小时8.6mmol/L,3小时6.7mmol/L,其中有2项或2项以上达到或超过正常值,即诊断为妊娠期糖尿病。仅一点高于正常值,诊断为糖耐量受损。

【治疗】

确定是否适宜妊娠,不宜妊娠者若已妊娠应及早人工终止;可继续妊娠者,应积极控制血糖;选择合适的分娩时间和分娩方式。

1.妊娠期的处理

(1)不宜妊娠者:孕早期伴有高血压,心电图显示冠状动脉硬化,肾功能减退或眼底有增生性视网膜炎等,及早人工终止妊娠,并落实绝育措施。

(2)允许继续妊娠:孕期监护糖尿病患者,必要时与内分泌医师共同处理与随访。对孕妇的监护措施如下:

1)严密观察血压:妊娠早期应了解基础血压,妊娠中期应根据平均动脉压做妊娠期高血压疾病的预测,对于高危孕妇应及时给予维生素E、钙剂以及小剂量阿司匹林以预防妊娠期高血压疾病或控制其向严重程度发展。

2)严格观察子宫底高度变化:通过动态观察及时发现羊水过多或巨大胎儿,进一步B型超声检查可确诊。

3)肾功能监测:每次产前检查都应查尿常规,每个月应重检一次24小时尿蛋白定量,每1～2个月定期检查血尿素氮、肌酸、尿酸及内生肌酐清除率以便及时发现糖尿病肾病及泌尿系感染。

4)眼底检查:初诊时应做眼底检查,判定是否有视网膜病变,以后每1～2个月定期复查。

5)心脏功能检查:糖尿病患者冠心病的患病率是非糖尿病患者的2～3倍,也是主要的死亡原因之一。通过心电图及超声心动图检查有助于早期诊断。

6)血糖水平测定:于孕24～28周进行50g糖筛查试验,对有高危因素者在妊娠32～34

周应重复筛查一次,便于早期发现和诊断,控制血糖水平,减少畸形儿或巨大儿的发生率。

7)糖化血红蛋白测定:该指标反映的是 1～2 个月内的平均血糖水平,且与胎儿畸形率关系密切。糖化血红蛋白值下降并稳定于正常水平,表示糖尿病控制较好。

8)血浆电解质的测定:主要测定 K^+、Na^+、Cl^-、Mg^{2+}、Ca^{2+},以便及时发现低 K^+、低 Mg^{2+}、低 Ca^{2+} 等电解质失衡。

(3)孕期胎儿监护。

1)胎儿生长发育的监测:糖尿病孕妇胎儿畸形发病率高于正常妊娠的 1.5～6 倍,又以神经管畸形为多见,故于妊娠 18～20 周应常规做 B 型超声检查,了解胎儿有无畸形,是否为巨大儿。此后每 4 周重复 B 型超声检查。

2)胎儿成熟度的检测:糖尿病孕妇分娩时间多安排在 38 周,测定胎儿成熟度可预防新生儿呼吸窘迫综合征。以测定羊水中磷脂酸甘油为首选,也可测定卵磷脂/鞘磷脂的比值。

3)胎儿宫内安危的监测:①12 小时胎动计数:自 30 周起每天早、中、晚 3 次,由孕妇自我计数每小时胎动,将 3 次胎动之和乘以 4 则为 12 小时胎动计数,如<10 次可提示胎儿胎盘功能不佳。②胎心率监护:自孕 30 周起每周 1 次胎心电子监护。NST 无反应型应进一步做 OCT 试验。如 OCT 为阳性提示胎儿宫内情况不佳。

(4)孕期治疗。

1)饮食控制:孕期饮食控制很重要,但又要避免过分控制。满意血糖控制标准:孕妇无明显饥饿感,空腹血糖 3.3～5.6mmol/L,餐前 30 分钟血糖 3.3～5.8mmol/L,餐后 1 小时<8mmol/L,餐后 2 小时血糖 4.4～6.7mmol/L,夜间血糖 4.4～6.7mmol/L。一般约每日每千克标准体重摄入 125.6～146.5kJ,其中碳水化合物每日约 20g。蛋白质每千克体重摄入 1.5～2.0g。每日进食 4～6 次,并注意补充维生素、钙剂及铁剂。

2)药物治疗:控制饮食血糖未达标准者,需药物治疗。不用磺脲类降糖药,因其能通过胎盘引起胎儿胰岛素分泌过多而使胎儿低血糖导致胎儿畸形或死亡。通常应用胰岛素,剂量应根据测得的血糖值确定。其剂量也应个体化,一般从小剂量开始,根据孕妇病情、孕周、血糖值调整。

(5)高危患者孕 34～36 周住院,病情严重者更应提前住院治疗,同时促胎肺成熟,每日静注地塞米松 10～20mg,连用 2～3 日,以促进肺表面活性物质生成,减少新生儿呼吸窘迫综合征的发生。

(6)分娩时间及分娩方式的选择。

1)分娩时间的选择:原则上严格控制孕期血糖的同时加强胎心监护,尽量推迟终止妊娠时间。糖尿病孕妇住院后应根据胎儿大小、胎龄、肺成熟度、胎盘功能等综合因素考虑终止妊娠时间,一般以 38～39 周为宜。待产过程中,若有胎盘功能不良或出现胎儿处境危险信号应终止妊娠。

2)分娩方式的选择:巨大儿,胎盘功能不良,糖尿病病情较重,胎位异常或有产科指征者应行剖宫产结束分娩。若胎儿发育正常,且宫颈成熟较好时应尽量经阴道分娩,但产程中应加强胎儿监护,产程不宜太长,必要时行剖宫产。

2. 分娩期的处理

(1)经阴道分娩者应注意休息、镇静,适当饮食,尽量减少产妇体力的消耗,缩短产程。

(2)严密观察血糖、尿糖及酮体的变化,及时调整胰岛素用量。

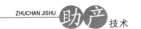

(3)加强胎儿监护,注意产程进展,预防产后出血。

(4)如遇下列情况可考虑选择剖宫产:病程10年以上;超声提示有肩难产的可能;过去有剖宫产史;胎儿胎盘功能低下;有死胎、死产史;胎位异常;引产失败者;产程过长。

3. 产褥期的处理

(1)注意休息、适当饮食和预防产褥感染。

(2)继续严密监测血糖、尿糖及酮体,直至恢复到孕前水平。

(3)由于胎盘排出,抗胰岛素激素迅速下降,胰岛素用量应减少至孕期用量的1/3~2/3。

(4)新生儿的处理:一律按早产儿护理。新生儿出生时应留脐血检查血糖、胰岛素及C肽等。注意低血糖,新生儿娩出30分钟开始定时滴服25%葡萄糖液。常规检查红细胞比容、血钙、胆红素,以及时发现新生儿红细胞增多症及高胆红素血症。密切注意新生儿呼吸窘迫综合征的发生。仔细检查新生儿有无先天畸形。

【护理诊断】

1. 有胎儿受伤危险 与巨大儿、早产、手术等有关。

2. 有感染危险 与糖尿病患者白细胞多种功能缺陷有关。

3. 知识缺乏 不了解糖尿病的饮食控制及胰岛素使用的有关知识。

4. 焦虑 与担心自身和胎儿的安全有关。

【护理要点】

1. 病情监护

(1)检查的护理:糖筛查在妊娠24~28周,告知患者测血糖在空腹时进行。

(2)糖尿病孕妇的监护:糖尿病允许妊娠者,孕期应加强监护,需内科、内分泌科、产科医护人员密切合作,共同监测糖尿病病情和产科方面的变化。每月测定肾功能及糖化血红蛋白含量,同时进行眼底检查。注意血压、水肿、蛋白尿情况。注意有无并发症出现,如低血糖、高血糖、酮症酸中毒、妊娠期高血压疾病、羊水过多、胎膜早破、感染等征象。

(3)加强胎儿监护:①测量宫底高度、腹围,及时发现巨大胎儿。②B超监测胎儿生长发育情况。③胎动计数指导孕妇自测胎动,若12小时胎动数少于10次,表示胎儿宫内有缺氧,应及时告知医护人员。④羊水检查测卵磷脂与鞘磷脂的比值(L/S),了解胎儿成熟度。

2. 治疗配合

(1)妊娠期的护理。

1)饮食控制:部分妊娠期糖尿病孕妇仅需饮食控制即可维持血糖在正常范围。保证充足热量和蛋白质的摄入,最好少量多餐,让孕妇控制餐后1小时血糖值在8mmol/L以下,且无饥饿感。

2)运动治疗:适当的运动可降低血糖,方式可选择有氧运动,如散步和中速步行,每天至少1次,每次20~40分钟,于餐后1小时进行。

3)遵医嘱用药:对饮食治疗不能控制的糖尿病,遵医嘱选用胰岛素,忌用口服降糖药。

4)定期产前检查:糖尿病孕妇,妊娠早期应每周检查一次至妊娠第10周,妊娠中期每2周检查一次,妊娠32周以后应每周检查一次,有特殊情况时增加检查次数。

(2)终止妊娠的护理。

1)人工终止妊娠:指导不宜妊娠者。

2)选择合适的分娩时间及分娩方式：①分娩时间选择：主张选择于妊娠 38～39 周终止妊娠。②分娩方式选择：剖宫产术适用于巨大儿、胎盘功能不良、糖尿病病情严重、胎位异常或其他产科指征者。

（3）分娩期的护理。

1）促使胎肺成熟：引产或剖宫产前按医嘱静脉滴注地塞米松 10～20mg，连用 2 日，减少新生儿呼吸窘迫综合征发生。

2）密切观察产程：注意观察宫缩、胎心变化，避免产程延长，如产程进展缓慢或出现胎儿窘迫，应及时通知医生，并做好阴道助产或剖宫产术准备。

3）防止低血糖：①阴道分娩或剖宫产过程中，遵医嘱按每 4g 糖加 1U 胰岛素比例进行补液，定时监测血糖、尿糖和尿酮体，使血糖不低于 5.6mmol/L（100mg/dl）。②产后密切观察低血糖表现，如发现出汗、脉搏快等症状应给糖水或静脉注射 5％葡萄糖 40～60ml，并通知医生。

4）预防产后出血：按医嘱于胎肩娩出时，给缩宫素 20U 肌肉注射。

5）预防感染：①保持腹部及会阴伤口清洁；②遵医嘱继续应用广谱抗生素；③适当推迟创口拆线时间。

6）按医嘱调整胰岛素用量：产后 24 小时内减少至用原量的 1/2，48 小时减少至原用量的 1/3。

（4）新生儿的护理。

1）新生儿按早产儿护理：注意观察有无并发症。

2）预防新生儿低血糖：新生儿娩出 30 分钟开始定时滴服 25％葡萄糖液，必要时静脉缓注 25％葡萄糖液 30～40ml（每分钟 10～15 滴）。

3. 一般护理

（1）休息：让孕妇充分休息，左侧卧位。

（2）饮食：建议孕妇每日摄入热量 150kJ/kg（36kcal/kg），其中碳水化合物 40％～50％，蛋白质 20％～30％，脂肪 30％～40％；补充维生素、钙和铁；适当限制食盐摄入量。

4. 心理护理

（1）释放焦虑：态度和蔼地与患者交流，鼓励糖尿病孕产妇说出自己的担心和焦虑。教产妇用读书、看报等方法转移焦虑情绪，保持心情愉快。

（2）激发自尊心：糖尿病孕妇担心自己无法完成母性任务，如妊娠失败、婴儿死亡或产下畸形儿等，自尊心会受到打击。护士应表示理解与同情，协助澄清错误观点，激发孕产妇的自尊心。

（3）调动产妇积极性：随时告知病情好转消息以及医护计划，让患者充满信心，主动参与并积极配合医疗、护理。

（4）制订康复计划：指导患者坚持进行饮食控制及运动治疗。

（5）指导避孕：糖尿病产妇产后应长期避孕，但最好不用药物及宫内节育器。

（6）指导新生儿护理：注意观察有无并发症；一般情况下鼓励母乳喂养。

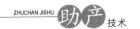

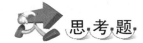 思考题

1.妊娠合并心脏病对母儿的影响有哪些？

2.妊娠合并心脏病的护理措施有哪些？

3.妊娠合并病毒性肝炎的临床表现有哪些？

4.妊娠合并病毒性肝炎的护理措施有哪些？

5.妊娠合并糖尿病的临床表现有哪些？

6.妊娠合并糖尿病的护理措施有哪些？

【病例分析】

某孕妇,29岁,孕27周,因进食绿豆汤后出现上腹部不适,伴恶心、呕吐2次,继而出现胸闷、气喘、呼吸急促、伴尿频、尿急、无畏寒、咳嗽等不适,经青霉素抗感染及强心、平喘治疗1天效果欠佳,门诊以"胸闷原因待查、孕1产0孕27周"收住呼吸内科。入院后急查血糖26.8mmol/L。实验室检查提示糖尿病酮症酸中毒,患者意识清楚,通知病危。

请问:(1)该孕妇的诊断考虑什么?　　(2)应采取什么护理措施?

任务九　妊娠合并外科、性疾病患者的护理

⭐ 学习目标

● **知识目标**

1.掌握妊娠合并阑尾炎,妊娠合并胆囊炎、胆结石,妊娠合并肠梗阻,妊娠合并淋病妇女的护理措施;

2.熟悉妊娠合并阑尾炎,妊娠合并胆囊炎、胆结石,妊娠合并肠梗阻,妊娠合并淋病妇女的临床表现及处理原则;

3.了解妊娠合并阑尾炎,妊娠合并胆囊炎、胆结石,妊娠合并肠梗阻,妊娠合并淋病对母儿的影响。

● **能力目标**

能识别妊娠合并阑尾炎,妊娠合并胆囊炎、胆结石,妊娠合并肠梗阻,妊娠合并淋病,并进行监护。

一、妊娠合并急性阑尾炎患者的护理

急性阑尾炎(acute appendicitis)是妊娠期最常见的外科疾病。妊娠期急性阑尾炎的发病率与非孕期相同,妊娠各期均可发生急性阑尾炎,但在妊娠前6个月常见,分娩期及产褥期少见。通常认为妊娠与急性阑尾炎的发生无内在联系。妊娠期阑尾炎临床表现不典型,增加诊断难度,使孕妇和胎儿的并发症和死亡率大大提高。因此,应掌握妊娠期阑尾炎的特

点,早期诊断和及时处理对预后有重要影响。

【妊娠期阑尾位置的变化】

妊娠初期阑尾的位置与非孕期相似,其根部在右髂前上棘至脐连线中外 1/3 处。随妊娠周数增加,盲肠和阑尾的位置向上、向外、向后移位。妊娠 3 个月末位于髂嵴下 2 横指,妊娠 5 个月末达髂嵴水平,妊娠 8 个月末上升至髂嵴上 2 横指,妊娠足月可达胆囊区。盲肠和阑尾在向上移位的同时,阑尾呈逆时针方向旋转,一部分被增大子宫覆盖,于产后 10～12 日恢复到非孕时位置。

【妊娠期阑尾炎特点】

妊娠并不诱发阑尾炎,但由于妊娠期解剖生理的改变,发生阑尾炎时有两个特点:一是诊断比较困难;二是炎症容易扩散。造成诊断比较困难的因素有:①早孕反应的恶心、呕吐与阑尾炎的症状相似;②增大子宫导致阑尾移位,使腹痛不局限于右下腹;③妊娠期白细胞计数也升高;④容易与其他妊娠期腹痛性疾病相混淆,如早产、肾绞痛、肾盂肾炎、胎盘早剥、子宫肌瘤变性等;⑤妊娠中晚期阑尾炎的症状不典型。导致炎症容易扩散的原因有:①妊娠期盆腔血液及淋巴循环旺盛,毛细血管通透性及组织蛋白溶解能力增强;②增大子宫将腹壁与发炎阑尾分开,使腹壁防卫能力减弱;③子宫妨碍大网膜游走,使大网膜不能抵达感染部位发挥防卫作用;④妊娠期类固醇激素分泌增多,抑制孕妇的免疫机制,促进炎症发展;⑤炎症波及子宫可诱发宫缩,宫缩又促使炎症扩散,易导致弥漫性腹膜炎;⑥症状及体征不典型,容易延误诊疗时机。

【临床表现及诊断】

在妊娠的不同时期,急性阑尾炎的临床表现有明显差别。

(1)妊娠早期急性阑尾炎症状及体征与非孕期基本相同。常有转移性右下腹痛及消化道症状,包括恶心、呕吐、食欲缺乏、便秘和腹泻,急性阑尾炎早期体温正常或轻度升高(通常 <38℃);若有明显体温升高(>39℃)或脉率增快,提示有阑尾穿孔或合并腹膜炎。查体右下腹麦氏点或稍高处有压痛、反跳痛和肌紧张。超声检查有一定帮助。

(2)妊娠中、晚期急性阑尾炎与非孕期表现不同。常无明显的转移性右下腹痛,腹痛和压痛的位置逐渐上升,甚至可达右肋下肝区。阑尾位于子宫背面时,疼痛可位于右侧腰部。增大子宫将壁层腹膜向前顶起,故压痛、反跳痛和肌紧张常不明显。妊娠期有生理性白细胞增加,故白细胞计数对诊断帮助不大,但白细胞计数 $>15 \times 10^9/L$ 时有诊断意义。也有白细胞升高不明显者。超声检查难以得到确诊。

【鉴别诊断】

(1)妊娠早期合并急性阑尾炎需与右侧卵巢囊肿蒂扭转和右侧输卵管妊娠相鉴别。

(2)妊娠中晚期合并急性阑尾炎应与右侧卵巢囊肿蒂扭转、右侧肾盂积水、右侧急性肾盂肾炎、右侧输尿管结石、急性胆囊炎相鉴别。妊娠晚期合并急性阑尾炎疼痛位于右上腹,还需与先兆临产、胎盘早剥、妊娠期急性脂肪肝、子宫肌瘤红色变性相鉴别。

(3)分娩期合并急性阑尾炎需与子宫破裂相鉴别。

(4)产褥期合并急性阑尾炎与产褥感染不易区分。

【治疗】

妊娠期急性阑尾炎不主张保守治疗。一旦确诊,应在积极抗感染治疗的同时,立即手术治疗,尤其在妊娠中、晚期。若一时难以确诊,又高度怀疑急性阑尾炎时,应尽早剖腹探查,有产科指征者可同时行剖宫产。

1. 手术要求　在妊娠早期,手术要求与未孕时阑尾切除术相同。妊娠中、晚期按下述要求进行:

(1)麻醉:以连续硬膜外麻醉为宜。病情危重合并休克者,以气管内麻醉安全。

(2)体位:右侧臀部垫高30°～45°或采取左侧卧位,使子宫转向左侧,便于暴露阑尾,减少术中对子宫的刺激,并有利于防止仰卧位低血压综合征的发生。

(3)切口选择:妊娠早期可取麦氏切口。诊断不能肯定时行正中切口,有利于术中操作和探查。妊娠中、晚期采取右侧腹直肌旁切口,高度相当于宫体上1/3部位。

(4)术中操作:避开子宫找到盲肠及阑尾,在基底部结扎、切除阑尾,内翻缝合。最好不放置腹腔引流,以减少对子宫刺激引起早产。若腹腔炎症严重而局限,阑尾穿孔,盲肠壁水肿,应于其附近放置引流管,避免引流物直接与子宫壁接触。

(5)下述情况应先行剖宫产:①术中暴露阑尾困难;②阑尾穿孔并发弥漫性腹膜炎,盆腔感染严重,子宫已有感染征象;③近预产期或胎儿基本成熟,已具宫外生存能力。

(6)妊娠前半期可在腹腔镜下行阑尾切除术,妊娠后半期则应慎用。

2. 术后处理

(1)继续抗感染治疗:需继续妊娠者,应选择对胎儿影响小、敏感的广谱抗生素,术前开始使用。阑尾炎时,厌氧菌感染占75%～90%,应选择针对厌氧菌的抗生素。甲硝唑在妊娠各期对胎儿影响较小,可以应用,并同时与青霉素、氨苄西林、头孢菌素类等配伍使用。

(2)保胎治疗:若继续妊娠术后3～4日内应给予抑制宫缩药及镇静药保胎治疗。根据妊娠不同时期,可给予肌注黄体酮、静脉滴注硫酸镁、口服或静脉滴注利托君等。

二、妊娠合并急性胆囊炎、胆石症患者的护理

妊娠期急性胆囊炎(acute cholecystitis)和胆石症(cholelithiasis)的发病率仅次于急性阑尾炎,70%急性胆囊炎患者合并胆石症。

【妊娠与急性胆囊炎和胆石症的相互影响】

妊娠期本病发生率并无增加,但妊娠对本病有重要影响:①在体内孕激素作用下,血液及胆汁内胆固醇浓度增加,胆酸、胆盐可溶性发生改变,使胆固醇容易析出形成结晶;②孕激素使胆道平滑肌松弛,胆囊排空能力减弱,胆汁淤积,容易导致胆固醇沉积形成结石;③雌激素降低胆囊黏膜上皮对钠的调节,使黏膜吸收水的能力降低,影响胆囊的浓缩功能。胆囊炎、胆石症以妊娠晚期多见。

妊娠期患急性胆囊炎有发生坏死、穿孔及形成胆汁性腹膜炎的倾向。发热及疼痛有引起胎儿窘迫及诱发宫缩引起流产、早产的危险。

【临床表现及诊断】

妊娠期急性胆囊炎的表现与非孕期基本相同。在夜间或进油腻食物后发作,表现为突发右上腹绞痛,阵发性加重,疼痛可向右肩或右背部放射,常伴发热、恶心、呕吐。查体右上腹压痛、肌紧张,有时深吸气时胆囊区有触痛反应(Murphy征阳性)。部分患者在右肋下缘可触及紧张而有触痛的胆囊。B型超声检查是首选的辅助检查,可见胆囊体积增大、壁厚,大部分患者显示有结石影像。白细胞计数升高,但常在妊娠期的正常范围内。肝功能异常表现为丙氨酸转氨酶(ALT)和门冬氨酸转氨酶(ASD)轻度升高。

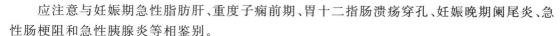

应注意与妊娠期急性脂肪肝、重度子痫前期、胃十二指肠溃疡穿孔、妊娠晚期阑尾炎、急性肠梗阻和急性胰腺炎等相鉴别。

【治疗】

1.手术治疗　妊娠期或产褥期急性胆囊炎通常与胆石症或胆道阻塞有关,处理原则基本上与非孕期相似,以手术治疗摘除胆囊为主。因保守治疗在孕期内有较高的复发率,且复发后更容易导致早产以及胆囊摘除术更加困难。目前多主张腹腔镜下行胆囊摘除术。术后继续抗感染治疗,继续妊娠者给予保胎治疗。

2.非手术治疗　仅适用于病情较轻者或术前的治疗。非手术治疗包括:

(1)饮食控制:发作期应禁食水,必要时胃肠减压。缓解期给予低脂肪、低胆固醇饮食。

(2)支持疗法:补充液体,纠正水和电解质紊乱及酸碱失衡。

(3)对症治疗:发作期给予解痉、镇痛药物,如阿托品,必要时肌注哌替啶。缓解期给予利胆药物。

(4)抗感染治疗:选用对胎儿影响小的广谱抗生素,如青霉素、氨苄西林、头孢菌素类和甲硝唑。

三、妊娠合并肠梗阻患者的护理

妊娠期肠梗阻(intestinal obstruction)较少见,多发生于妊娠晚期。肠梗阻多与既往手术粘连有关,也可由肠扭转、肠套叠、肿瘤等引起,但更少见。妊娠合并肠梗阻较非孕期病情重,死亡率高,主要与诊断、治疗不及时及术前准备不充分有关。

【妊娠与肠梗阻的关系】

妊娠不会引起肠梗阻,但妊娠期某些变化可能容易发生肠梗阻。如妊娠期子宫增大,挤压盆腔内肠管尤其乙状结肠;子宫增大牵拉粘连肠管,肠管位置变化发生扭曲或阻塞;妊娠期孕激素水平高,降低肠管平滑肌张力,抑制肠蠕动,甚至发生肠麻痹;肠系膜过长或过短,分娩后肠管位置发生变化等。

妊娠期容易发生肠梗阻的时期为:①妊娠中期子宫升入腹腔时;②妊娠近足月胎头入盆时;③产后子宫迅速缩小,肠袢急剧移位,腹腔内脏之间关系突然发生变化时。

【临床表现及诊断】

妊娠期受增大子宫影响,常使肠梗阻失去典型症状和体征,且这些症状容易与妊娠本身引起的胃肠道症状相混淆,加大诊断难度。肠梗阻主要症状包括:持续性或阵发性腹部绞痛,伴恶心、呕吐、腹胀、停止排气排便等。查体腹部可见肠型、肠蠕动波;听诊肠鸣音亢进、呈高调金属音,可闻及气过水声;叩诊呈鼓音,有腹部震水音;腹部压痛,严重者可有反跳痛和肌紧张。对怀疑肠梗阻的患者应行腹部 X 线检查,出现肠管扩张并有气液平面的肠袢有利于诊断。

【治疗】

治疗原则是纠正肠梗阻引起的水和电解质紊乱及酸碱失衡,解除肠梗阻和进行恰当的产科处理。

1.保守治疗　包括禁食及胃肠减压,根据脱水程度、尿量、尿比重、血清离子及血气分析结果,补充液体和电解质;应用广谱抗生素防治感染,首选氨苄西林或头孢菌素类,并加用甲硝唑。

2.手术治疗　是否手术取决于肠梗阻类型及严重程度。绞窄性肠梗阻一经确诊应立即

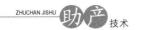

手术。单纯性粘连性肠梗阻、不完全性和麻痹性肠梗阻可在严密观察下保守治疗 12～24 小时，仍不缓解应行手术治疗。

3.产科处理 肠梗阻经非手术治疗缓解者，可继续妊娠。肠梗阻发生于妊娠早期需手术治疗者，应先行人工流产，部分患者流产后梗阻可自行缓解。发生于妊娠中期，若无产科指征不必终止妊娠，术前术后应积极保胎治疗。妊娠晚期尤其是孕 34 周以后，估计胎儿肺已成熟，可先行剖宫产术再行肠梗阻手术。

【护理诊断】

1.潜在并发症 与病情引起的水电解质紊乱、败血症有关。

2.母亲受伤害危险 与需手术治疗有关。

3.胎儿受伤害危险 与流产、早产、死胎、死产、胎儿窘迫有关。

4.知识缺乏 缺乏妊娠合并外科疾病等知识。

【护理要点】

1.病情监护

(1)观察病情：密切观察消化道、腹痛、发热等症状，监测生命体征，警惕病情恶化。

(2)监测实验室检查：检查血常规、电解质等。

(3)胎儿情况监护：听胎心，指导孕妇自测胎动，必要时行胎心监护、B 超检查监测胎儿宫内情况，以及时发现胎儿缺氧，做好胎儿窘迫的防治。

2.治疗配合

(1)手术治疗：手术前、后护理(见《外科护理》中的"手术护理")。

(2)非手术治疗护理。

1)禁食、胃肠减压、补液、纠正水电解质平衡等护理。

2)遵医嘱应用抗生素的护理。

3.一般护理

(1)休息：注意休息，根据是否手术决定方式。

(2)饮食：根据是否手术决定饮食。

4.心理护理

(1)消除紧张：提供安静、舒适的休息环境，满足其生活需要，关心、安慰、鼓励产妇，消除产妇的紧张、恐惧心理。

(2)调动产妇积极性：及时将医护计划告知产妇，增加产妇对分娩的自信心，调动产妇积极性。

5.健康教育 增强疾病知识，让孕妇了解疾病的发生、发展、转归。

四、妊娠合并淋病患者的护理

【病因】

淋病在世界范围内广泛流行，是目前性传播疾病（sexually transmitted diseases，STD）中发病率最高的一种，在我国 STD 中亦位居首位。淋病病原体是淋病奈瑟双球菌（简称淋球菌），为革兰阴性双球菌，对柱状上皮和移行上皮有特殊的亲和力。淋球菌性娇嫩，对干燥、低温、高温的耐受性均较差。人是淋球菌的唯一的天然宿主，感染后引起泌尿生殖系统化脓性炎症，临床上称之为淋病。人对淋菌的获得性免疫力低下，易反复感染。

【感染途径】

1. 性接触传播 不洁性交是淋球菌感染的主要途径,成人感染者中约 99％通过此途径受染,20～30 岁生育期年龄为发病高峰。

2. 间接接触感染 通过接触感染的衣物、床上用品、毛巾、浴盆等而受染。

3. 产道感染 孕期淋病时胎膜早破继发羊膜腔内感染,也可感染胎儿;新生儿亦可在分娩时经过感染的产道而受染。

【临床表现】

约 60％～80％孕妇为无症状淋病双球菌携带者,大部分妊娠期妇女感染局限于下生殖道,包括宫颈、尿道、尿道旁腺和前庭大腺。妊娠期淋病的临床表现与非妊娠期不尽相同。

1. 下生殖道感染 淋球菌最初常引起宫颈黏膜炎、前庭大腺炎、尿道炎,又称为无合并症淋病或单纯淋病。以宫颈管受感染最多见,宫颈黏膜炎表现为阴道脓性分泌物增多,外阴痛痒或灼热感,偶有下腹痛,体检可见宫颈明显充血、水肿、糜烂,有脓性分泌物从宫颈口流出,触痛,触之易出血。尿道炎表现为尿频、尿痛、尿急,检查可见尿道口红肿、触痛,通过阴道前壁向耻骨联合方向挤压尿道或尿道旁腺有脓性分泌物流出。若有前庭大腺炎,腺体开口处红肿、触痛、溢脓,若腺管阻塞可形成脓肿。由于淋球菌可以同时感染这些部位,因此临床表现常为多种症状同时存在。

2. 上生殖道感染 淋球菌可上行感染盆腔脏器,导致淋菌性盆腔炎,引起子宫内膜炎、输卵管炎、输卵管积脓、盆腔腹膜炎、输卵管卵巢脓肿或盆腔脓肿,称之为有合并症淋病或复杂性淋病。妊娠期淋病导致的急性输卵管炎很罕见,可能是宫颈淋球菌感染逆行感染发生在孕 12 周绒毛膜和蜕膜融合前,因为妊娠 12 周后,宫颈管黏液阻塞及胎囊充满宫腔,可阻止感染的上行性扩散。

3. 播散性淋病 淋球菌通过血循环播散,引起全身淋菌性疾病,主要临床症状为高热、寒战、皮疹、全身不适、食欲缺乏等,表现为淋菌性皮炎、关节炎、脑膜炎、胸膜炎、肺炎、心内膜炎、心包炎等,严重者出现全身中毒症状。妊娠期淋球菌感染的播散性淋病较多见。妊娠中晚期淋球菌感染尤其容易发展为播散性淋病,可能与妊娠期盆腔器官充血、组织松软及激素影响宫颈内膜改变而使抵抗力下降有关。淋菌性心内膜炎在妊娠期很少发生,一旦发生即为致命性的。

【对妊娠和新生儿的影响】

孕期任何时期的淋球菌感染均可导致不良的妊娠结局,可能与未治疗的淋菌性宫颈炎、感染性自发流产和流产后感染有关。在分娩时检测到淋球菌感染的孕妇常发生早产、胎膜早破、绒毛膜羊膜炎和产褥感染。

约 1/3 新生儿通过未治疗的淋球菌感染的产道可发生淋菌性眼结膜炎,在未采用硝酸银预防性滴眼前,新生儿淋菌性眼结膜炎的发生率约为 10％。一般在出生后 4 日左右出现症状,少数患儿的潜伏期可达 21 天。若不及时治疗或选用不敏感的抗生素,眼结膜炎可发展为角膜溃疡或淋菌性脑炎,最后形成瘢痕致失明。

【诊断】

60％～80％孕妇为无症状携带者,因此应根据病史做实验室检查。

1. 涂片检查 取宫颈分泌物做涂片检查,行革兰染色,急性期可见到多核白细胞中有数对革兰阴性双球菌。该方法简便省时,但敏感性仅为 48％。假阴性率较高,易致漏诊。又由于女性患者的阴道中菌丛较复杂,因此涂片中可见到与淋球菌相似的细菌,易导致误诊。世界卫生组织(WHO)建议诊断女性淋病时采用培养的方法。

2. 淋球菌培养　从宫颈取材时注意所用的器材不能粘有消毒药液,阴道窥器不能使用液体石蜡而仅用无菌的温水。先用第一个棉拭子拭去宫颈口的脓性分泌物,再用第二个棉拭子轻轻插入宫颈管 1cm 以上,转动并停留 20～30 秒,取出的分泌物应注意保湿、保温,立即接种到多粘菌素 B 血液琼脂培养基上,经 24～48 小时培养,可形成典型的菌落。淋球菌培养是目前用于淋病筛查和确诊的唯一金标准。

3. 血清学试验　如补体结合反应和间接血球凝集反应等,目前尚未用于临床诊断。

4. PCR 检测　应用 PCR 检测淋菌 DNA 片段,敏感性和特异性均较高,但操作过程污染可造成假阳性,目前仅在一些具备条件的医院开展。

【治疗】

妊娠期淋病应早期诊断、早期治疗,应用抗生素的原则为及时、足量、规范。Maxwell 和 Watson 研究证明只要及时给予抗生素治疗,对于淋球菌培养阳性的孕妇即使发生未足月胎膜早破,也可以行期待疗法。Sheffied 等观察了 Parkland 医院收治的 25 名妊娠期淋病患者,她们平均的发病孕周为 25 周,经迅速地给予相应的抗生素治疗后,仅有 1 例自然流产和 1 例死产发生。

近 10 多年来,发现淋球菌已对青霉素、四环素产生耐药菌株,但对第三代头孢、大观霉素敏感,因此目前首选第三代头孢类抗生素。轻症可大量单次给药,重症应连续每日给药,以保证足够治疗时期彻底治愈,可同时应用抗衣原体药物。孕期禁用奎诺酮类及四环素类药物,性伴侣应同时治疗。

1. 妊娠期无合并症的淋病　头孢曲松钠(Ceftriaxone,菌必治)为首选用药。单次用药 250mg 肌注;头孢噻肟钠 1g 单次肌注,对头孢和奎诺酮类抗生素过敏的患者可采用大观霉素 4g 单次肌注。

2. 妊娠期有合并症的淋病、播散性淋病　头孢曲松钠 1g,每 24 小时静脉滴注或肌注 1 次,连续 10 日,或大观霉素 2g,每日肌注,连续 10 日,加用甲硝唑 400mg,每日 2 次,连续 10 日;或多西环素 100mg,每日 2 次口服,持续 10 日。淋菌性脑膜炎应持续治疗 10～14 天,淋菌性心内膜炎应持续治疗至少 4 周。治疗时注意性伴侣也应检查并进行预防性治疗。治疗结束后 3～7 日再次做宫颈淋菌培养,3 个月后再次复查,3 次阴性为彻底治愈。

【预防】

妊娠期淋病感染的孕妇常无症状,故筛查高危孕妇很重要。目前多数专家建议在首次产前检查时或行引产前进行淋病筛查,对于高危孕妇建议在孕 28 周后行宫颈分泌物再次培养。妊娠早期进行治疗的孕妇在孕晚期也应复查,以便能及早诊断,彻底治疗,避免感染新生儿,减少新生儿淋病的发病率。

【护理诊断】

1. 自尊紊乱　自感羞愧和内疚,害怕被人歧视,与患性传播疾病有关。

2. 有泌尿系统感染的危险　与感染淋病、外阴不洁、局部抵抗力下降有关。

3. 舒适的改变　与尿频、尿急、尿痛、脓性白带有关。

【护理要点】

1. 病情监测　观察病情,急性者监测体温,出现体温升高者可行物理降温,局部对症处理,减轻患者痛苦,促进康复。

2. 治疗配合

(1)局部用药:每晚用 1∶5000 高锰酸钾溶液灌洗阴道或坐浴,以减少分泌物刺激,后将药栓或药片如曼舒林等,置于阴道内,7 天为 1 个疗程。

(2)抗生素:按医嘱给予抗生素。首选药物以第三代头孢菌素为主,头孢曲松钠、头孢噻肟钠等肌注;不能耐受头孢菌素类或喹诺酮类者可用大观霉素肌注,可同时加用阿奇霉素口服或多西环素口服。孕期禁用喹诺酮及四环素类药物。性伴侣应同时治疗。

(3)慢性淋病较难治愈,按医嘱采取综合治疗,如支持疗法、对症处理、封闭疗法、物理疗法及手术治疗等。

(4)由于新生儿经产道直接接触可引起淋菌性结膜炎,故应及时应用红霉素眼药膏。

3. 一般护理　嘱急性期患者卧床休息,做好严密的床边隔离。患者所接触的物品和器具用 1% 的苯酚溶液浸泡。保持外阴清洁,禁止性生活。

4. 心理的护理　尊重患者,给予患者适当的关心、安慰,为患者保守秘密,解除患者求医的顾虑,积极接受检查和诊治。

5. 健康教育

(1)强调急性期及时、彻底治疗的重要性和必要性,告知患者治疗期间严禁性生活。

(2)指导治疗后随访,治疗结束后一周进行第一次复查,复查内容包括询问有关症状及做阴道分泌物镜检或培养。此后每月复查一次,连续 3 次阴性方能确定为治愈。复查时还应同时检查滴虫和梅毒血清反应,因三者可同时感染。

(3)教会患者自行消毒隔离的方法,患者的内裤、浴盆、毛巾应煮沸消毒 5～10 分钟。

(4)加强性知识的教育,杜绝不严肃的性生活,注意性卫生。

五、支原体和衣原体

支原体是介于细菌和病毒之间的原核生物,迄今为止,从人类尿道分离到的可能与疾病相关的支原体有解脲脲原体(UU)、人型支原体(MH)等 8 种。

衣原体(chlamydia trachomatis,CT)是一类介于病毒和立克次体间,严格细胞内寄生的原核细胞型微生物。在发达国家,沙眼衣原体感染占性传播疾病的第一位。我国的沙眼衣原体感染率也在不断增加。沙眼衣原体有 15 个血清型,其中 8 个血清型(D—K)与泌尿生殖道感染有关,以 D、E、F 最常见。沙眼衣原体对热敏感,但在 −70℃ 可保存数年。沙眼衣原体主要感染柱状上皮及移行上皮而不向深层侵犯,可引起宫颈炎、子宫内膜炎、输卵管炎、盆腔炎,可导致不孕、输卵管妊娠。

【感染途径】

生殖道支原体、衣原体感染主要通过性接触传播,孕妇患生殖道支原体、衣原体感染有两种形式:①新近活动型感染;②原有感染复发。值得注意的是,孕妇支原体、衣原体感染能够波及胎儿,主要途径有:①宫内感染,母亲下生殖道的病原体可上行感染胎膜、胎盘及羊水,最后至胎儿,或经血流播散至胎盘而感染胎儿;②分娩时经产道感染;③出生后母婴接触传播。调查结果显示,支原体母婴传播的最主要途径是宫内感染,而衣原体则主要通过软产道感染。

【临床表现】

孕妇感染支原体后，多无特异性的临床表现，多为隐性感染，亦可引起阴道炎、宫颈管炎，表现为白带增多，呈均质性，有鱼腥味。孕妇衣原体感染的国外报道为2%～47%。重庆某医院报道孕妇宫颈衣原体感染率为14%。孕妇感染衣原体后约80%没有症状，10%左右表现为白带增多或脓性白带，检查见宫颈充血、水肿、糜烂等宫颈炎表现。

【对妊娠和新生儿的影响】

支原体经血行或上行感染引起绒毛膜羊膜炎，也可经过胎盘感染胎儿，引起流产、早产、胎膜早破、死胎、低体重出生儿等，但对感染能否导致新生儿畸形目前尚无定论。不少报道支原体是新生儿感染性疾病的主要病原体，可引起新生儿化脓性结膜炎、肺炎、脑膜炎等，尤其易发生于早产儿。

衣原体活动性感染的孕妇有发生胎膜早破、早产可能，除与此病原体有关外，还因为多数合并了支原体感染，后者产生了大量的磷脂酶，能够分解胎膜中的花生四烯酸产生前列腺素。由于前列腺素的释放及炎症反应，可能是导致早产和孕足月前胎膜早破的原因。衣原体母婴垂直传播率为55%，新生儿通过感染衣原体的软产道时，约有50%～60%受染，最常受到侵犯的部位是眼结膜，此外还可扩散到鼻咽部、肺部等。其中约27.3%的婴儿发生衣原体结膜炎，18.7%发生衣原体肺炎。有宫颈炎、盆腔炎的妇女宫颈衣原体阳性率可达52%，且感染率有上升趋势，其危害性在于大多数的感染孕妇没有任何自觉症状，如不及时诊治，不但可造成不孕、异位妊娠、早产、流产、死胎等，还可通过阴道或胎盘传播给胎儿，引起新生儿衣原体结膜炎和衣原体肺炎以及其他并发症，如Reiter综合征。

【诊断】

1.支原体、衣原体分离培养 培养过程的操作繁琐，但结果可靠，目前已不常用。

2.血清学检查 常用的有酶联免疫吸附试验（ELISA法）检测血液中支原体、衣原体特异性IgM、IgG抗体，此方法的敏感性及特异性均较高，是目前临床上常用的方法。此外还可用免疫荧光法、斑点免疫结合试验等检测。

3.DNA的检测 经PCR快速扩增法检测标本中支原体、衣原体DNA，具有敏感性高、稳定可靠的特点，已经成为临床上快速诊断的重要手段。

【治疗】

孕妇患支原体感染，首选药物为红霉素，500mg/次，一日4次，连用7天。新生儿有支原体感染者，可用乙酰红霉素30mg/(kg·d)，分2～3次服用，连续两周为一疗程。关于孕妇分娩方式的选择，据梅少芬的研究结果，新生儿感染支原体主要为宫内感染，产道不是新生儿感染的主要途径，所以支原体感染的孕妇，如无其他指征，应尽量经阴道分娩。

衣原体感染孕妇首选红霉素，用法及剂量同支原体治疗。氨苄西林及克林霉素仅适用于不能耐受红霉素的孕妇。孕期禁用四环素、多西环素及氧氟沙星。以上均应在停药后的第7天复查衣原体。新生儿衣原体结膜炎者应用红霉素软膏治疗，但最好是全身用药，可防止衣原体进一步感染耳或肺部。该病反复发作，症状不消失多半是与有传染力的对象保持性接触有关。从流行病学角度来说，强调配偶或性伴侣的同时彻底治疗是十分必要的。由于衣原体宫内感染少见，所以对孕晚期有宫颈炎患者，应加强监测，检出衣原体者于妊娠34～38周用上述方法进行治疗是预防新生儿感染和减少产褥期发病率的有效手段。

六、TORCH 感染

TORCH 感染也叫 TORCH 综合征（TORCH syndrome）。"TORCH"一词是由数种导致孕妇患病，并能引起胎儿宫内感染，甚至造成新生儿出生缺陷的病原微生物英文名称的首个字母组合而成。其中"T"指弓形虫（toxoplasma），"R"指风疹病毒（rubella virus），"C"指巨细胞病毒（cytomegalo virus，CMV），"H"指单纯疱疹病毒（herpes simplex virus，HSV），"O"指其他（others）主要包括梅毒螺旋体（treponema pallidum）、人免疫缺陷病毒（human immunodeficiency virus，HIV）、人乳头状瘤病毒（human papilloma virus，HPV）、人微小病毒（B19）等 10 余种病毒。

TORCH 综合征的特点是孕妇患其中任何一种疾病之后，自身症状轻微，甚至无症状，但可垂直传播给胎儿造成宫内感染，使胚胎和胎儿呈现严重症状和体征，甚至导致流产、死胎、死产，即使出生后幸存，也可能遗留中枢神经系统障碍等严重先天性缺陷。

【感染途径】

（1）孕妇为易感人群，其感染途径与普通人群相似。弓形虫病的病原微生物为刚地弓形虫，感染者多为食用含有包囊的生肉或未煮熟的肉类、蛋类和未洗涤的蔬菜、水果等；风疹病毒是风疹的病原微生物，可直接传播或经呼吸道飞沫传播。巨细胞病毒主要通过口和性交感染，尤以后者为主；单纯疱疹病毒主要通过性行为尤其是性交传播；苍白螺旋体是梅毒的病原体，梅毒主要通过性生活传播，其他如接吻、输血器械传染、皮肤破损受染亦可感染梅毒。

（2）胎儿及新生儿孕妇患 TORCH 中任何一种疾病，均可导致胎儿感染，垂直传播最主要的途径是宫内感染。

1）宫内感染途径有以下三种。

①经胎盘感染：孕妇患生殖道以外部位的感染性疾病，病原微生物可进入孕妇血液中，孕妇血液中的病毒可直接通过胎盘屏障感染胚胎或胎儿。而细菌、原虫、螺旋体等需在胎盘部位形成病灶后，始能感染胚胎和胎儿。

②上行感染宫腔：临产后宫颈管扩张，前羊膜囊扩张，前羊膜囊下极与寄生在阴道内的内源性菌群接触，使该处的包蜕膜变性、韧性降低，病原微生物易通过该处进入羊膜腔内引起感染，若已破膜，则更容易发生上行感染。子宫内胎儿可因吸入和吞咽感染的羊水而受累。

③病原体上行沿胎膜外再经胎盘感染胎儿。

2）经产道感染：胎儿在分娩时通过软产道，软产道内存在内源性病原微生物，均能引起新生儿感染。最常见的病原微生物有巨细胞病毒和单纯疱疹病毒 H 型等。

3）通过母乳、母唾液及母血感染：此途径虽不多见，但不可掉以轻心。最常见的病原微生物有巨细胞病毒。

【对母儿的影响】

1. 对孕妇 TORCH 感染　可增加妊娠并发症，如妊娠期高血压疾病、肝炎、子宫内膜炎、胎膜早破。产时导致宫缩乏力、滞产及产后出血。不同病原微生物对孕妇影响各异。

（1）弓形虫病：孕妇感染后多无症状或症状轻微，约 90％发生淋巴结炎，全身或局部淋巴结肿大，无粘连、触痛。若虫体侵犯多个脏器，可患全身弓形虫病，出现相应症状。

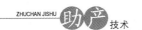

(2)风疹:孕妇感染后可出现低热、咳嗽、咽痛等上呼吸道感染症状,随后面颊及全身相继出现浅红色斑丘疹,耳后及枕部淋巴结肿大,数日后消退,在临床上易被忽略。

(3)巨细胞病毒感染:妊娠期间多为隐性感染,无明显症状及体征,可长时间呈现为携带病毒状态,可经唾液、尿液、乳汁、宫颈分泌物排出巨细胞病毒,少数出现低热、无力、头痛、肌肉关节痛、白带增多、颈部淋巴结肿大等。

(4)生殖器疱疹:单纯疱疹病毒感染后,外阴部出现多发性、左右对称的表浅溃疡,周围表现为疱疹。初感染的急性型病情重,再活化的诱发型病情轻。

(5)梅毒:早期(2年内)主要为皮肤黏膜损害,晚期(2年以上)可侵犯骨髓、心血管、神经系统等重要脏器,造成劳动力丧失甚至死亡。

2. 对胚胎、胎儿、新生儿影响　TROCH 感染对胎儿或新生儿的影响取决于病原微生物的种类、数量及胚胎发育的时期。

(1)弓形虫病:妊娠早期感染可引起胎儿死亡、流产或发育缺陷儿,多不能生存,幸存者智力低下;妊娠中期感染的胎儿可发生广泛性病变,引起死胎、早产、胎儿脑内钙化、脑积水、小眼球等严重损害;晚期感染可导致胎儿肝脾肿大、黄疸、心肌炎,或在生后数年或数十年出现智力不全、听力障碍、白内障及视网膜脉络膜炎。

(2)风疹:孕期感染风疹病毒可导致胚胎和胎儿严重损害,发生流产、死胎及先天性风疹综合征(congenital rubella syndrome,CRS),其中妊娠 1～2 个月感染者发生率最高。新生儿出生后不一定立即出现症状,可在生后数月甚至数年才显现。CRS 儿有三大临床特征,即心血管畸形、先天性白内障和耳聋,临床上分为新生儿期症状(低体重、肝脾大、脑膜炎症状)、永久性障碍(心血管畸形、眼障碍、耳损伤)和迟发性障碍(耳聋、高度近视、糖尿病、神经发育延迟等)。

(3)巨细胞病毒:孕期初次感染侵犯胎儿神经系统、心血管系统、肝及脾等器官,造成流产、早产、死胎及各种新生儿畸形,危害严重。存活的新生儿则有肝脾肿大、黄疸、肝炎、血小板减少性紫癜、溶血性贫血及各种先天性畸形,死亡率高。出生时无症状者常有智力低下、听力丧失和迟发性中枢神经系统损害为主的远期后遗症。

(4)单纯疱疹病毒:妊娠期原发性生殖器疱疹与自然流产、宫内发育迟缓、早产及新生儿HSV 感染有关。孕 12 周内感染可致胎儿畸形,主要为小头、小眼、视网膜脉络膜炎、脑钙化、智力低下。孕晚期感染 HSV 的孕妇经产道分娩,新生儿 HSV 发生率可达 50%。复发性生殖器疱疹引起新生儿 HSV 的危险性明显低于原发性生殖器疱疹,且与早产无关。

(5)梅毒:孕 16 周前由于胎盘绒毛内层有朗罕细胞,梅毒螺旋体不易穿越此层,故胎儿不易受感染。孕 16 周后朗罕细胞萎缩,梅毒螺旋体可顺利进入胎儿血液循环引起胎儿感染,宫内感染可致流产、早产及死产。其新生儿称为先天性梅毒儿,也称胎传梅毒儿,病情较重。早期表现有皮肤疼痛、皮炎、鼻炎及鼻塞、肝脾大、淋巴结肿大等。晚期先天梅毒多出现在 2 岁以后,表现为楔状齿、鞍鼻、间质性角膜炎、骨膜炎、神经性耳聋等,病死率及死亡率均明显增高。新生儿梅毒若系宫内感染者常无硬下疳(一期梅毒)表现,有此表现者常为分娩时病损产道感染所致。

【诊断】

1. 病史及体征　有以下情况者应考虑和警惕孕妇 TORCH 感染:

(1)曾有 TORCH 感染史、反复自然流产史、死胎死产史及无法解释的新生儿畸形或死亡史。

（2）孕期接触猫、摄食生肉或未熟肉、蛋及未洗涤的瓜果、蔬菜史,孕期淋巴结肿大者有弓形虫感染的可能。

（3）孕妇出现耳后或枕后淋巴结肿大,皮肤出现红色丘疹者有风疹感染的可能。

（4）患类单核细胞增多症,曾行器官移植或有输血史者有巨细胞病毒感染的可能。

（5）孕期出现生殖器、肛门及腰以下皮肤疱疹者有单纯疱疹病毒感染的可能。

（6）生后 3 周出现皮疹、鼻炎、肝脾肿大者多为梅毒感染。

2. TORCH 感染　必须借助实验室检查方法确诊。可采集母血、尿、乳汁、疱疹液、宫颈分泌物、胎盘、绒毛、羊膜、羊水及胎儿之血、尿、脑脊液等做形态学检查、病理切片、病原学检查、血清学检查。

（1）弓形虫:若 IgG 或 IgM 抗体均为阴性,提示孕妇未感染过弓形虫;若两者均为阳性,提示孕妇为近期弓形虫感染;若仅 IgM 阳性为急性感染,仅 IgG 阳性为既往感染,有免疫力。一般认为只有孕期活动性感染才能引起胎儿宫内感染。

（2）风疹:RV-IgM 抗体阳性或 RV-IgG 抗体双份血清有 4 倍升高表示近期感染;RV-IgG 抗体阴性表示易感者;RV-IgG 抗体由阴性转为阳性,表示初次感染。

（3）巨细胞病毒:CMV-IgM 抗体阳性,持续 12～16 周者说明近期活动性感染。人体感染 CMV 后即使产生 IgG 抗体,体内仍可存在 CMV,所以血清 IgG 抗体阳性,仍有可能是携带者或阴性感染者。

（4）单纯疱疹病毒:IgM 抗体阳性提示近期感染,由于原发性 HSV 感染者 IgM 不能通过胎盘,发病 1 个月内的胎儿不能获得被动免疫;IgG 抗体阳性提示复发性感染,其可通过胎盘,对胎儿起到保护作用。

（5）梅毒:梅毒螺旋体 IgM 阳性提示胎儿、新生儿、孕妇近期感染,如脐血中的 IgG 抗体滴度较母血中的高出 4 倍以上,则可诊断新生儿受染。

【治疗】

1. 弓形虫感染

（1）目前对于先天性弓形虫病的治疗尚无特效药物,常用的有乙胺嘧啶、乙酰螺旋霉素及复方新诺明。乙胺嘧啶是叶酸拮抗剂,妊娠早期长期服用可能有致畸作用,因而在妊娠早期使用应谨慎,用药的同时应补充叶酸。但该药对新生儿的疗效肯定。乙酰螺旋霉素在胎盘组织中的浓度高,无致畸作用,副作用少,适用于孕妇。但因其不能通过胎盘屏障,一旦确定胎儿有弓形虫感染应选用乙胺嘧啶。

（2）妊娠期弓形虫感染传播给胎儿,常常在妊娠早、中期。因此妊娠早期诊断为急性弓形虫感染者,应考虑终止妊娠。

（3）对有临床症状的先天性弓形虫感染婴儿,应在出生后 6 个月内用乙胺嘧啶,同时补充叶酸。亚临床感染的婴儿,一般首先用乙胺嘧啶,随后与螺旋霉素两药交替连续应用一年。

2. 风疹

（1）对症处理,卧床休息,进食营养丰富及易消化食物。

（2）治疗性流产:为预防 CRS 儿出生,对确诊早期妊娠有原发性风疹病毒感染者,尤其是经产前诊断证明有先天性感染或中期妊娠发现胎儿畸形者,应劝其终止妊娠。

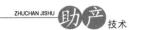

(3)隔离:一旦怀疑孕妇、新生儿或婴儿有风疹病毒感染,应尽快予以接触性隔离。风疹患者的隔离应从皮疹出现前第 5 天开始,直到皮疹出现后第 7 天。住院患者应继续隔离至第 21 天。先天性风疹应在出生后即开始隔离,隔离时间为一年。

3.巨细胞病毒感染

(1)治疗性流产:经产前诊断证明胎儿已感染 CMV 者,建议终止妊娠或孕 20 周后行羊水或脐血检测 CMV 特异性 IgM,若为阳性则应行妊娠中期引产;有 CMV 活动性感染的孕妇,应终止妊娠;妊娠晚期感染者,发生宫内感染的危险性较小,可继续妊娠,并严密监测。

(2)CMV 感染治疗:目前尚无疗效好、副作用小的药物。阿昔洛韦 10mg/kg 静脉注射,每日 3 次。阿糖胞苷 8~10mg/(kg·d) 静脉注射。新的抗病毒药物丙氧鸟苷用于治疗 CMV 感染有较好的疗效,但副作用大,对骨髓有明显的抑制作用,用法:5~15mg/(kg·d),分 2~3 次静滴,10~14 天为一疗程。

4.单纯疱疹病毒感染 常用的药物为阿昔洛韦,此药可通过胎盘,故患生殖器疱疹的孕妇应慎用。患生殖器疱疹孕妇的新生儿可预防性给药,一般给 40mg 静脉注射,连用 5 天。经产道感染最常见,故对于初次感染者,发病距分娩时间在 1 个月之内者,宜行剖宫产结束分娩。局部应用疱疹净、阿糖腺苷、干扰素等。

5.梅毒

(1)对早期梅毒可采用下列两种方法之一:

1)常效西林(韦星青霉素)一次疗法:孕妇:240 万 U 臀部肌注,每侧 120 万 U;先天性梅毒儿:50 万 U/kg,肌注。

2)普鲁卡因青霉素混悬液:孕妇:60 万 U 肌注,每日一次,共 10 天;先天性梅毒儿:5 万 U/kg,每日一次,共 10 天。

对青霉素过敏者:孕妇:选用红霉素 0.5g/次,每日 4 次,连服 15 天;先天性梅毒儿:红霉素每日量小于 0.5g,分 4 次,疗程 15 天。

(2)三期梅毒孕妇及患者亦选用上述药物,但用量应加大或时间延长。

经上述治疗后,需随访 2~3 年,第一年每 3 个月复查一次,第二年每半年复查一次,第三年末检查一次,若均正常,则为治愈。晚期梅毒患者的临床治愈不一定能达到血清治愈。

【预防】

1.弓形虫感染 避免食用未经充分加热或食用前冷藏的食品,避免接触受弓形虫感染的猫等动物,是预防弓形虫感染的关键。同时应建立先天性弓形虫感的诊断系统。避免严重感染儿出生。

2.风疹 由于尚无特效疗法,对于风疹感染应以预防为主。

(1)进行卫生宣教:孕妇应避免去公共场所,避免接触患儿,如有可疑风疹接触史应及时就诊。

(2)孕早期常规进行血清学检测:于孕 7~14 周查血抗体。阴性者一般是近期内无急性感染,但应注意风疹病毒 IgM 抗体具有消失快的特点,一般于感染后 4~5 周血液内已测不到。

(3)实行计划免疫:实行风疹病毒接种制度,是目前预防和控制风疹流行和先天性风疹综合征发生的最有效的措施。

3.巨细胞病毒感染

(1)CMV-IgM 阳性者应避免妊娠。

（2）孕早期避免去公共场所,减少接触患者的机会。

（3）对 CMV 感染的患者应进行隔离,对其排泄物应及时处理。

（4）对易感人群行被动免疫。注射 CMV 高价免疫球蛋白或免疫血浆,也可采用 CMVJ 病毒活疫苗行自动免疫治疗。

4.单纯疱疹病毒感染 目前尚无特异的预防方法。有报道用卡介苗、r-球蛋白能预防生殖器疱疹的复发,也可每天口服 ACV100～200mg 进行预防。对患有生殖器疱疹的产妇所分娩的新生儿,每天 ACV40mg 静脉滴注,可防止发病,且安全可靠。

5.梅毒 妊娠期梅毒的预防同非孕期,避免不洁性生活;患有梅毒者应积极、系统地治疗,治愈后再妊娠。

七、妊娠合并艾滋病

【病因】

艾滋病是获得性免疫缺陷综合征（acquired immune deficiency syndrome,AIDS）的简称,病原体是人免疫缺陷病毒（human immunodeficiency virus,HIV）,包括 HIV-1、HIV-2。HIV 属于逆转录病毒,直径 $100\mu m$,是由双脂质薄膜包裹的球形多面体。目前世界上流行的艾滋病多由 HIV-1 所致,HIV-1 基因具有高度变异性,其分子机制主要在于参与 HIV 复制三个过程（逆转录、正链 DNA 合成和转录）的 RNA 聚合酶缺乏校正功能。正是由于此点,造成 HIV-1 在世界流行过程中产生多种不同的类型:M 型、O 型和 N 型（非 M 非 O 型）。HIV 在外界环境中生存能力很弱,加热到 56℃半小时即可灭活;常用消毒剂如 75％酒精、3％双氧水、84 液、漂白粉、0.1％福尔马林、0.2％～0.5％次氯酸钠、酒精混合液均能杀灭 HIV,但 HIV 对 γ 射线和紫外线不敏感。

【感染途径】

1981 年,艾滋病首次在美国被发现,随后世界各地均有报道。近几年来在东南亚及南亚地区急速增长。我国自 1985 年发现首例艾滋病患者后,至 1999 年 12 月,HIV 感染的人数为 15088 例,目前估计我国 HIV 实际感染人数有 40 万。进入 21 世纪,HIV 母婴传播的流行趋势在世界范围内有增无减,据联合国 HIV/AIDS 资料,平均每年有 200 多万感染的妇女分娩,平均每天有 1600 多个婴儿感染 HIV,仅 2000 年一年就有 60 万儿童感染HIV-1,主要是经母婴垂直传播所致。

艾滋病患者及 HIV 携带者的血液、精液、唾液、乳汁、泪液及尿液均具有传染性,为艾滋病的传染源。传播途径主要有:①性传播为主要方式,占 70％～80％,即可在同性间传播,也可在异性间传播;②经血液和血液制品传播占 5％～10％,如静脉输入毒品,使用公共的、污染的针管、针头造成血源性污染,吸毒者 CU 细胞下降,促使 HIV 感染;③母婴传播占 5％～10％。近年来,妇女在艾滋病患者中所占的比例逐年上升,妇女感染艾滋病病毒的危害不仅局限于患者本身,还可以危及下一代。其高危人群包括:性病患者、吸毒者、暗娼及嫖客、同性恋者、HIV 感染者或 AIDS 患者密切接触者、归国人员;接受过进口血液制品者、涉外人员及服务员、接触 HIV 检验及患者的医务人员;外宾、外商、外国在华留学生等。艾滋病病毒可通过胎盘传染给胎儿,或分娩时经产道传染给新生儿,受染婴儿一般在 1～2 周岁死亡;用感染者的器官组织、精液作供体,健康受体有被感染的可能性。

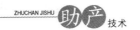

【艾滋病的致病机制】

艾滋病的主要特征是免疫抑制,主要是细胞介导的免疫低下,致使多种条件性致病菌感染和肿瘤的发生。CU 阳性 T 细胞是 HIV 的靶细胞,CD$_4$ 分子是该病毒的受体病毒与之结合后,进入细胞,通过逆转录酶的作用,使自身的 RNA 逆转录为 DNA,并整合到靶细胞的 DNA 上,缩短了细胞自身的生活周期,使患者 T 淋巴细胞数目减少,从而免疫功能降低。

【艾滋病对妊娠的影响】

妊娠期间机体的免疫体系处于抑制状态,可能会加速 AIDS 的发生,45%～75%的孕妇在产后 28～30 个月从无症状期发展到艾滋病。但法国 Hocke 报道在 HIV 阳性的孕妇妊娠组与未妊娠组相比较,两组发病时间、发病到死亡时间无明显差异。有关 HIV 感染与不良妊娠结局(早产、胎膜早破等)的关系,一直存在着争议,最近美国 Temmerman 等指出:HIV 对妊娠的影响取决于患者所处的疾病阶段,孕妇免疫力低下导致的条件致病菌感染与不良妊娠有关。艾滋病最大的危害之一就是 HIV 阳性母亲其分娩的婴儿 50%以上可以通过宫内、分娩过程和产后哺乳期感染病毒传播,严重危害了儿童的健康。成人感染 HIV 后平均潜伏期是 10 年左右,并且在感染的头 3 年很少有人发展为艾滋病。经母婴传播感染 HIV 儿童的病程进展有两种类型:①10%～25%的患儿在 2 年内发生严重免疫缺陷,并伴有生长发育迟缓和严重脑病,4 岁时死亡率接近 100%;②有 75%～90%的患儿虽表现为艾滋病相关症状,但表现比较温和,进展缓慢,并可延续至青少年时期。

【艾滋病的母婴传播】

如孕妇未治疗,1/4 的患者可发生围生期母婴传播,主要是经胎盘、产道或产后母乳喂养传播,其中产时感染的机会最大,占 75%～80%。有人观察了 21 例未经治疗的 HIV 感染患者孕中期母婴传播的情况,他们采用 PCR 方法检测引产胎儿的甲状腺、肺和脑组织中的 HIV,结果发现无胎儿感染,因此目前认为大多数母婴传播发生在孕末期和分娩期,美国 HIV 垂直传播率低于 5%。

一般认为,妊娠期 HIV 负荷量和艾滋病症状、静脉注射毒品、阴道分娩、母体抗体水平和 CU 细胞计数、胎膜破裂时间以及合并羊膜炎、产后哺乳及合并乳腺炎、病毒株的变异和毒力、胎儿易感性等都可影响母婴传播。分娩时孕妇的病毒负荷是决定是否发生垂直传播的主要因素,孕妇 HIV 感染程度越严重,婴儿获得感染的可能性越大,若拷贝量在 1000 以下,无 1 例发生母婴传播;拷贝量在 1000～10000,母婴传播率为 16.6%;拷贝量在 10000～50000,母婴传播率为 20.9%;大于 100000 个拷贝,母婴传播率为 40.6%,如果不进行治疗,母婴传播率高达 63.3%。

有研究发现 HIV 阳性的产妇,破膜时间 2 小时母婴传播率为 8%,24 小时该传播率为 31%,每延长 1 小时母婴传播风险就增加 2%。

【临床表现】

从感染 HIV 到发展为艾滋病的潜伏期长短不一,短则几个月,长则 17 年,平均 10 年。由于 HIV 感染后期常发生各种机会感染及恶性肿瘤,因此临床表现各种各样。我国在 1996 年 7 月 1 日起执行的《HIV/AIDS 诊断标准及处理原则》中将艾滋病分为 3 个阶段。

1.急性期 部分患者在感染初期无临床症状,但大部分 HIV 感染后 6 日～6 周可出现急性症状,临床主要表现为:发热、乏力、咽痛、全身不适等上呼吸道感染症状;个别有头痛、皮疹、脑膜脑炎或急性多发性神经炎;颈、腋及枕部有肿大的淋巴结,类似传染性单核细胞增多症;肝脾肿大。上述症状可自行消退。约在感染 HIV2～3 个月后出现 HIV 抗体阳性,95％的感染者在 6 个月内出现 HIV 抗体阳性。从感染 HIV 至抗体形成的时期称为感染窗口期。窗口期 HIV 抗体检测阴性,但具有传染性。

2.无症状期　感染 HIV 后临床常无症状及体征,血液中不易检出 HIV 抗原,但可以检测出 HIV 抗体。

3.艾滋病期　临床表现为原因不明的免疫功能低下;持续不规则的低热超过 1 个月;原因不明的全身淋巴结肿大(淋巴结直径大于 1cm);慢性腹泻超过 4～5 次/d。3 个月内体重下降大于 10％;合并口腔念珠菌感染、卡氏肺囊虫肺炎、巨细胞病毒感染、弓形虫病、隐球菌脑膜炎、进展迅速的活动性肺结核、皮肤黏膜的 kaposi 肉瘤、淋巴瘤等;中青年患者出现痴呆症。

【实验室检查】

1.HIV 抗体检测　初筛试验有酶联免疫吸附试验(ELISA)和颗粒凝集试验(PA),确证试验有免疫印迹试验。

2.病毒培养　病毒分离培养是诊断 HIV 感染的最可靠的方法,但敏感度低。

3.病毒相关抗原检测　双抗夹心法检测 HIV 相关抗原,PCR 检测血浆中 HIVRNA。

【艾滋病的诊断】

艾滋病的诊断包括临床诊断和实验诊断两种。

1.临床诊断艾滋病的标准　①有可靠的机会感染和恶性肿瘤证据;②有细胞免疫缺陷证据,包括迟发性皮肤试验无反应性,CU 细胞持续减少,CD_4/CU 比值<1,淋巴细胞对有丝分裂原及抗原的刺激所致增殖和反应均低下,NK 细胞活性降低,IgG、IgA 增高等;③无其他原发性或继发性免疫缺陷病;④有引起本病的流行性病学病史;⑤血清中 HIV 抗体阳性。

2.实验确诊艾滋病的标准　艾滋病病毒抗体阳性,又具有下述任何一项者,可为实验确诊艾滋病患者:①近期(3～6 个月)体重减轻 10％以上,且发热达 38℃,持续 1 个月以上;②近期(3～6 个月)体重减轻 10％以上,且持续腹泻(每日 3～5 次)1 个月以上;③卡氏肺孢子虫肺炎、卡波肉瘤、明显的真菌或其他条件致病菌感染。

【治疗】

目前对艾滋病的治疗仍以抗病毒治疗为主,虽然科学家探索了疫苗与被动免疫、免疫调节疗法、物理疗法、基因治疗等方法,但是目前尚未应用于临床。抗病毒治疗是防止 HIV 垂直传播的关键。孕期抗病毒治疗的目的是使血液中病毒量降至检出水平以下,将药物的副作用减至最低,另外应达到降低病毒垂直传播的目的,并应防止药物对胎儿生长的副作用。

治疗原则:参照非妊娠患者,但应个体化,依据患者以前抗病毒治疗的情况、现在血液中病毒负荷量、CU 计数和本人的意愿选择用药。

【产前检查】

根据有无高危因素进行 HIV 检查只能检测到一半 HIV 感染的妇女,因此目前美国妇产科协会(ACOG)建议对所有的孕妇常规进行 HIV 筛查。

对确诊为 HIV 感染的孕妇应进行详细的体格检查,特别注意有无感染的症状和体征。外周血 CU 细胞计数和 PCR 检测血浆病毒负荷量,以了解患者免疫系统和病毒感染状况,以后至少每 2～3 个月复查一次。若抗病毒治疗有任何调整,或治疗失败,则应每 4～6 周重

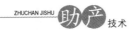

因 HIV 阳性患者通常合并其他 STD 感染,故应同时检测其他 STD 感染情况。

目前无任何产前诊断方法可预知胎儿最终是否感染 HIV,但已知孕妇的病毒负荷是决定是否发生垂直传播的主要因素,孕妇 HIV 感染程度越严重,婴儿获得感染的可能性越大。

【围分娩期的处理】

HIV 感染的孕妇应采取尽可能降低母婴传播的分娩方式,许多临床研究发现对于产前未予抗病毒治疗或血病毒负荷过大的孕妇,在宫缩发动或破膜前选择性剖宫产能显著降低母婴传播。对于产前已进行正规抗病毒治疗的孕妇是否应行剖宫产目前尚有争议。

经阴道分娩的 HIV 阳性的孕妇,在产程中应尽量避免胎儿内监护,不主张人工破膜,会阴切开术也尽可能不用,以避免产程中母婴传播。

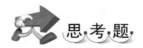

1.妊娠合并阑尾炎的临床表现及处理原则是什么?
2.妊娠合并阑尾炎的护理措施有哪些?
3.妊娠合并急性胆囊炎、胆石症的临床表现及处理原则是什么?
4.妊娠合并急性胆囊炎、胆石症的护理措施有哪些?

【病例分析】

某孕妇,34 岁,孕 25 周,午饭后出现呕吐,伴上腹部不适,无头晕头痛,无腹泻,休息后症状无好转,右下腹压痛明显前去医院就诊。体格检查:宫高脐上 2 指,胎心 150 次,上腹部压痛,右上腹胀痛,麦氏点压痛,反跳痛。辅助检查:小便检查正常,血常规,白细胞 $15 \times 10^9/L$,中性 80%,B 超提示:妊娠 25 周,阑尾区因妊娠宫体的遮盖未能发现阑尾及其包块。

请问:(1)该孕妇的诊断是什么? (2)对该孕妇需要采取哪些护理措施?

任务十 分娩并发症患者的护理

学习目标

- **知识目标**
  1.掌握产后出血、子宫破裂、羊水栓塞的病因、临床表现、护理;
  2.熟悉产后出血、子宫破裂、羊水栓塞的定义、分类、治疗原则;
  3.了解产后出血、子宫破裂、羊水栓塞的病理。
- **能力目标**
  能识别产后出血、子宫破裂、羊水栓塞,并进行初步应急处理和监护。

一、产后出血患者的护理

胎儿娩出后 24 小时内出血量超过 500ml 者称产后出血。发生在 2 小时内者占 80％以上。分娩 24 小时后,产褥期内大出血者为晚期产后出血。

产后出血是分娩的严重并发症,在导致产妇死亡的原因中居首位。少数严重病例,虽抢救成功,但可出现垂体功能减退,即席汉氏综合征。

【病因】

以宫缩乏力、软产道损伤、胎盘因素及凝血功能障碍四类常见,可共存,可相互影响。子宫内翻少见。

1.子宫收缩乏力　这是产后出血最常见的原因。在正常情况下,胎盘娩出后,子宫肌纤维收缩与缩复使宫壁上的胎盘床血窦关闭和血栓形成,出血迅速减少。如收缩、缩复功能障碍,胎盘床血窦不能关闭则可发生大出血。影响子宫收缩、缩复功能的因素有:

(1)全身性因素:产妇精神过度紧张,对分娩恐惧,产妇体弱,有全身急慢性疾病。

(2)药物因素:使用镇静剂过多,或产科手术时深度全身麻醉均可引起子宫收缩抑制。

(3)产科因素:产程过长造成产妇极度疲劳及全身衰竭影响子宫收缩。

(4)局部性因素:①多胎妊娠、巨大胎儿、羊水过多等引起子宫肌纤维过度伸展;②多次分娩而致子宫肌肉退行性变;③妊娠期高血压疾病或重度贫血致子宫肌层水肿;④前置胎盘附着的子宫下段收缩不良;⑤胎盘早剥离而子宫肌层有渗血;⑥因子宫肌瘤、子宫发育异常等,影响子宫的收缩、缩复。

2.产道损伤　包括会阴、阴道、宫颈及子宫下段破裂出血,常见阴道手术助产、急产、胎儿过大、软组织弹性差。

3.胎盘因素

(1)胎盘滞留:胎盘在胎儿娩出后 30 分钟尚未排出者。胎盘滞留可影响宫缩,造成产后出血。①膀胱充盈:因膀胱充盈压迫子宫下段,致剥离的胎盘排除不畅。②胎盘嵌顿:宫缩剂使用不当或粗暴按摩子宫等,刺激产生痉挛性宫缩,在子宫上、下段交界处或宫颈外口形成收缩环,将剥离的胎盘嵌顿于宫腔内。③宫缩乏力:胎盘虽已剥离而滞留于宫腔。④胎盘剥离不全:胎儿娩出后过早或过重按摩子宫,干扰了子宫的正常收缩和缩复,致胎盘部分剥离,剥离面血窦开放而出血不止。

(2)胎盘粘连或植入:由于子宫内膜慢性炎症或人流、剖宫产等手术损伤,致蜕膜发育不全,均可造成胎盘与宫壁粘连,甚至胎盘绒毛侵入子宫肌层,形成植入性胎盘。前者不易、后者不能自宫壁剥离。完全不剥离者可不出血,但部分性粘连或植入者其余部分剥离,剥离的胎盘影响宫缩。

(3)胎盘胎膜残留:常指小块的胎盘胎膜残留,影响宫缩,可发生大量或持续少量的出血。

4.凝血功能障碍　主要是产科情况,如胎盘早剥、羊水栓塞、死胎等引起的凝血功能障碍,少数由原发性血液疾病如血小板减少症、白血病、再生障碍性贫血或重症病毒性肝炎等引起。

5.子宫内翻　少见,多因第三产程处理不当造成,如用力压迫宫底或猛力牵引脐带等引起。

【临床表现】

产后大出血可发生在胎盘娩出之前、之后或前后兼有,且多发生在胎儿娩出后 2 小时内。阴道流血可为短期内大出血,亦可长时间持续少量出血。产后大出血一般为显性,但也有隐性出血者(血液滞留于宫腔)。

临床表现主要为阴道流血、失血性休克、继发性贫血。有的失血过多,休克时间长,还可并发 DIC。症状的轻重视失血量、速度及原来体质和贫血与否而不同。因此,对每个产妇必须做全面仔细的观察和分析,以免延误抢救时机。

【诊断】

1. 失血量的测量

(1)称重法:分娩后敷料量(湿重)－分娩前敷料重(干重)÷失血量(血液比重为 1.05g＝1ml)。

(2)容积法:用专用产后接血器收集血液后用量杯测定失血量。

(3)面积法:血湿面积按 10cm×10cm＝10ml,即每 1cm² 为出血 1ml 计算失血量。因敷料吸水度不同,只能作为大概估计。

(4)根据失血性休克程度估计失血量(为粗略估计):休克指数＝脉率/收缩压。

休克指数＝0.5,为血容量正常;休克指数＝1,丢失血量 10％～30％(500～1500ml 血容量);休克指数＝1.5,丢失血量 30％～50％(1500～2500ml 血容量);休克指数＝2.0,丢失血量 50％～70％(2500～3500ml 血容量)。

2. 产后出血原因的诊断

(1)子宫收缩乏力:可使胎盘剥离延缓,胎盘娩出后因宫缩乏力使子宫出血不止,呈间歇性,色暗红,出血能凝固。检查子宫柔软,轮廓不清,摸不到宫底或宫底升高,经按摩子宫收缩后出血明显减少。胎盘娩出后出血,评估子宫收缩情况,了解产妇有无隐性出血及严重失血导致的休克征象。

(2)胎盘因素:胎儿娩出后 10 分钟内胎盘仍未娩出,伴阴道大量间歇性出血,暗红色。应考虑胎盘因素,如胎盘剥离不全、粘连、嵌顿等。胎盘因素引起的产后出血的评估应根据不同原因,如宫腔探查、子宫下段狭窄环检查、产后检查胎盘、胎膜是否完整、胎盘胎儿面有无断裂血管等。

(3)软产道裂伤:胎儿娩出后或娩出过程中即出现持续性阴道出血,色鲜红能自凝,出血时子宫收缩良好。检查软产道裂伤部位及裂伤程度。其中宫颈裂伤多在两侧,也可能呈花瓣样;阴道裂伤多在阴道侧壁、后壁和会阴部,常常呈不规则裂伤;阴道壁血肿的产妇会有尿频或肛门坠胀感,且有排尿疼痛。会阴裂伤按裂伤程度分 3 度(图 3-10-1-1):①Ⅰ度:指会阴皮肤及阴道黏膜撕裂,未达肌肉,一般出血不多。②Ⅱ度:指会阴裂伤已达会阴体肌层,累及阴道后壁黏膜,甚至沿阴道后壁两侧沟向上撕裂,出血较多。③Ⅲ度:指肛门外括约肌已断裂,甚至累及直肠前壁,此情况虽严重但出血量不一定很多。

(4)凝血功能障碍:宫缩良好,产道无损伤或修补,但流血持续不断,且血液经久不凝,无血块。相应的病史和化验能提供诊断依据。

(5)子宫内翻性出血:子宫内翻,宫颈收缩使静脉回流受阻,造成严重失血,创伤与低血容量使产妇很快进入深度休克。检查阴道口或阴道内可发现梨形包块,而腹部扪不到宫底,但可扪及子宫翻出的凹陷,B 超有助于诊断。

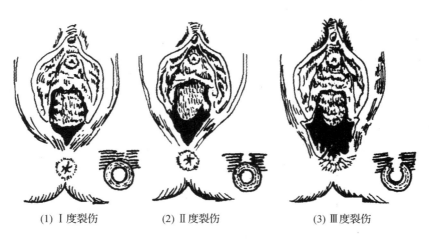

(1) Ⅰ度裂伤　　　(2) Ⅱ度裂伤　　　(3) Ⅲ度裂伤

图 3-10-1-1　会阴裂伤分度

【预防】

（1）加强妇女保健，凡有血液或其他疾病不宜妊娠者，劝其避孕或实行人工流产。宣传计划生育，减少人工流产次数。

（2）加强产前检查，对有产后出血、滞产、难产史以及有贫血、产前出血、妊娠期高血压疾病、胎儿较大、双胎或羊水过多等情况时，均应积极做好防治产后出血的准备工作。

（3）进入第一产程后，密切观察产程，预防产程延长，注意待产妇的休息、进食与排尿，合理应用镇静剂、宫缩剂。

（4）第二产程要注意保护会阴，勿让胎儿娩出过速，易致产道裂伤、出血。手术助产时切忌操作粗暴，以免损伤软产道，须做会阴切开。

对已有宫缩乏力或有产后出血史者，待胎儿前肩娩出后（臀位则胎头娩出后），自静脉注射缩宫素 10～20IU、麦角新碱 0.2mg，麦角新碱有显著促胎盘剥离及减少出血的作用。但注射过迟则可使已剥离的胎盘嵌闭于宫腔，须待宫缩缓解后才能娩出，反而延误时机。如有高血压和心脏病者，可肌注缩宫素。

（5）正确处理第三产程，胎盘未剥离前不要过分揉挤子宫或用力牵拉脐带。可由近胎盘脐带断端的脐静脉注射缩宫素 10～20IU，或生理盐水 200～300ml，前者能通过胎盘直接作用于子宫，强有力的宫缩可使胎盘及早剥离娩出；后者可使胎盘绒毛膨胀，从而促使胎盘剥离，两者均可缩短第三产程，显著减少产后出血。胎盘娩出后应仔细检查胎盘、胎膜是否完整，有无副胎盘、有无产道损伤，发现问题及时清宫或修补。认真测量出血量。

（6）产后观察。产后 2 小时是产后出血的高峰时段，应在产房观察，产后 24 小时之内，注意生命体征、子宫收缩、阴道出血、会阴伤口情况，可间断按摩子宫，及时排尿，以免膀胱膨胀影响宫缩。

【处理】

处理原则：止血、防治失血性休克、预防感染。

1. 宫缩乏力性出血

（1）刺激子宫收缩：腹部按摩子宫是最简单有效的促使子宫收缩以减少出血的方法。出血停止后，还需间歇性均匀节律的按摩，以防子宫再度松弛出血。必要时可置一手于阴道前穹隆,顶住子宫前壁;另一手在腹部按压子宫后壁,同时进行按摩(图3-10-1-2、图3-10-1-3)。

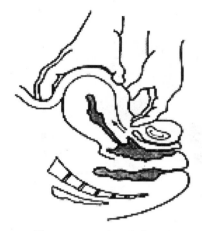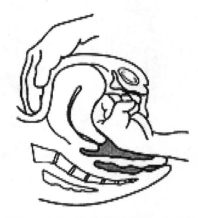

图 3-10-1-2　腹壁按摩子宫　　　　　　　　　图 3-10-1-3　腹部阴道双手压迫按摩

(2)应用宫缩剂:缩宫素 10IU 加入生理盐水 500ml 中静脉滴注,必要时 10IU 缩宫素直接注入宫体,麦角新碱 0.2～0.4mg 肌肉或加入 25% 葡萄糖液 20ml 缓慢静脉推注,心脏病、妊娠期高血压疾病、高血压患者慎用。前列腺素对子宫平滑肌亦有较高选择性促进收缩作用,可用米索前列醇 200μg 舌下含化,卡前列甲酯拴 1mg 置于阴道后穹隆,地诺前列酮 0.5～1mg,经腹直接注入子宫肌壁。

(3)宫腔填塞:以上治疗无效时,为保留子宫或为减少术前失血,可行宫腔填塞。方法:重新消毒外阴后,一手经腹固定子宫底,另一手中、食指或用环钳夹持 2cm 宽的无菌长纱布条,自宫底及两侧角向宫腔填塞,要塞紧填满,不留空隙,以达到压迫止血的目的(图3-10-1-4)。纱条亦有刺激子宫收缩作用。如出血停止,纱条可于 24～48 小时取出。填塞后需用抗生素预防感染,取出前应注射宫缩剂。

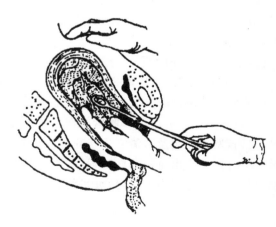

图 3-10-1-4　宫腔内堵塞纱布条

(4)髂内动脉或子宫动脉栓塞:局麻下经皮从股动脉插管造影,显示髂内动脉后,注射一种能被吸收的栓塞剂,使髂内动脉或子宫动脉栓塞从而达到止血目的。操作稍费时。

(5)结扎双侧子宫动脉上行支及髂内动脉:妊娠时 90% 的子宫血流经过子宫动脉,结扎双侧上行支及髂内动脉,出血多被控制。

以上措施均可保留子宫,保留生育机能。

(6)子宫切除:这是控制产科出血最有效的手段。各种止血措施无明显效果,出血未能控制,在输血、抗休克的同时,即行子宫次全或全子宫切除术。

2.胎盘因素　胎儿娩出后超过 30 分钟,虽经一般处理胎盘仍未剥离,或未到 30 分钟伴大出血者,应立即做阴道及宫腔检查,尽快取出胎盘。方法:重新消毒外阴,换手套,一手沿脐带经阴道入宫腔,另一手在腹壁上固定宫底配合操作,若胎盘已剥离,直接取出;若粘连,触到胎盘边缘后,用手指慢慢将其自宫壁剥离。疑有植入性胎盘不宜强行徒手剥离。出血多者,即行全子宫或次全子宫切除术;胎盘自然娩出或人工剥离后,检查胎盘胎膜有残留者,可用大刮匙轻轻搔刮清除之。如遇宫颈内口已紧缩,可肌注阿托品 0.5～1mg 或皮下注射 1∶1000肾上腺素 1ml,如宫口仍紧,可行全麻下胎盘剥除术。

3.软产道损伤所致出血　按解剖层次和缝合要求逐层缝合,彻底止血。

4.凝血功能障碍所致出血　详见羊水栓塞。

5.子宫内翻　在全麻下试行经阴道子宫内翻复位术。用手伸进阴道,将内翻之宫体置于术者掌中,用力往前上方推出盆腔,如胎盘尚未剥离,则剥离取出,成功后给予宫缩剂,并用纱布条填塞宫腔,以免再度翻出。

6.防治休克　发生产后出血时,应在止血的同时,酌情输液、输血,注意保温,给予适量镇静剂等,以防休克发生。出现休克后就按失血性休克抢救。输血量及速度应根据休克的程度及失血量而定,输血前可用平衡盐、低分子右旋糖酐、葡萄糖及生理盐水以暂时维持血容量。

7.预防感染　由于失血多,机体抵抗力下降,加之多有经阴道宫腔操作等,产妇易发生产褥感染,应积极防治。

【护理诊断】

1.组织灌注量不足　与阴道大量出血,不能及时补充,体内灌注血量减少有关。

2.有感染的危险　与失血后抵抗力降低,多次检查、手术操作有关。

3.疲乏　与失血性贫血、产后体质虚弱有关。

4.恐惧　与阴道大出血,担心危及生命安全有关。

【护理要点】

1.病情监护

(1)妊娠期:加强孕期保健,筛查、防治产后出血高危因素。

(2)分娩期:①第一产程:密切观察产程进展,防止产程延长。②第二产程:指导产妇正确使用腹压,胎儿前肩娩出后及早按医嘱使用宫缩剂。③第三产程:正确协助胎盘娩出和测量出血量。

(3)产后:加强产后 2 小时内的监护,密切观察生命体征、阴道流血和宫缩情况,注意保暖。产后 4～6 小时督促产妇排空膀胱。督促产妇翻身、活动、早期下床以促进恶露排出。鼓励母亲让新生儿及早吸吮乳头,反射性引起子宫收缩,减少出血量。

(4)失血过多尚未有休克征象者,及早补充血容量。

2.治疗配合

(1)止血的护理:①子宫收缩乏力:加强子宫收缩为最迅速有效的止血方法。导尿排空膀胱后可采用以下方法：按摩子宫；在按摩的同时，按医嘱肌肉注射宫缩剂；协助医生采取双手压迫子宫法、宫腔纱条填塞法、髂内动脉和子宫动脉栓塞术、子宫动脉和髂内动脉结扎术、子宫次全切除术或子宫全切术等方法控制出血。②胎盘因素：采取挤、取、刮、切、松。挤：从腹部挤压宫底，使胎盘排出；取：取出宫腔内的胎盘；刮：刮出小的残留的胎盘；切：植入性胎盘应做子宫次全切除术；松：胎盘嵌顿应给肾上腺素 1mg 或阿托品 0.5mg 皮下注射，松解狭窄环后取出等措施达到止血目的。③软产道裂伤：查明解剖关系，及时准确地协助缝合止血。④凝血功能障碍针对不同病因、疾病进行护理。

(2)防治休克的护理：相关内容参考"异位妊娠患者的护理"。

(3)预防感染的护理：①保持环境清洁，室内通风 30 分钟，每天 2 次，定期消毒。②遵医嘱给予抗生素，预防感染。③保持床单清洁干燥，做好会阴的护理，1‰苯扎溴铵溶液擦洗会阴，每天 2 次。④观察子宫收缩情况及有无压痛，注意恶露量、色、气味及会阴伤口情况。

3. 一般护理

(1)嘱产妇卧床休息，严密观察生命体征及阴道出血情况。

(2)指导产妇增加营养，可少量多餐，给予富含高蛋白、高维生素、高热量且易消化的饮食，多进食富含铁的食物，如瘦肉、动物内脏等。

(3)告知产妇早期哺乳，刺激子宫收缩，减少阴道流血。

4. 心理护理 解除产妇的紧张情绪，给予心理支持。允许家属陪伴，给予产妇关爱及关心，增加安全感。教会产妇一些放松方法，如听音乐等。

5. 健康教育

(1)嘱产妇出院后注意继续观察子宫复旧及恶露情况，发现异常后及时返院就诊，以降低产后出血的危险性和感染机会。

(2)向产妇及患者家属进行产褥期康复知识的宣传教育：合理安排休息和活动；注意正确哺乳，保持会阴清洁；加强营养，有效地纠正贫血，有助体力恢复；产褥期禁止盆浴，禁止性生活。

二、子宫破裂患者的护理

妊娠晚期及分娩期子宫体部或下段发生破裂称子宫破裂，为产科严重并发症之一，是孕产妇及围产儿死亡的重要因素。

【病因】

1. 梗阻性难产 这是造成子宫破裂的首要原因。常因胎位异常(肩先露、额先露)、骨盆狭窄、头盆不称等，使胎先露下降受阻，引起梗阻性难产。子宫上段为克服产道阻力而强烈收缩，使子宫下段拉长变薄，最终导致子宫破裂。

2. 子宫本身病变 子宫瘢痕，包括剖宫产术、子宫肌瘤剔除术、子宫修补术后；多次刮宫术、多胎经产妇；子宫发育不良。该病因在子宫破裂的原因中居第二位。

3. 分娩时滥用缩宫素 未掌握缩宫素使用的适应证、用量、用法或子宫对宫缩剂过于敏感致产生强烈宫缩，而宫口一时不能扩大或先露下降受阻，亦可造成子宫破裂。

4. 产科手术损伤 妊娠子宫受到各种外伤，如刀伤、跌伤、意外车祸；宫口未开全时行产钳或臀位助产术，可造成宫颈及子宫下段裂伤；肩先露无麻醉下行内倒转术，强行剥离植入或粘连严重的胎盘；有时毁胎术器械等可造成子宫破裂。

【分类】(图 3-10-2-1)

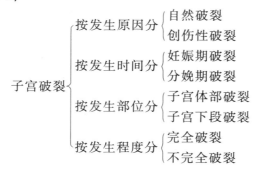

图 3-10-2-1　子宫破裂分类

【临床表现】

子宫绝大多数破裂发生在分娩期,常因分娩梗阻引起,破裂部位多在子宫下段。妊娠期破裂少见,多因子宫有疤痕或畸形存在。由于致病因素不同,破裂发生的过程及临床表现不同。分娩期间发生梗阻导致的破裂,一般可分为两个阶段。

1. 先兆破裂　①宫缩紧,呈强直性或痉挛性收缩,产妇自觉下腹剧痛难忍,脉细数,呼吸急促。②先露部不下降,检查腹部,在腹壁上可见一明显的横沟(图 3-10-2-2),此即子宫上下段间出现的"病理性缩复环",随每次阵缩,此环可逐渐上升至脐以上,上升越高,表示下段越薄,越接近于破裂,子宫下段隆起且压痛明显。③过强的宫缩致胎儿缺氧,胎动频繁,胎心率或快或慢。④胎先露嵌顿于骨盆入口压迫膀胱,致排尿困难;损及膀胱黏膜,导尿时可见血尿。故子宫病理性缩复环、下腹部压痛、胎心率异常、血尿等是先兆子宫破裂的四大主要临床表现。

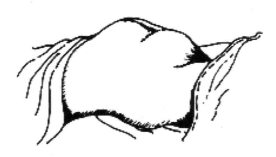

图 3-10-2-2　先兆子宫破裂时的腹部外观

2. 破裂

(1)完全破裂:子宫全层裂开,羊水、胎盘及胎儿的一部或全部被挤入腹腔。当发生破裂时,产妇突感腹部一阵撕裂样剧痛,然后阵缩停止,腹痛暂减轻。随着羊水、胎儿、血液进入腹腔,出现持续性全腹疼痛及产妇面色苍白、出冷汗、呼吸浅表、脉细数、血压下降等休克症状及体征,阴道有少量流血。腹部检查:全腹有压痛及反跳痛,在腹壁下可清楚地触及胎儿肢体,胎心音消失,子宫外形扪不清,有时在胎体的一侧可扪及缩小的宫体,若腹腔内出血多,可叩出移动性浊音。阴道检查:可发现胎先露上升,宫口缩小,有时可在宫腔内扪及破裂口。

(2)不完全破裂:子宫肌层部分或全部裂开而浆膜层仍保持完整,子宫腔与腹腔不通,胎儿仍留在宫腔内。如裂口在子宫侧壁下段,可于阔韧带两叶间形成血肿,如子宫动脉被撕裂,可引起严重腹膜外出血和休克。腹部检查:子宫仍保持原有外形,破裂处压痛明显,并可在腹部一侧触及逐渐增大的血肿。阔韧带血肿亦可向上伸延而成为腹膜后血肿。如出血不止,血肿可穿破浆膜层,形成完全性子宫破裂。

子宫疤痕导致的子宫破裂虽可发生在妊娠后期,但多数在临产后,一般先兆不明显,有的仅轻微腹痛,子宫疤痕处有压痛,此时要警惕可能亦有疤痕裂开,但因胎膜尚未破裂,故胎位可摸清,胎心好,如能及时发现并进行处理,母婴预后好。但由于症状轻,易被忽视。当裂口扩大,羊水、胎儿和血液进入腹腔才有类似完全破裂的症状和体征出现,但无撕裂样疼痛。有的疤痕破裂出血很少,产妇感阵缩停止,胎动消失外,无其他不适,待 2～3 天后可出现腹胀、腹痛等腹膜炎症状。

【诊断】

根据病史、症状、体征诊断,典型病例诊断不难。有破裂先兆及不完全破裂者,应与胎盘早剥鉴别。B超检查能协助确定破口部位、胎儿与子宫的关系及胎盘与子宫的关系。

【预防】

1.做好计划生育工作 避免多产及多次人工流产。

2.加强产前检查 纠正胎位不正,估计分娩可能有困难者,或有难产史、或有剖宫产史者,应住院分娩,密切观察产程进展,根据指征及前次手术经过决定分娩方式。

3.提高产科诊治质量 在第一、二产程中,严禁滥用宫缩剂。手术助产或剖宫产应掌握适应证与条件,尽可能不做体部剖宫产,内倒转或毁胎术后应探查宫缩,以便及时发现破裂,进行处理。

【治疗】

1.先兆子宫破裂 不论胎儿死活,应立即行剖宫产。在准备手术的同时可给宫缩抑制剂以缓解宫缩,防止破裂发生。

2.子宫破裂 抢救抗休克同时,无论胎儿是否存活尽快手术。子宫破裂时间短,裂口小、整齐,裂伤未超过宫颈,创面新鲜,无明显感染征象,患者全身状况不能承受大手术等可做保留子宫的子宫修补术,否则应做子宫次全或全切术。术后积极防止感染及纠正贫血。

严重休克应尽可能就地抢救,若需转院,应输血、输液、包扎腹部后转送。

【护理诊断】

1.组织灌注量的改变 与子宫破裂后大量出血有关。

2.疼痛 与强直性子宫收缩、病理缩复环、子宫破裂后血液刺激腹膜有关。

3.预感性悲哀 与子宫破裂后胎儿死亡有关。

【护理要点】

1.病情监护

(1)预防:做好计划生育及围生期保健工作,正确监护、处理产程。

(2)注意观察子宫破裂的先兆征象:若发现异常宫缩强度或腹部出现异常轮廓、病理缩复环等,应停止静脉滴注缩宫素,立即报告医生并迅速做好手术准备。严密监测患者生命体征及面色、神志的变化。

2. 治疗配合

(1)缓解疼痛:①多陪伴患者,解释疼痛的原因,并使其与医护配合,尽快完成术前准备。②指导患者缓慢有节律地深呼吸或默念数字,以分散注意力。③允许患者家属陪伴,从精神上减轻患者对疼痛的敏感性。④护送患者去手术室及移动患者时应力求平衡,减少刺激。

(2)防治休克:一旦发生子宫破裂,迅速采取抗休克的紧急处理及护理,协助医生完成剖腹探查修补术或子宫切除术。

(3)遵医嘱给予镇静剂、宫缩抑制剂等,并给大量广谱抗生素预防感染。

3. 心理护理

(1)对产妇及家属的心理反应和需求表示同情和理解,护理人员应提供机会让产妇表达她的感受。

(2)选择适当时机,向患者解释胎儿死亡或切除子宫的原因,鼓励患者正确面对现实。

(3)对患者宣讲有关科普知识,解除其担心子宫切除后影响性生活或误认为会改变自己女性特征的顾虑。

4. 健康教育 对子宫破裂行子宫修补术的患者,若无子女应指导其避孕2年后再受孕,避孕方法可选用药物避孕或避孕套。

【附】 脐带先露与脐带脱垂

胎膜未破时脐带位于胎先露部前方或一侧,称脐带先露或隐性脐带脱垂。胎膜破裂,脐带脱出于宫颈口外者,称脐带脱垂。脐带脱垂对胎儿危害极大,因宫缩时脐带在先露与盆壁之间受挤压,致脐带血液循环受阻,胎儿缺氧,发生严重的宫内窘迫,如血流完全阻断,胎儿可迅速窒息死亡。

【病因】

(1)临产前有影响先露衔接,致胎先露与骨盆入口之间存在较多空隙的因素均可引起脐带脱垂,如臀位、横位、骨盆狭窄、头盆不称以及胎儿较小等。

(2)一些促成因素,如胎膜早破、脐带过长、羊水过多等。脐带长度超过75cm发生脐带脱垂的机会为正常者的10倍。羊水过多时,羊膜腔内压力高,破膜时脐带易被冲出。

(3)脐带附着异常及低置胎盘。

【临床表现及诊断】

妊娠足月,有脐带脱垂诱因存在时,要警惕发生脐带脱垂之可能。临产后进行胎心监护。宫缩时胎心率减慢,间歇时恢复缓慢或不规则,改变体位后,胎心率明显好转,应疑为隐性脐带脱垂,可做超声多普勒检查,如在胎头旁侧或先露部找到脐血流声像图,诊断可确定。破膜后,胎心率突然变慢,脐带脱垂的可能性很大,应立即阴道检查,如发现宫口内有搏动的粗如手指的索状物即为脐带先露。如脐带脱出于宫颈口之外,脐带脱垂即可确诊。检查者的手触摸脐带搏动,可监测胎儿在宫内的情况。

【预防】

(1)做好孕期保健,有胎位异常者及时纠正,如纠正有困难,或骨盆狭窄者应提前住院,及早确定分娩方式。

(2)临产后先露未入盆或胎位异常者,应卧床休息,少做肛查或阴道检查,检查的动作要轻,以防胎膜破裂。一旦胎膜破裂,应立即听胎心,如有改变,立即做阴道检查。

(3)胎头未入盆而须人工破膜者,应在宫缩间歇时行高位羊膜囊穿刺,缓慢放出羊水以

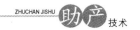

防脐带被羊水冲出,而破膜前后要听胎心。

【处理】

早期发现,正确处理,是围产儿能否存活的关键。

(1)胎膜未破。发现隐性脐带脱垂时,产妇应卧床休息,抬高床脚使呈臀高头低位,由于重力作用,先露出盆腔,可减轻脐带受压,且改变体位后,脐带有退回之可能。如宫缩良好,先露入盆而胎心率正常,则可待宫口开全后破膜,随即按不同胎位由阴道手术助产。否则以剖宫产较为安全。初产妇、足先露或肩先露者,应行剖宫产术。

(2)脐带脱垂。破膜后发现脐带脱垂,应争分夺秒地进行抢救。据宫口扩张程度及胎儿情况进行处理。①宫口开全,胎心存活、胎头已入盆、头盆相称者,应根据不同胎位行阴道手术助产。②宫口尚未开大,胎心存活,估计短期内不能娩出者,应从速剖宫产。在准备手术时,必须抬高产妇的臀部,以防脐带进一步娩出。阴道检查者的手可在阴道内将胎儿先露部上推,并分开手指置于先露与盆壁之间,使脐带由指缝通过而避免受压,根据触摸脐带搏动监测胎儿情况以指导抢救,直至胎儿娩出为止。同时应用宫缩抑制药。③胎儿存活而无剖宫产条件或产妇拒绝剖宫产者,可抬高产妇臀部,试行还纳脐带待宫口开全后手术助产。脐带还纳常用的方法有两种:一为用手推送,可用纱布包裹脱垂的脐带送回宫腔;另一为用脐带还纳器还纳。还纳术对胎儿有一定的危险,操作困难,不易成功。

(3)在以上处理的基础上,均应做好抢救新生儿窒息的准备工作。

(4)若胎儿已死亡,则等待自然娩出,必要时毁胎。

三、羊水栓塞患者的护理

羊水栓塞(amnionic fluid embolism)是指在分娩过程中羊水突然进入母体血循环引起肺栓塞、休克和弥散性血管内凝血(DIC)、肾衰竭或突发死亡的分娩严重并发症。它是产科一种少而凶险的并发症,患者死亡率可高达80%。羊水栓塞也可发生在中期妊娠引产或钳刮术中,但病情缓和。约1/3羊水栓塞孕产妇死于发病后半小时内,1/3在以后的1小时内死亡,幸存者的1/3可出现凝血功能障碍及肾衰竭。

【病因】

(1)宫缩过强,包括缩宫素应用不当,使羊膜腔内压力增高。

(2)子宫存在开放性血管,如宫颈裂伤、子宫破裂、剖宫产术时,前置胎盘、胎盘早剥等,羊水可通过病理性开放的子宫血窦进入母体血液循环。

(3)胎膜早破或人工破膜后,由于宫缩的挤压,羊水进入子宫壁与胎膜之间,通过子宫壁静脉进入母体血循环。

【病理生理】

羊水的有形成分(如上皮鳞屑、黏液、毳毛、胎粪、皮脂)进入母体血液循环后,可通过阻塞肺小血管,引起肺动脉高压和凝血机制异常而引起机体的一系列病理生理变化。

1. 肺动脉高压　羊水进入母体血液循环后,羊水中的有形物质如毳毛、胎粪及角化上皮细胞等在肺内形成栓子阻塞小血管引起肺动脉高压;羊水内含有大量激活凝血系统的物质,能使小血管内形成广泛的血栓,阻塞肺小动脉和毛细血管,同时反射性引起迷走神经兴奋,加重肺小血管痉挛;羊水内的抗原成分引起Ⅰ型变态反应,致使小支气管痉挛,支气管内分泌物增多,使肺通气、肺换气减少,反射性地引起肺内小血管痉挛。肺动脉高压可引起急性右心衰竭,继而呼吸循环功能衰竭。

2.过敏性休克　羊水中胎儿有形成分为致敏原,作用于母体,引起Ⅰ型变态反应导致过敏性休克。

3.弥散性血管内凝血(DIC)　羊水中含有丰富的凝血活酶,进入母血后可引起弥散性血管内凝血;羊水中也含有纤溶激活酶,激活纤溶系统,发生纤溶亢进,致使血液不凝,而导致严重的产后大出血。由于休克、DIC 等,可导致急性肾衰竭。

【临床表现】

1.呼吸循环衰竭和休克　多突然发生,先有一声惊叫,有的伴寒战、抽搐,数秒内出现青紫、呼吸困难、胸闷、烦躁不安和呕吐,短时间内进入休克状态。多数短时间内死亡,少数出现右心衰竭症状,右心室急性扩大,心率快,颈静脉怒张,肝大且压痛。同时出现肺水肿,患者呼吸困难、咳嗽、咯粉红色泡沫状痰,双肺布满啰音,继而呼吸循环衰竭、昏迷。

2.DIC 引起出血　产后有大量持续不断的阴道流血,血不凝,即使宫缩良好,流血也不会停止,同时全身有广泛出血倾向,皮肤、黏膜、呼吸道、消化道、泌尿道、切口创面以及穿刺部位等处广泛出血和出现淤斑、淤点。

3.肾衰竭期　出现少尿、无尿以及尿毒症症状。由于休克时间长,肾脏微血管栓塞缺血而引起肾组织损害所致。

上述三个阶段有时不全出现,分娩期常以肺动脉高压为主,而产后以凝血功能障碍为主。

【诊断】

早诊断、早治疗,是挽救患者的关键。但本征不易做到早诊断,当胎膜破裂后、胎儿娩出后、手术中产妇突然出现寒战、呛咳、气急、烦躁不安、尖叫、呼吸困难、发绀、抽搐、出血、不明原因休克等临床表现,应考虑为羊水栓塞,要立即抢救。在抢救的同时进一步检查以确诊。

1.血液沉淀试验　取上或下腔静脉的血液做沉淀试验,血液沉淀后分三层,底层为细胞,中层为棕黄色血浆,上层为羊水碎屑。取上层物质做涂片染色镜检,如见鳞状上皮细胞、黏液、毳毛等,即可确诊。

2.床旁 X 线拍胸片　可见弥漫而散在的点片状浸润阴影,沿肺门周围分布,轻度肺不张及轻度心脏扩大。

3.床旁心电图　提示右心房及心室扩张,心肌劳损。

4.DIC 的实验诊断　三项筛选试验全部异常,即血小板计数 $150 \times 10^9/L$ 以下;凝血酶原时间>15 秒;纤维蛋白原在 1.6g/L 以下,即可作出弥散性血管内凝血的诊断。如只有两项异常,应再做一项纤溶试验,如有异常,方可确诊(表 3-10-3-1)。

表 3-10-3-1　DIC 的化验检查

	测定项目	正常值	诊断 DIC 异常值	DIC 时平均值
筛选试验	血小板(万/立方毫米)	25 ± 5	<15	5.2
	凝血酶原时间(秒)	12 ± 1	>15	18
	纤维蛋白原(毫克%)	230 ± 35	<160	137

续表

	测定项目	正常值	诊断 DIC 异常值	DIC 时平均值
纤溶确诊试验	凝血酶时间(秒)	20±1.6	>25	27
	Fi 试验	<1:8	>1:16	1:22
	优球蛋白溶解时间(分)	>120	<120	
	血浆鱼精蛋白副凝试验(3p)	阴性	阳性	

【预防】

(1)严格掌握剖宫产、人工剥膜、人工破膜、扩张宫颈等手术的指征。人工破膜要在宫缩间歇时进行。剖宫产应尽量吸尽羊水后再娩出胎头。

(2)合理使用宫缩剂,防止宫缩过强,对死胎及胎膜早破者更应谨慎。

(3)急产或产力过强酌情用宫缩抑制剂。遇高张性宫缩时,在宫缩间歇时破膜,尽量放出羊水。

(4)避免创伤性阴道手术,如高中位产钳术、困难的毁胎术。

(5)严格掌握羊膜腔穿刺术的指征,用细穿刺针,技术应熟练准确。避免反复穿刺。

【治疗】

治疗原则:抗过敏、抗休克;解除肺动脉高压,改善心肺功能;纠正凝血障碍;防治肾衰及感染;正确处理产科问题。

1. 抗过敏,解除肺动脉高压,改善低氧血症 ①供氧:气管插管,正压给氧。②抗过敏:及早使用大量抗过敏药。氢化可的松 200mg 静推,其后 100～300mg 加入液体中静滴或地塞米松 20mg 静推,继用 20mg 静滴。③解除肺动脉高压:盐酸罂粟碱首量 30～90mg 缓慢静推,必要时肌肉或静脉重复注射,每日量 300mg,对心、脑、肺动脉均有扩张作用。与阿托品合用可阻断迷走神经反射,扩张肺动脉,为解除肺动脉高压首选药。阿托品 1～2mg,每 15～30 分钟静脉注射一次,直至面部潮红,症状好转为止。氨茶碱 250～500mg 静脉注射。毒毛旋花子苷 K0.25mg 或西地兰 0.4mg 静脉注射。

2. 抗休克 ①补充血容量:以低分子右旋糖酐、葡萄糖及生理盐水为宜。尤以前者,及早应用对防止和阻断 DIC 的发展有效。②升压及扩血管药物的应用:多巴胺 20～80mg 加于右旋糖酐或葡萄糖液中静滴。阿拉明 20～80mg 静滴,常与多巴胺合用。酚妥拉明 3～5mg 静推,或 20～40mg 静滴。若与快速利尿剂合用,有利于肺水肿消退。③纠正酸中毒,可用 4% 碳酸氢钠静滴。④腔静脉插管监护中心静脉压,指导输血输液量及速度。

3. 纠正凝血功能障碍 ①抗凝剂肝素:可防止微血栓的形式。在 DIC 高凝阶段应用效果好,在纤溶亢进期应与抗纤溶剂及补充凝血因子同时应用,分娩后应慎用。用量:1mg/kg 体重(1mg＝125U),24 小时总量为 150～200mg。首量 50mg 加入 100ml 生理盐水中,60 分钟滴完。为预防 DIC,可用小量 0.25～0.5mg/kg(12.5～25mg)每 12 小时一次,皮下注射。一旦 DIC 得到控制,促凝血因素解除,肝素用量应迅速减少,以防过量而致出血。如疑有肝素过量,可用 1%鱼精蛋白对抗,1mg 可中和 1mg 肝素,效果迅速。②抗血小板粘附和聚集药物:除低分子右旋糖酐外,可用双嘧达莫 450～600mg 静滴。③抗纤溶药物:使用肝素后,纤溶活性过强而出血不止时可加用,如对羧基苄胺、6-氨基己酸等。④新鲜血及纤维蛋白原输入。在肝素保护下补充凝血因子。亦可输入纤维蛋白原,一次 4～6g,每 1g 可提高血浆纤维蛋白原0.5g/L。

4.防治肾衰及感染　当休克纠正,循环血量补足时出现少尿,用利尿剂后尿量仍不增加者为肾衰竭,必须限水、限盐,进食高糖、高脂肪、高维生素及低蛋白饮食。多尿期应注意电解质紊乱。选用对肾脏无损害的大剂量广谱抗生素防治感染。

5.正确处理产科问题,及早除去病因

(1)第一产程发病,胎儿不能立即娩出者,应行剖宫产结束分娩。

(2)第二产程发病者,应及时助产娩出胎儿。

(3)对无法控制的阴道流血患者,即使在休克状态下,亦应行全子宫切除术,以减少胎盘剥离面血窦大出血,且可阻断羊水内容物继续进入母血循环,进一步导致病情恶化。术后留置引流条。

【护理诊断】

1.气体交换受损　与肺血管阻力增加、肺动脉高压、肺水肿有关。

2.组织灌注量改变　与心力衰竭、循环衰竭、弥散性血管内凝血及失血有关。

3.恐惧　与发病急骤、凶险、危及产妇生命有关。

4.有胎儿窘迫的危险　与羊水栓塞、母体循环受阻有关。

【护理措施】

1.病情监护

(1)观察临床表现:注意诱发因素,注意患者临床表现。严密监测患者的生命体征及尿量变化,动态观察阴道出血量,检查凝血功能。如出现注射点出血不凝、皮肤黏膜出血或子宫出血不止的现象应报告医生。

(2)监护产程进展:观察宫缩强度、宫口开大、先露下降及胎儿安危情况。

2.治疗配合

(1)急救护理:当发现羊水栓塞的早期症状,在通知医生的同时采取以下护理措施。①患者取半卧位或抬高头肩部卧位,加压给氧,最好是面罩加压给予高浓度氧。必要时配合医生行气管插管或气管切开,维持有效呼吸,改善组织缺氧,保持呼吸道通畅。②迅速建立两路静脉通道,在静脉穿刺的同时,采集血标本做输血准备及各项化验检查。遵医嘱给药。③备好抢救器械和药物,力求做到分秒必争。④抢救过程中密切观察病情变化,如处于休克、昏迷状态,立刻取平卧位,头偏向一侧,纠正休克。⑤持续导尿,严格记录出入量。尿量是判断休克、循环血量及肾衰竭的主要指征。⑥注意保暖,调节室温在25～30℃,或输入加温液体,防止产妇着凉引起其他并发症。⑦纠正呼吸循环功能衰竭,纠正DIC及继发性纤溶,防治急性肾衰竭。

(2)协助产科处理:先紧急抢救产妇,病情稳定后尽快结束分娩。第一产程者迅速做好剖宫产手术准备,第二产程者做好阴道助产术准备并积极配合医生完成手术。

3.心理护理　一旦发生羊水栓塞,医护人员应沉着冷静,不应因自身的忧虑而加重患者和家属的焦虑。接受患者及家属的激动、愤怒等情绪反应,鼓励患者,使其相信病情会得到有效控制。

4.健康教育

(1)指导患者产后加强营养,增强机体抵抗力。鼓励患者逐步增加活动量,以促进身体的康复。

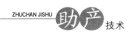

（2）指导患者保持会阴部清洁，特别是经阴道助产术的患者，以防感染。

（3）向患者讲解此次发病的可能因素，嘱患者出院后应按医生的嘱咐继续用药治疗，及时来院复查。

（4）对丧失胎儿的患者，应帮助她们消除思想顾虑，指导再次怀孕需间隔时间及其避孕方法等注意事项。

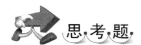

1.简述产后出血的原因。

2.宫缩乏力性产后出血如何处理？

3.简述子宫破裂病因。

4.简述先兆子宫破裂临床表现。

5.简述羊水栓塞概念。

【病例分析】

孙某，孕1产1，孕39周。患者孕期无特殊病史。经阴道分娩，胎盘娩出0.5小时后阴道出血量多。护理评估：软产道无裂伤，胎盘胎膜完整。子宫软，血自子宫腔流出，有血块，量约600ml，按摩后子宫变硬，出血减少，停止按摩子宫又复柔软。

请问：（1）该孕妇的诊断是什么？

（2）出现该疾病的原因主要考虑什么？

（3）该怎么进行处理？

任务十一　胎儿发育异常患者的护理

学习目标

● **知识目标**

　　1.熟悉巨大儿、胎儿生长受限的临床表现；

　　2.熟悉胎儿生长受限与巨大儿的处理、护理。

● **能力目标**

　　能识别巨大儿、胎儿生长受限，并进行监护。

一、胎儿生长受限患者的护理

胎儿生长受限（FGR）是指胎儿受各种不利因素影响，未能达到其潜在所应有的生长速率。其表现为足月胎儿出生体重＜2500g；或胎儿体重低于同孕龄平均体重的两个标准差；或低于同孕龄正常体重的第10百分位数。胎儿生长受限曾经称为胎儿宫内发育迟缓，因迟缓有描述智力功能落后之嫌，故弃用。其发病率为3%～10%，围生期死亡率为正常儿的

4～6 倍,不仅影响胎儿的发育,远期也影响儿童期及青春期的体格与智能发育,是围生期的重要并发症。

【病因】

病因复杂,约 40% 患者病因尚不明确。影响胎儿生长的主要危险因素有以下几个方面:

1. 孕妇因素 该因素最常见,占 50%～60%。

(1)遗传因素:胎儿出生体重的差异,40% 来自双亲的遗传因素,且以母亲的遗传因素影响较大。与孕前的体重、妊娠时的年龄以及胎产次等有关。

(2)营养因素:孕妇因偏食、妊娠剧吐等原因,摄入蛋白质、维生素及微量元素不足,影响胎儿生长发育。胎儿出生体重与母体血糖水平也呈正相关。

(3)妊娠并发症与合并症:并发症如妊娠期高血压疾病、多胎妊娠、前置胎盘、胎盘早剥、过期妊娠、妊娠肝内胆汁淤积症等;合并症如心脏病、慢性高血压、肾炎、贫血等,均可使子宫胎盘血流量减少,灌注下降。

(4)其他:孕妇吸烟、酗酒、吸毒、滥用药物等不良嗜好以及经济状况差、子宫发育畸形、宫内感染、母体接触放射线或有毒物质等,FGR 的发生机会也会增多。

2. 胎儿因素 研究证实,生长激素、胰岛素样生长因子、瘦素等调节胎儿生长的物质在脐血中降低,可能会影响胎儿内分泌和代谢,导致胎儿生长受限。胎儿基因或染色体异常、先天发育异常或胎儿畸形等,也常伴有胎儿生长受限。

3. 胎盘因素 胎盘梗死、发育不良、胎盘绒毛广泛性损伤、胎盘血管异常等,影响胎盘血流量及物质交换功能,导致 FGR。

4. 脐带因素 脐带附着部位异常、过长过细、扭转或打结等,可阻碍胎儿胎盘间血循环,导致 FGR。

【分类及临床表现】

胎儿生长发育分三阶段:妊娠 17 周前,主要是细胞增殖,所有器官的细胞数目均增加;妊娠 17～32 周,细胞继续增殖且细胞体积开始增大;妊娠 32 周之后,细胞增生肥大,糖原和脂肪沉积。有害因素作用的时期不同,对胎儿生长的影响也不同。胎儿生长受限根据其发生时间、胎儿体重以及病因分为 3 类。

1. 内因性均称型 FGR 少见,属于原发性胎儿生长受限,在胎儿生长发育的第一阶段,抑制生长因素即发挥作用。病因有基因或染色体异常、病毒感染、接触放射性物质及其他有毒物质。因胎儿在体重、头围和身长三方面均受限,头围与腹围均小,故称均称型。特点如下:①胎儿体重、身长、头径均匀相称,但均小于该孕周正常值;②外表无营养不良表现,各器官分化及成熟度与孕龄相符,但各器官的细胞数量均少,脑重量轻;③胎盘体积较小,组织多无异常;④胎儿无缺氧表现;⑤胎儿出生缺陷发生率高,围生儿病死率高,预后不良;⑥产后新生儿多有脑神经发育障碍,可伴有小儿智力障碍。

2. 外因性不均称型 FGR 常见,属于继发性胎儿生长受限,胚胎早期发育正常,至孕晚期才受到有害因素的影响,如合并妊娠高血压疾病、糖尿病等导致慢性胎盘功能不全,使胎儿因营养缺乏而发育迟缓。特点如下:①新生儿发育不均称,身长、头径与孕周相符但体重偏低,外表呈营养不良或过熟儿状态;②胎儿常有宫内慢性缺氧和代谢不良表现,各器官数量正常但细胞体积缩小;③胎盘体积正常,但功能下降,常有梗死、钙化等病理改变,可加重胎儿宫内缺氧,使胎儿在分娩期对缺氧的耐受力下降,导致新生儿脑神经受损;④出生后新生儿躯体发育正常,容易发生低血糖。

3. 外因性均称型 FGR 为上述两型的混合型,其病因有母儿双方的因素,多为缺乏重要生长因素,如叶酸、氨基酸、微量元素或有害药物的影响所致。特点如下:①体重、身长、头径相称,但均小于该孕龄正常值,外表有营养不良表现;②各器官数目减少致体积均缩小,肝脾受累严重,脑细胞数目也明显减少;③胎盘小,重量轻,外观正常;④胎儿较少有宫内缺氧,但存在代谢不良;⑤新生儿多有明显的生长与智力发育异常。

【并发症】

胎儿生长受限常见并发症有:易发生胎粪吸入综合征、新生儿低氧血症,此类新生儿耗氧量在生后 2~3 小时即增加,而正常新生儿要在 24 小时后才增加;胎儿宫内窘迫发生率比正常儿高 3~4 倍;易发生血红细胞增多症,故此类胎儿出生后,不宜多挤入脐带血,以免发生新生儿黄疸;易发生新生儿低血糖、酸中毒和低血钙。

【诊断】

孕期准确诊断 FGR 并不容易,往往要在分娩后才能确诊。密切关注胎儿发育情况是提高 FGR 诊断率和准确率的关键。没有高危因素的孕妇应在孕早期明确孕周,通过孕妇体重和子宫长度的变化,初步筛查出 FGR,再进一步经超声检查确诊。有高危因素的孕妇应从孕早期开始定期行超声检查,根据各项衡量胎儿生长发育的指标及其动态情况,及早诊断 FGR。

1. 临床监测指标 多选用孕妇的子宫长度、腹围、体重,推测胎儿宫内生长情况。由于个体差异较大,具体应用时要动态观察。

(1)子宫长度、腹围值连续 3 周测量均在第 10 百分位数以下者,为筛选 FGR 的指标,预测准确率达 85% 以上。

(2)计算胎儿发育指数:胎儿发育指数=子宫长度(cm)-3×(月份+1),指数在-3 和+3 之间为正常,小于-3 提示有 FGR 可能。

(3)孕晚期孕妇每周增加体重 0.5kg,若体重增长停滞或增长缓慢时可能为 FGR。

2. 辅助检查

(1)B 型超声测量:①测量胎儿双顶径(BPD):正常孕妇孕早期每周平均增长 3.6~4.0mm,孕中期 2.4~2.8mm,孕晚期 2.0mm。若能每周连续测胎儿双顶径,观察其动态变化,发现每周增长<2.0mm,或每 3 周增长<4.0mm,或每 4 周增长<6.0mm,于妊娠晚期双顶径每周增长<1.7mm,均应考虑有 FGR 的可能。②测头围与腹围比值(HC/AC):胎儿头围在孕 28 周后生长减慢,而胎儿体重仍按原速度增长,故只测头围不能准确反映胎儿生长发育的动态变化,应同时测量胎儿腹围和头围,比值小于正常同孕周平均值的第 10 百分位数,即应考虑可能为 FGR,有助于估算不均称型 FGR。③测量羊水量及胎盘成熟度:多数 FGR 出现羊水过少、胎盘老化的 B 超图像。

(2)彩色多普勒超声检查:脐动脉舒张期末波缺失或倒置,对诊断 FGR 意义大。妊娠晚期脐动脉 S/D 比值≤3 为正常值,如 S/D 比值升高,应考虑有 FGR 可能。

(3)电子胎心监护:有利于判断胎儿宫内的情况,更有助于决定分娩时机和分娩方式。

(4)化验检查:测孕妇血或尿中 E_3 和 E/C 比值,HPL 值等有助于判断胎盘功能并决定分娩时机。

【预防】

(1)建立健全三级围产保健网,定期产前检查,及时发现高危因素,尽早处理。

(2)加强孕期卫生宣教,注意营养,减少疾病,避免接触有害毒物,禁烟酒,孕期需在医生指导下用药,注意 FGR 的诱发因素,积极防治妊娠合并症及并发症。

(3)在孕 16 周时行 B 型超声检测胎儿各种径线,作为胎儿生长发育的基线,以便及时发现外因性不均称型 FGR,及时干预,以减少后遗症的发生。

【处理】

1.寻找病因　对临床怀疑 FGR 的孕妇,应尽量找出可能的致病原因,如及早发现妊娠期高血压疾病,行 TORCH 感染检查、抗磷脂抗体测定,超声检查排除胎儿先天畸形,必要时脐血穿刺行染色体核型分析。

2.孕期治疗　治疗越早效果越好,孕 32 周前开始疗效佳,孕 36 周后疗效差。

(1)一般治疗:卧床休息,左侧卧位,吸氧,均衡膳食。

(2)补充营养物质:①10％葡萄糖注射液 500ml 加维生素 C 或能量合剂,每日 1 次,连用 10 日;②口服复合氨基酸片 1 片,每日 1～2 次;③脂肪乳注射剂 250～500ml 静脉滴注,3 日1 次,连用1～2 周;④叶酸 5～10mg,每日 3 次,连用 15～30 日;⑤适量补充维生素 E、维生素 B 族、钙剂、铁剂、锌剂等。

(3)药物治疗:β-肾上腺素激动剂能舒张血管、松弛子宫,改善子宫胎盘血流,促进胎儿生长发育;硫酸镁能恢复胎盘正常的血液灌注;丹参能促进细胞代谢,改善微循环,有利于维持胎盘功能。低分子肝素、阿司匹林用于抗磷脂抗体综合征引起的 FGR 有效,但有发生胎盘早剥和产后出血的风险,孕期使用不宜超过 6 周。

3.胎儿安危状况监测　通过 NST、胎儿生物物理评分、脐动脉彩色多普勒超声检查以及测定某些胎盘激素和酶等,以判断胎儿宫内状况。

4.产科处理

(1)继续妊娠指征:胎儿宫内状况良好,胎盘功能正常,妊娠未足月、孕妇无合并症及并发症,可以在密切监护下妊娠至足月,但不应超过预产期。

(2)终止妊娠指征:①治疗后 FGR 无改善,胎儿停止生长 3 周以上;②胎盘提前老化伴有羊水过少等胎盘功能低下表现;③NST、胎儿生物物理评分及脐动脉 S/D 比值等检查提示胎儿缺氧,应尽快终止妊娠;④妊娠合并症、并发症等病情加重,继续妊娠将会危害母婴健康或生命者,应尽快终止妊娠。一般在孕 34 周左右考虑终止妊娠,如孕周未达 34 周,应促胎肺成熟后再终止妊娠。

(3)分娩方式选择:FGR 胎儿对缺氧耐受力差,胎儿胎盘储备不足,较难耐受分娩过程中子宫收缩时的缺氧状态,应适当放宽剖宫产指征。阴道分娩指征:胎儿宫内状况良好,胎盘功能正常,胎儿成熟,宫颈成熟度评分 7 分以上,羊水量及胎位正常,无其他禁忌者,可经阴道分娩;胎儿难以存活,无剖宫产指征时应予以引产。剖宫产指征:胎儿病情危重,产道条件欠佳,阴道分娩对胎儿不利者,均应行剖宫产结束分娩。

【护理诊断】

1.焦虑　与胎儿宫内生长发育受到影响有关。

2.有胎儿受伤的危险　与多种并发症有关。

3.预感性悲哀　与胎儿可能死亡有关。

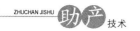

【护理要点】

1. 孕期护理

(1)一般护理：卧床休息,左侧卧位,间断吸氧,避免接触有害物质。指导孕妇加强营养,均衡膳食,必要时遵医嘱予静脉输营养。

(2)治疗配合：配合医生治疗各种合并症、并发症,注意疗效及药物不良反应。

(3)心理护理：向孕妇解释定期进行胎儿宫内情况检查的必要性,取得其配合。

2. 分娩期护理

(1)病情监护：分娩过程中严密监护胎儿情况。

(2)治疗配合：在医生拟定分娩方案后,做好胎儿宫内窘迫、新生儿窒息等并发症的抢救准备,并协助医生进行救治。

3. 新生儿护理

(1)治疗配合：①及时清理新生儿呼吸道,预防新生儿窒息和胎粪吸入综合征;②避免将脐血挤入胎儿循环,以免加重红细胞增多症和高胆红素血症;③纠正酸中毒,防止出血和感染。

(2)病情监护：监护生命体征,注意保暖,防止低血糖、低血钙。

二、巨大胎儿患者的护理

胎儿体重达到或超过 4000g 者称巨大胎儿。近年因营养过剩而致巨大胎儿的孕妇有逐渐增加的趋势,20 世纪 90 年代巨大胎儿的发生率比 20 世纪 70 年代增加 1 倍。国内巨大胎儿约占出生总数的 7%,男胎多于女胎。若产道、产力、胎位和产妇的精神因素均正常,仅胎儿巨大,常可因头盆不称发生难产,尤其发生肩难产更易造成围产儿损伤,故巨大胎儿手术产率及死亡率均较正常胎儿明显增高,产科工作中应重视巨大胎儿的临床特点,尽量做到早期诊断,制订合理的分娩方案,降低母婴并发症。

【病因】

1. 遗传因素　身材高大的父母,巨大儿发生率高,不同民族、种族巨大胎儿发生率不尽相同。

2. 营养因素　孕妇营养过剩、肥胖、体重过重等,是产生巨大胎儿的重要因素。

3. 母亲疾病　母亲患有糖尿病、肥胖是形成巨大胎儿的危险因素。糖尿病孕妇的巨大胎儿发生率为 26%,而无糖尿病孕妇仅为 5%~8%。孕妇体重>70kg 者,分娩巨大胎儿发生率亦明显增高。

4. 产次　巨大胎儿多见于经产妇,据报道胎儿体重随分娩次数增多而增加。

5. 羊水过多　羊水过多孕妇巨大胎儿发生率高。

6. 过期妊娠　少数过期妊娠胎盘功能正常者,胎儿体重随孕期延长而增加,过期妊娠巨大胎儿发生率增加。

【对母儿影响】

1. 对母体的影响　头盆不称发生率增加。巨大胎儿经阴道分娩主要危险是肩难产,其发生率与胎儿体重成正比。肩难产处理不当可发生严重的阴道损伤和会阴裂伤甚至子宫破裂。子宫过度扩张、子宫收缩乏力、产程延长,易导致产后出血。产程延长,手术助产机会增加,胎先露长时间压迫产道可发生尿瘘、粪瘘等。因分娩时盆底组织过度伸展或撕裂,可致子宫脱垂或阴道前后壁膨出等。

2. 对胎儿的影响 胎儿巨大,手术助产机会增加,可引起颅内出血、胎儿臂丛神经损伤、锁骨骨折、新生儿窒息,甚至死亡。

【诊断】

1. 病史 有巨大儿分娩史、糖尿病史及或为过期妊娠;孕妇多肥胖或身材高大,孕期体重增加迅速,常在妊娠晚期出现呼吸困难,腹部沉重及两肋胀痛等症状。

2. 腹部检查 腹部膨隆明显,胎体大,宫底明显升高,子宫长度>35cm,先露部高浮,若为头先露,跨耻征多为阳性,听诊胎心位置稍高,当子宫长度加腹围≥140cm 时,应高度可疑巨大儿,发生率为 57.3%,可作为筛选方法之一。注意应与双胎妊娠、羊水过多、胎儿畸形、妊娠合并腹部肿物相鉴别。

3. B 型超声检查 B超显示胎体大,胎头双顶径>10cm,此时需进一步测量胎儿肩径及胸径,若肩径及胸径大于头径者,发生肩难产的几率增高。

【预防】

(1)产前检查时应重视对高危人群的筛选和孕期科学营养宣教。

(2)妊娠合并糖尿病的孕妇加强孕期监测,积极控制病情,避免巨大胎儿的发生。

【处理】

1. 妊娠期 高危人群应检查有无糖尿病,如为糖尿病应积极治疗,并于妊娠 36 周后根据胎儿成熟度、胎盘功能及糖尿病控制情况,择期终止妊娠。

2. 分娩期 非糖尿病孕妇估计胎儿体重≥4500g,糖尿病孕妇估计胎儿体重≥4000g,正常女性骨盆,为防止母儿产时损伤应行剖宫产结束分娩。第一产程及第二产程延长,估计胎儿体重>4000g,胎头停滞在中骨盆,也应剖宫产。

如无明显头盆不称,可在严密监护下试产,但由于巨大胎儿的胎头大、硬,不易变形,故不宜试产过久,应同时做好抢救新生儿的准备。如胎头双顶径已达到坐骨棘水平以下 3cm,宫口已开全者,应做较大的会阴后-侧切开,以产钳助产,娩出胎头时宜慢,警惕发生肩难产,如发生肩难产可采取以下方法处理。

(1)屈曲大腿助产法(Mc Robert 法):让产妇尽量弯曲大腿,双手紧抱腿部或膝部使其紧贴腹壁,这样使腰骶段脊柱弯曲度缩小,骨盆倾斜度也缩小,耻骨联合可升高数厘米,嵌顿于耻骨联合后方的前肩自然松动娩出。

(2)前肩娩出法:胎头娩出后,接生者以示指、中指在耻骨联合下方进入阴道达胎儿前肩后方,在下次宫缩时,将胎肩推向骨盆斜径,使其入盆,将胎头持续向下牵引,助手在腹部耻骨联合上方加压协助胎肩娩出。

(3)后肩娩出法:接生者右手进入产道内,握住胎儿右上肢和手臂沿胎儿胸面部滑出,将胎儿后肩及后上肢经后骨盆娩出,然后将前肩旋转到骨盆斜径上,牵拉胎头使前肩娩出。如果胎儿已死,可行毁胎术。

3. 第三产程 胎肩娩出后,应立即给缩宫素,以防产后出血;分娩后,应仔细检查宫颈及阴道,了解有无软产道损伤,及时修补并防治感染。

4. 新生儿处理 预防新生儿低血糖,应在出生后 30 分钟监测血糖。于出生后 1~2 小时开始喂糖水,及早开奶。新生儿易发生低钙血症,应补充钙剂,多用 10% 葡萄糖酸钙 1ml/kg加入葡萄糖液中静脉滴注。

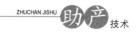

【护理诊断】

1. 潜在并发症 子宫破裂、新生儿产伤、产后出血。

2. 焦虑 与担心母儿安危有关。

【护理要点】

1. 病情监护 ①产前加强检查,估计巨大儿,存在头盆不称可能者应提前住院待产。②经阴道试产者,严密观察子宫收缩,注意产程进展及胎心变化,预防子宫破裂及胎儿宫内窘迫。③产后注意观察子宫收缩及阴道出血,防治产后出血。

2. 治疗配合 做好阴道助产的准备,协助阴道助产,防止新生儿产伤。做好胎儿宫内窘迫及新生儿窒息抢救准备,并协助抢救。产程进展受阻,决定剖宫产者,及时做好手术准备。

3. 心理护理 向产妇解释巨大儿对分娩的影响及采取的措施,缓解其焦虑紧张情绪,以取得理解及配合。

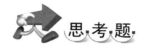
思考题

1. 简述胎儿生长受限的概念。

2. 胎儿生长受限的临床表现有哪些?

3. 胎儿生长受限的护理措施有哪些?

4. 简述巨大儿的处理方法。

【病例分析】

某孕妇,26岁,停经39周,孕1产0,阴道流水6小时伴规律宫缩入院。平素月经规律,孕早期曾感冒一次,发热,体温38℃左右,用药不详。孕妇自觉腹部隆起不显著,其他无不适。入院查宫高27cm,腹围79cm,胎心约163次/min,宫口开大2cm,彩超示BPD7.9cm,股骨长径5.8cm,羊水最大暗区2.0cm,S/D值为5.6,胎心监护基线160~165次/min,因考虑胎儿宫内窘迫,胎儿生长受限,向孕妇及家属谈话后其要求阴道分娩,结果6小时后分娩一1000g重男婴,重度窒息,合并尿道下裂,在儿科住院半天死亡。

请问:(1)该孕妇考虑什么诊断? (2)需要进行什么护理措施?

参考文献

1. 乐杰. 妇产科学(第七版). 北京:人民卫生出版社,2008

2. 夏海鸥. 妇产科护理学(第二版). 北京:人民卫生出版社,2006

3. 王泽华. 妇产科治疗学. 北京:人民卫生出版社,2009

4. 王娅莉. 妇产科护理学. 北京:高等教育出版社,2009

5. 赵风霞. 妇产科护理实训指导. 北京:人民军医出版社,2008

6. 魏碧蓉. 高级助产学. 北京:人民卫生出版社,2002

7. 魏碧蓉,盘晓娟. 助产技术. 北京:人民卫生出版社,2012

8. 郑修霞. 妇产科护理学(第五版). 北京:人民卫生出版社,2012

9. 卢碧瑛等. 简明产科护理(第五版). 北京:人民军医出版社,2006

10. 中国新生儿复苏项目专家组. 新生儿复苏指南(2011年北京修订). 中华围产医学杂志,2011,14(7):415-419

图书在版编目（CIP）数据

助产技术 / 赵风霞主编. —杭州：浙江大学出版
社，2013.8（2017.7 重印）
ISBN 978-7-308-11741-8

Ⅰ.①助… Ⅱ.①赵… Ⅲ.①助产学－教材
Ⅳ.①R717

中国版本图书馆 CIP 数据核字（2013）第 142889 号

助产技术

赵风霞　主编

责任编辑	何　瑜
封面设计	春天书装
出版发行	浙江大学出版社
	（杭州市天目山路 148 号　邮政编码 310007）
	（网址：http://www.zjupress.com）
排　　版	杭州中大图文设计有限公司
印　　刷	浙江印刷集团有限公司
开　　本	787mm×1092mm　1/16
印　　张	17
字　　数	421 千
版 印 次	2013 年 8 月第 1 版　2017 年 7 月第 3 次印刷
书　　号	ISBN 978-7-308-11741-8
定　　价	36.00 元

版权所有　翻印必究　印装差错　负责调换

浙江大学出版社发行中心联系方式：0571－88925591；http://zjdxcbs.tmall.com